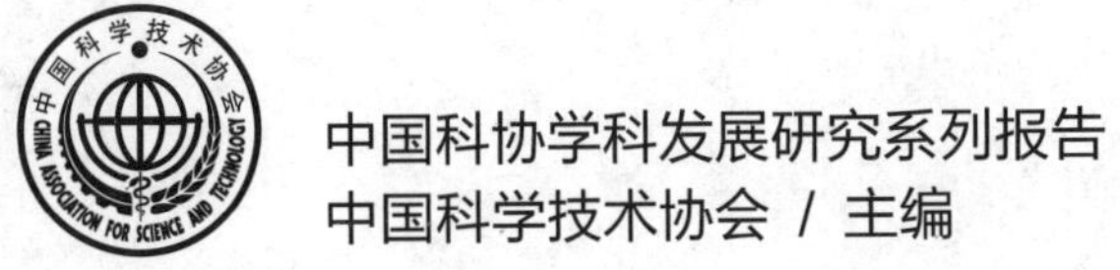

中国科协学科发展研究系列报告
中国科学技术协会 / 主编

REPORT ON ADVANCES IN CHINESE MEDICINE
EPIDEMIC DISEASE

2020—2021

中医疫病学
学科发展报告

中华中医药学会　编著

中国科学技术出版社
·北　京·

图书在版编目（CIP）数据

2020—2021 中医疫病学学科发展报告 / 中国科学技术协会主编；中华中医药学会编著．-- 北京：中国科学技术出版社，2022. 4

（中国科协学科发展研究系列报告）

ISBN 978-7-5046-9498-0

Ⅰ. ① 2… Ⅱ. ①中… ②中… Ⅲ. ①瘟疫－中医治疗法－学科发展－研究报告－ 2020-2021 Ⅳ. ① R254.3

中国版本图书馆 CIP 数据核字（2022）第 045080 号

策　　划	秦德继
责任编辑	杨　丽
封面设计	中科星河
正文设计	中文天地
责任校对	焦　宁
责任印制	李晓霖

出　　版	中国科学技术出版社
发　　行	中国科学技术出版社有限公司发行部
地　　址	北京市海淀区中关村南大街16号
邮　　编	100081
发行电话	010-62173865
传　　真	010-62173081
网　　址	http://www.cspbooks.com.cn

开　　本	787mm × 1092mm　1/16
字　　数	410千字
印　　张	19
版　　次	2022年4月第1版
印　　次	2022年4月第1次印刷
印　　刷	河北鑫兆源印刷有限公司
书　　号	ISBN 978-7-5046-9498-0 / R · 2880
定　　价	98.00元

（凡购买本社图书，如有缺页、倒页、脱页者，本社发行部负责调换）

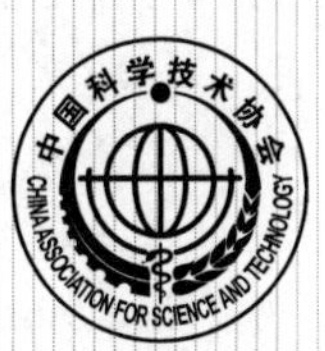

2020—2021

中医疫病学学科发展报告

顾问组成员 王永炎 王 琦 仝小林 晁恩祥 吕仁和 王融冰 姜良铎

首席科学家 谷晓红

专家组成员 （按姓氏笔画排序）

于 河 马成杰 王玉光 王玉伟 王成祥
王国辰 牛 阳 毛 萌 勾春燕 田 霞
冯全生 吕文亮 庄乾竹 刘 平 刘 林
刘 果 刘 颖 刘亚娟 刘建平 刘铁钢
关 静 孙永章 苏 琛 李 元 李 丽
李 佳 李 峰 李 鑫 杨华升 吴 莹
吴力群 吴智兵 汪晓军 宋素花 张 平
张 伟 张 玮 张义敏 张思超 张晓梅

序

学科是科研机构开展研究活动、教育机构传承知识培养人才、科技工作者开展学术交流等活动的重要基础。学科的创立、成长和发展，是科学知识体系化的象征，是创新型国家建设的重要内容。当前，新一轮科技革命和产业变革突飞猛进，全球科技创新进入密集活跃期，物理、信息、生命、能源、空间等领域原始创新和引领性技术不断突破，科学研究范式发生深刻变革，学科深度交叉融合势不可挡，新的学科分支和学科方向持续涌现。

党的十八大以来，党中央作出建设世界一流大学和一流学科的战略部署，推动中国特色、世界一流的大学和优势学科创新发展，全面提高人才自主培养质量。习近平总书记强调，要努力构建中国特色、中国风格、中国气派的学科体系、学术体系、话语体系，为培养更多杰出人才作出贡献。加强学科建设，促进学科创新和可持续发展，是科技社团的基本职责。深入开展学科研究，总结学科发展规律，明晰学科发展方向，对促进学科交叉融合和新兴学科成长，进而提升原始创新能力、推进创新驱动发展具有重要意义。

中国科协章程明确把“促进学科发展”作为中国科协的重要任务之一。2006 年以来，充分发挥全国学会、学会联合体学术权威性和组织优势，持续开展学科发展研究，聚集高质量学术资源和高水平学科领域专家，编制学科发展报告，总结学科发展成果，研究学科发展规律，预测学科发展趋势，着力促进学科创新发展与交叉融合。截至 2019 年，累计出版 283 卷学科发展报告（含综合卷），构建了学科发展研究成果矩阵和具有重要学术价值、史料价值的科技创新成果资料库。这些报告全面系统地反映了近 20 年来中国的学科建设发展、科技创新重要成果、科研体制机制改革、人才队伍建设等方面的巨大变化和显著成效，成为中国科技创新发展趋势的观察站和风向标。经过 16 年的持续打造，学科发展研究已经成为中国科协及所属全国学会具有广泛社会影响的学术引领品牌，受到国内外科技界的普遍关注，也受到政府决策部门的高度重视，为社会各界准确了解学科发展态势提供了重要窗口，为科研管理、教学科研、企业研发提供了重要参考，为建设高质量教育体系、培养高层次科技人才、推动高水平科技创新提供了决策依据，为科教兴国、人才强国战略实施做出了积极贡献。

2020 年，中国科协组织中国生物化学与分子生物学学会、中国岩石力学与工程学会、中国工程热物理学会、中国电子学会、中国人工智能学会、中国航空学会、中国兵工学会、中国土木工程学会、中国风景园林学会、中华中医药学会、中国生物医学工程学会、中国城市科学研究会等 12 个全国学会，围绕相关学科领域的学科建设等进行了深入研究分析，编纂了 12 部学科发展报告和 1 卷综合报告。这些报告紧盯学科发展国际前沿，发挥首席科学家的战略指导作用和教育、科研、产业各领域专家力量，突出系统性、权威性和引领性，总结和科学评价了相关学科的最新进展、重要成果、创新方法、技术进步等，研究分析了学科的发展现状、动态趋势，并进行国际比较，展望学科发展前景。

在这些报告付梓之际，衷心感谢参与学科发展研究和编纂学科发展报告的所有全国学会以及有关科研、教学单位，感谢所有参与项目研究与编写出版的专家学者。同时，也真诚地希望有更多的科技工作者关注学科发展研究，为中国科协优化学科发展研究方式、不断提升研究质量和推动成果充分利用建言献策。

中国科协党组书记、分管日常工作副主席、书记处第一书记
中国科协学科发展引领工程学术指导委员会主任委员
张玉卓

前言

当前，传染病仍然是严重威胁人类生命和健康，影响经济发展和社会稳定的重大问题。传染性非典型肺炎、甲型 H1N1 流感、埃博拉出血热、中东呼吸综合征、鼠疫、新型冠状病毒肺炎等传染性疾病层出不穷，给人类社会不断提出新的挑战。

传染性疾病属于中医疫病学范畴，中医药在中华民族千百年来对抗疫病的战斗中发挥着重要作用，为人类的健康做出了不可磨灭的贡献，并且积累了丰富的经验，形成了独特的体系。新型冠状病毒肺炎疫情发生以来，全国各地统筹中西医资源，协同攻关，取得了较好的效果。习近平总书记主持召开专家学者座谈会时强调:“中西医结合、中西药并用，是这次疫情防控的一大特点，也是中医药传承精华、守正创新的生动实践。”当前中医药事业发展迎来了天时地利人和的大好时机，党的十九大报告指出“坚持中西医并重、传承发展中医药事业”，这充分表明中医药已经成为党和国家事业的重要组成部分。

如何更好地做到传承精华、守正创新，把中医药抗击疫病的实践经验与成果迅速应用到应对新发、突发传染病的工作中，将中医疫病学的特色变为优势，是中医疫病学学科的当务之急。因此，中医疫病学学科发展报告项目的开展对于推动中医疫病学学科的发展、推动中医药的传承创新具有重要意义。

感染病分会受中华中医药学会委托，编写《2020—2021 中医疫病学学科发展报告》，旨在全面系统地总结中医疫病学近两年学科发展的主要成果，理清中医药学科发展脉络，明确制约中医药学科发展的瓶颈问题，为促进中医疫病学学科建设与发展提供科学的参考依据。编写组多次组织专家召开专家论证会，进行线下与线上相结合的专家访谈，研讨中医疫病学学科发展的瓶颈及解决方案，组织学科发展报告审稿与定稿论证会等，最终形成中医疫病学学科发展报告，同时形成推动本学科发展的智库报告，提出针对中医疫病学学科发展有关问题的对策、建议。

《2020—2021 中医疫病学学科发展报告》设置 1 个综合报告及 16 个专题报告。综合报告明确了中医疫病学学科内涵、外延、研究方向，梳理了中医疫病学学科发展的历史源流，总结了学科最新研究进展，对比了国内外学科发展动态，分析了学科发展的机遇与挑战，提出了中医疫病学学科的发展建议。16 个专题报告内容包含了中医药防治新型冠状病毒肺炎、甲型流感、病毒性肝炎、病毒性脑炎、登革热、布鲁氏菌病、儿童疫病（流行性感冒、手足口病）、艾滋病的研究进展，疫病的中医预防与康复研究、疫病相关中药研究、中医药预防抗生素耐药性研究、中医药抗病原微生物研究、中医疫病古籍文献研究、现代名医防治疫病经验研究、中医疫病人才队伍及教学研究等。

本报告的编写也得到了国家中医药管理局中医药创新团队及人才支持计划项目“中医疫病学传承创新团队”的大力支持！恳请各位同仁批评指正。

中华中医药学会

2021 年 12 月

综合报告

专题报告

ABSTRACTS

Comprehensive Report

Report on Special Topics

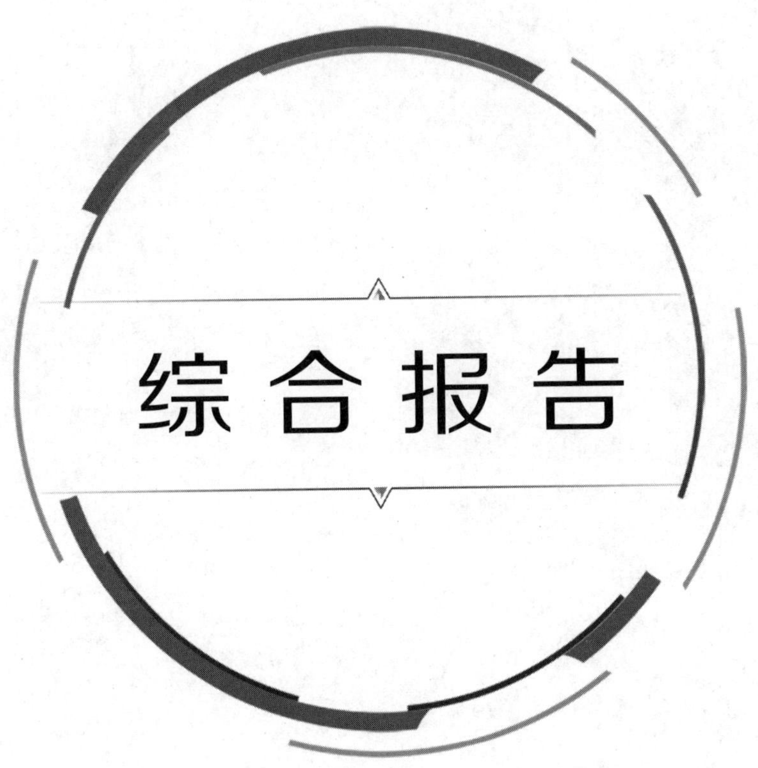

综合报告

中医疫病学学科发展报告

一、引言

健康是人民美好生活的基础，人民群众的健康是广大卫生健康工作者和医学研究者的奋斗目标。当前，新型冠状病毒肺炎（简称“新冠肺炎”）疫情加快了医学教育、研究以及服务范式的变革，总结抗疫的中国医学实践是时代之需。随着人工智能等先进技术在医学领域的广泛应用，医学正在进入新的发展时代。在中医防治疫病的理论指导下，将医学及相关学科领域最先进的知识理论、技术方法与临床各科最有效地加以有机整合，使之成为更适合人体健康和疾病诊疗的新的医学体系，必将在新的医学时代发挥优势、突出特色，贡献中国智慧、中国方案、中国力量。

历史上，中医药在防治传染病方面卓有成效。近年来，中医药在重大疫情的患者救治中发挥了重要作用。2021 年 1 月，国务院办公厅印发《关于加快中医药特色发展若干政策措施》，明确指出要增设中医疫病课程，健全中西医协同疫病防治机制，支持建设一批疫病防治类高水平学科，依托高水平中医疫病学科建设国家中医疫病防治基地等。因此，坚持传承精华、守正创新，创建中医疫病学学科，培养中医疫病防治队伍，是中医药传承发展的重要任务，符合当前国家发展战略和人民健康需求。本次中国科协立项开展“中医疫病学学科发展报告（2020—2021）”项目，旨在立足新医科建设的时代背景，总结中医疫病学学科近年来的发展、进展，分析中医疫病学的发展困境、特色与优势，提出在“中医 +”研究时代的中医疫病学学科建设构想，以期为更好更快地建设中医疫病学学科提供参考。

（一）疫病相关概念辨析

疫病是指具有强烈传染性、流行性的一类疾病，也称为“瘟疫”“疫疠”。为方便中西医对话交流的需求，可以把“疫病”等同于现代医学对传染病的认识。“疫病”一词在中国传统文献和出土文物中有多种表述：疫、疠、瘟疫、时疫、天行、疠气等[1]。因“温”与“瘟”二字在古籍中常混用，对“疫病”“温病”“瘟病”三个术语概念的辨析存在误区，不同参考文献中对于这三个术语的释义亦有所区别。在中医理论中，温病是感受温邪所引起的以发热为主症的一类急性外感热病[2]，但随着研究深入，临床各系统疾病相关热证也可采用温病学的辨治思路。

温病学是研究温病发生、发展规律及其预防、诊断和治疗方法的科学。中医疫病学的基本核心理论来源于温病学、伤寒学等中医经典学科，温病学辨治思想是中医药防治疫病核心思想的重要组成部分。但是，中医疫病学与温病学的区别在于研究对象不同，中医疫病学的研究对象为疫病，而温病学的研究对象为外感热病及温病学辨治思路指导治疗的临床各科热证，疫病与外感热病两者有部分交叉但不重合。疫病中的一部分属于温病，而根据疫病病种的差别，疫病的防治理论、临床诊疗策略与温病大有不同，有其特异性。

（二）中医疫病学学科设置的必要性

近年来，每当疫病发生，都会迎来一场疫病防治研究的浪潮，2003 年严重急性呼吸综合征（SARS）、2009 年甲型 H1N1 流感、新冠肺炎疫情均是如此。其中新冠肺炎疫情仍在全球蔓延，慢性迁延化态势明显，国内的常态化疫情防控对医学实践提出了更多新问题。如何更好地将中医药抗击疫病的实践经验与成果迅速应用到应对新发、突发传染病的工作中，将中医药防疫治疫的特色变为优势，在常态化疫情防控中发挥中医药的优势，是中医药学面临的重要发展问题。习近平总书记在 2021 年 5 月两院院士座谈会上指出，要坚持把科技自立自强作为国家发展的战略支撑，面向国家重大需求、面向人民生命健康，加快建设科技强国，实现高水平科技自立自强。用现代科学技术系统挖掘中医药宝贵的治疫经验，转化形成中国特色治疫方案，对于国家科技战略具有重大意义。

中医药防治传染病已在临床实践中开展，建立学科的必要性何在？我们必须清醒地认识到，截至目前，中医药防治传染病尚未形成适应新时代需求的学科体系，中西医结合传染病预防、诊断、治疗、康复的具体研究方向不够明确、不够系统，缺乏较高水平的中西医结合防治传染病的理论、临床和基础实验平台，中西医结合传染病学科的人才队伍整体实力薄弱，中西医传染病课程在医学院校教育培养方案中没有得到重视，这都是中医药防治疫病面临的发展困境。然而，学科是相对独立的知识体系，中医疫病学拟定位于中医学下的二级学科，需要完善相应的学科基本要素，包括学科应有的理论体系、关键概念、学科内涵；有稳定的、特色鲜明的研究方向；形成解决本学科自身问题的研究方法体系；具有可持续发展的人才梯队和研究平台。中医疫病学学科的筹建，旨在系统整合中医经典理论关于疫病防治的重要思想，形成独特的理论体系，运用多学科交叉的现代科学技术手段对疫病的预防、诊断、治疗、康复开展研究。目前已有的中医传染病学、中西医结合传染病学均为所属学科的分支方向，均侧重临床诊治及实验研究的技术手段，尚未进入学科目录。中医疫病学应包含中医传染病学及中西医结合传染病学。

（三）中医疫病学的内涵、外延、研究方向、研究方法

中医疫病学是研究疫病发生发展规律及其预防、诊治、康复的一门学科，是一门为中医药防治疫病提供理论、方法和评价标准的多学科交叉融合的学科。其核心是在中医药理论指导下，融合传染病学、流行病学、基础医学等现代学科，运用现代科学技术和方法对中医药和民族医药防治传染病的理论、实践进行挖掘与整理分析，明确中医药防治传染病的疗效。其主要研究方向应包括中医药防治疫病的经典理论研究（中医疫病理论体系研究、近现代名老中医治疫研究、中医治疫名方研究、中医运气理论对疫病防治研究等）、中西医结合防治疫病（特别是新发、突发传染病）的临床方案及疗效评价研究、中医药防治疫病的物质基础及科学内涵研究、中医药防治疫病的转化研究及文化传播研究、中医药防治疫病政策研究等。

中医疫病学的研究对象是疫病，表现为中医疫病防治理论研究、中西医结合防治疫病的临床研究、中医药防治疫病的实验研究、中医药防治疫病的政策研究等。研究手段包括凡是用于中医药防治疫病的循证医学、生命科学、物理学、化学的理论和方法。从研究目的的角度表现为中医疫病防治理论体系的建设、中医药防治疫病临床研究证据的产生、中医药防治疫病的物质基础发现及防治疫病中医药产品的研发等形式。随着相关技术、学科和应用的发展，中医疫病学科的外延将会随之发生变化与调整。

中医疫病学从技术方法的角度表现为中医药防治疫病的文献整合、疗效评价、中药作用机制分析的分子生物学，以及信息技术等技术形式。将近年来主要研究方法简要介绍如下。

1）系统综述（systematic review）。系统综述又叫系统评价，属于二次研究，在复习、分析、整理和综合原始文献的基础上进行。其中 Meta 分析（meta-analysis）是系统综述常用的一种定量数据资料的统计方法，是以综合研究结果为目的，通过查阅文献收集与某一特定问题相关的多个研究，并对这些研究的结果进行统计分析。定性研究综合（qualitative evidence synthesis）是对主题领域中主要定性研究的系统评价，例如干预措施的可接受性、可行性、实施方面的挑战。

2）基于深度访谈的质性研究方法（qualitative research method based on in-depth interview）。质性研究方法是以研究者本人作为研究工具，在自然情境下，采用多种资料收集方法（访谈、观察、实物分析），对研究现象进行深入的整体性探究，从原始资料中形成结论和理论，通过与研究对象互动，对其行为和意义建构获得解释性理解的一种活动。质性研究的模式可以通过建构主义的探究循环设计或互动设计模式来构建。开展一项质性研究前应对目的、概念框架、研究问题、方法、效度等问题进行具体设计。与量化的方法相比，质性

研究方法是一种以“整体观”和“情境性”为核心概念的探究形式。深度访谈法是质性研究中一种主要的收集资料的方法。

3）正式的共识方法。规范化的专家共识是中医疫病学通过对文献系统梳理得出研究结果向临床转化的重要条件。规范化的专家共识，指通过正式共识方法（如德尔菲法、名义群组法、共识会议法以及改良德尔菲法等），总结专家意见制订的、为临床决策提供依据的文件；非规范化的专家共识，指早期应用非共识方法，如集体讨论、会议等，所总结的专家经验性文件。以名义群体法为例，名义群体法也称课题小组法，是一种正式的共识方法，即将具备各种各样才能、知识和技能的一群人汇集起来进行判断和选择，对某个特定问题的各个方面，专家进行面对面讨论，制定决策，并就具体问题达成一致。

4）混合方法研究设计的实用型随机对照试验（pragmatic randomized controlled trial with mixed methods）。混合方法研究（mixed methods research，MMR）是将定量与定性研究这两大主要研究范式有机结合的第三种研究范式。混合方法研究规范有序地在一个研究或项目中使用定性和定量方法收集和分析数据，通过整合优势克服定性和定量方法各自的局限来生产高质量的研究证据。比较效果研究（comparative effectiveness research，CER）是在注重不同干预措施临床效果间比较的基础上，得出相对的临床效果，为指导临床决策提供依据。实用型随机对照试验（pragmatic randomized controlled trial）是比较效果研究常用方法之一，实用型随机对照试验的方法学特点使其更适用于评价复杂干预，尤其是中医药干预措施的疗效。因其侧重于效果的比较，设计思路更贴合临床实际和现实情况，故而相对于一般经典的随机双盲安慰剂对照试验来说，患者的依从性更高，研究结果的外部真实性更好。

5）数据挖掘法。数据挖掘（data mining），又称数据中的知识发现，其目的是自动或方便地提取隐藏或记录在数据中的代表知识的模式。随着数据挖掘技术的发展和中医信息化的逐渐深入，采用数据挖掘从整体观上入手的研究方法，有助于中医病证证候客观规律的研究。基于复杂系统的熵方法是一种非监督的模式发现算法，它能自发地组织从海量的数据中提取出信息量最大的组合，此方法特别适用于高度离散性类型的数据。目前常用的方法包括聚类分析和关联规则算法，研究工具有 SPSS 软件的“hierarchical cluster”功能、Cytoscape 的“MCODE”插件、中医传承辅助平台（TCMISS）的中药聚类分析等。

6）网络药理学。单纯研究中药对某一靶点治疗的作用和机制，不足以反映中药对生命体的全部作用，即中医的“整体观念”。医药界逐渐认识到疾病是多基因、多环境等因素相互作用所引起的复杂过程。网络药理学以生物学数据库为处理对象，从系统生物学角度，在生物网络中疾病、表型、基因、靶标、药物等相互作用网络的基础上，通过网络拓扑分析、靶标准则分析、分类分析等计算分析方法，观察药物对病理网络的干预与影响，使药物的研发更接近于疾病的实际情况。网络药理学系统地认识人类疾病的动态变化和病

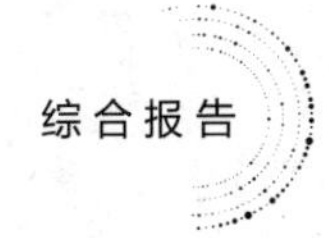

理生理过程中多因素的相互作用，与中医的“整体观念”和“辨证论治”的特点具有高度一致性。

撰稿人：谷晓红

二、中医疫病学学科发展的历史源流

中医药在与疫病进行斗争的漫长历史中，逐渐积累了丰富的诊治经验，中医的抗疫史与中华文明发展同步，为保障中国人生命健康做出了突出贡献。悠久的防治疫病历史谱写了中医药辉煌的抗疫篇章。中医对于疫病成因的认识包含了外因和内因两个方面，外因是疫疠之邪，包括自然、社会等相关因素，内因中蕴含着“正气存内，邪不可干”的健康观和“邪之所凑，其气必虚”的疾病观，最终体现在对疫病“扶正祛邪，固本培元，避其邪气”的防治观。

1. 中医历代抗疫成果卓著

通过对史籍资料的分析，自周朝至清末（公元前 11 世纪至 1911 年），中国至少发生过历史大疫 350 余场。中华民族屡经天灾和疫病，却能一次次转危为安，人口不断增加，文明得以传承，中医药做出了重大贡献。从西汉到明代，我国人口基本波动在 4600 万—6000 万，其间经历过几次巨大的瘟疫流行，人口未见大幅度下降。而清代瘟疫流行超过以往各个年代，但人口却有了大幅度提高，至乾隆年间，人口达 2 亿多[3]。国医大师邓铁涛先生曾指出：“相对于西方瘟疫流行数次造成 2000 万人以上死亡，中华大地传染病一次流行其死亡人数达 1000 万以上者未之有也，原因何在？是有伟大的中医药学在历次瘟疫流行中发挥保卫作用故也。”

2. 中医学对疫病发生的认识

早在殷商时期（公元前 1300—前 1046 年），甲骨文中记录“疾年”一词是疫病的最早文字记载。在周朝（公元前 11 世纪左右），先民即对瘟疫进行探索和认识，认为其发生与气候的反常有关，从侧面反映出先民已经有了抗疫意识与一定相关知识。《礼记》记载：“孟春行秋令，则民大疫。”“季春行夏令，则民大疫。”进入《黄帝内经》时代（战国至汉代），明确了“疫病”具有相互传染的特点；记载了朴素的温疫之说，并明确了疫病得后有症状相似、致死性高的特点。《素问·刺法论》记载：“五疫之至，皆相染易，无问大小，病状相似。”从中医五运六气“物候”角度对于疫病易流行的年头做了规律总结。《素问·六元正纪大论》中有“气乃大温，草木乃荣，民乃厉，温病乃作”“疠大至，民善暴死”等记载。

东汉张仲景提出“疫气”概念，认为疫气即“非其时而有其气”，明确疫气致病有季节性流行特点，所致的疾病有使“长幼之病，多相似者”的传染性、流行性，时行疫气可以结合历法学评估预测。《伤寒杂病论》提出：“凡时行者，春时应暖，而反大寒；夏时应热，而反大凉；秋时应凉，而反大热；冬时应寒，而反大温。此非其时而有其气，是以一岁之中，长幼之病，多相似者，此则时行之气也。夫欲候知四时正气为病及时行疫气之法，皆当按斗历占之。”认为疫病中有寒疫与温疫之别，为后世的疫病学说提供了依据。

晋代的葛洪（284—364）著有《肘后备急方》，记载了世界医学史上对“天花病”和“沙虱病”最早的认识。尤其对于“沙虱病”（即现代医学所述“恙虫病”），全面描述了该病症状、发病地域、感染途径、预后，介绍了预防方法，并观察到该病是红恙螨幼虫导致。而国外直到 20 世纪初才发现该病与红恙螨有关。国外对于天花的最早描述见于 10 世纪阿拉伯医家拉齐（850—923）。

《诸病源候论》明确提出时行病的发生均是因为岁时不和，温凉失节，人感乖戾之气而得之，提倡预先服药预防，控制传染，显示先进的预防意识。所谓“乖戾之气”，近似于现代对生物病原体的认识，可致“乃至灭门，延及外人”。《千金要方》提出“温疫者，乃天地变化之一气”以及“瘴疠”“温气”“温风”“热毒”“毒气”等病因学概念，强调“毒病之气”在“时行温疫”中的致病作用，并认为病势进展迅疾危急，治疗上需要及时截断病势发展，主张即病则治。

明代吴有性（1582—1652）提出“戾气”学说，提出温疫与伤寒绝然不同，是由天地间别有一种异气感人而至，“非寒、非暑、非暖、非凉，亦非四时交错之气，乃天地别有一种戾气，多见于兵荒之岁，间岁亦有之，但不甚耳”。其认为戾气是致病原因，且是物质性的，在没有显微镜观察的前提下，科学地预见了细菌、病毒等微生物的存在。他写成《温疫论》，这是瘟疫专门学科的肇始，也为温病学科的发展奠基。吴氏也认识到正气的强弱对疫病的易感性也存在不同。在感邪途径的认识上，《内经》首次提出疫疠之邪自口鼻而入的观点，吴有性认为邪自口鼻而入，伏于膜原，疫邪郁遏于里而出现发热的症状。清代刘奎著《松峰说疫》（成书约 1785 年），认为社会因素和气候环境对疫病传播影响很大，来自天地与人之间的秽气自口鼻而入是致病的重要原因。

3. 中医学对疫病预防的认识

中医对于疫病预防主要体现在其治未病思想，提倡“未病先防”“既病防变”“病后防复”。《素问・上古天真论》云：“虚邪贼风，避之有时。”“恬淡虚无，真气从之，精神内守，病安从来。”《素问・四气调神大论》提到“圣人不治已病治未病，不治已乱治未乱”。

秦时设置传染病隔离场所，称为“疠迁所”，主要针对麻风病等传染病进行隔离，这也是世界医学史上记载最早的麻风病隔离病院。此后隔离制度为历代所承袭与发展，并逐渐完善了隔离后的配套注意事项。1975 年，湖北云梦出土《睡虎地秦墓竹简》，上面记载：“城旦、鬼薪疠，何论？当迁疠迁所。”

晋代的《肘后备急方》提出了朴素的预防思想见解，利用狂犬脑组织敷咬伤创口预防狂犬病，虽然该技术尚需商榷，但宝贵的是思想。德国发现白喉抗毒素的细菌学家贝林对此评价：“中国人远在 2000 年前，即知以毒攻毒之理，这是合乎现代科学的古训。”天花从晋代就被葛洪记载，一直到北宋时期，才有医生尝试用人种痘来治疗天花。在北宋真宗时期，有四川峨眉山一神医为当时宰相王旦之子王素种痘获得成功的记载。

中医学对疫病预测的思想来源于中医“五运六气”理论、“五运六气”是在古代天文学知识的基础上基于天人相应的理念，来研究气候变化规律对于人体疾病发生的影响；是阐述自然、生命、疾病时空规律的中医经典理论，对疫病的预测是其重要内容之一[4]；据目前所见的东西方文献记载，这是世界上最早的疫病预测理论体系。“五运六气”的记载主要源于《黄帝内经》。运气学说是古人探讨自然变化的周期性规律及其对疾病影响的一种理论。疫病的发生，虽然不能单纯用运气因素来解释，但古人观察到，疫病的出现与运气周期有着一定的联系，并且不同的疫病往往具有不同的运气特性，而相同运气的不同疫病，在证候病机上又具有一定的相似性[5]。中医先人探究疫病的病机及其传变方式，并分别从病因、侵入途径、易感季节、初期症状表现等角度论述时行疫病与狭义伤寒以及寒疫、热疫、杂疫的不同，探索疫病的治疗方法、天然药物，并提出了诸多临床诊治要点，根据五疫气运胜复的规律，提出了“三年化疫”的理论。

防疫更重于治疫早已为古代医家重视。清代喻昌在预防上倡导深埋病死尸体，不可发掘焚烧，未病预饮芳香正气药。清代刘奎提出，“试观入瘟疫之乡，是处动有青蝇……以是知青蝇所聚之处，皆疫邪秽气之所钟也”，说明青蝇是疫病的传播媒介，故在“避瘟方”中记载逐蝇祛疫法，同时注意对饮用水及居住处进行消毒。刘奎也提出一些入病家不染方供自身防护用，如以麻油涂鼻孔后入瘟家，出再取嚏，则不染。这种自我防护和阻断清窍黏膜感染的意识已相当合理，只是囿于物质水平的限制没有使用口罩。

历代医籍中记载了丰富的防治疫病的方剂。先秦时期，中国就出现了通过药物或食疗来预防疫病的思想。《肘后备急方》记载饮屠苏酒“辟疫气令人不染温病及伤寒”，提出“饮先从小起……一人饮一家无疫，一家饮一里无疫，饮药酒得三朝，还滓置井中……当家内外有井，皆悉着药辟温气也”。也采用外用中药防疫，如佩戴香囊，或苍术、艾条点燃熏香，或白醋或醋煮艾叶，令蒸汽弥散于室内而消毒。或用粉身方法，将药碾碎，筛细末，或与米粉调和，撒扑肌肤，或用药物塞鼻或涂抹鼻孔，或用药液或含有药液的水洗浴，都是宝贵的预防疫病的方法，至今仍在使用。“药食同源”思想指导下，预防疫病有丰富的食疗方法，如清代刘奎《松峰说疫》中记载的福建香茶饼，“由沉香、白檀（各一两）、儿茶（二两）、粉草（五钱）、麝香（五分）、冰片（三分）组成，共为细末，糯米汤调，丸黍米大，噙化。能避一切瘴气瘟疫，伤寒秽气，不时噙化”。

4. 中医学对疫病治疗的认识

“大疫出良医”，中医学的历史就是一部历代与疫病抗争的历史。随着历代疫病的流行，诞生了诸多的治疫名家名方，对于多种疫病的治疗积累了丰富的经验。通过现代科学技术的不断发展，经典治疫名论名方焕发生机，是当代抗击疫情的宝贵知识财富。

东晋葛洪撰写的《肘后备急方》记载了很多治疫方法，所谓“肘后”，是指可以挂于臂肘，携带方便。葛洪之妻鲍姑也是当时著名的医学家，是中医学史上记载的灸法治病第一人，书中注重利用艾灸等方法改善传染病病人的居住环境，目的在于阻断传染性疫病的传播。《肘后备急方》记载利用青蒿绞取汁治疗传染病疟疾，“青蒿一握，以水二升渍，绞取汁，尽服之”。1971 年，屠呦呦从《肘后备急方》一书中受到了启发，由此认为高温有可能对青蒿有效成分造成破坏，从而影响疗效。于是，她降低了提取温度，由乙醇提取改为用沸点更低的乙醚提取，结果发现，乙醚提取法的提取物对于鼠疟和猴疟的抑制率均达到 100%。1972 年，研究人员从这一提取物中提炼出抗疟有效成分青蒿素。由屠呦呦团队所在的中国中医科学院中药研究所开展双氢青蒿素片剂治疗系统性红斑狼疮、盘状系统性红斑狼疮的适应证临床试验。根据屠呦呦团队前期临床观察，青蒿素对盘状红斑狼疮、系统性红斑狼疮的治疗有效率分别超 90%、80%。2020 年 8 月，广东省中医院研究团队报道双氢青蒿素能够调控炎症环境中的 $CD8^+$ 记忆 T 细胞，对银屑病复发具有较好的防治效果[6]。

明代吴有性的《温疫论》创造性地提出了对温疫治疗的独特见解，创制治疫名方——达原饮，是中国国家卫健委办公厅、国家中医药管理局办公室印发《新型冠状病毒肺炎诊疗方案》（试行第三至第八版）中的推荐药方，系统药理学相关研究结果提示，达原饮中的多种有效成分可以通过多靶点作用于新型冠状病毒肺炎[7, 8]。

撰稿人：谷晓红

三、学科最新研究进展

（一）基于 Citespace 的中医疫病学学科研究热点分析

检索中国知网（CSCD 数据库）、Web of Science 数据库近 5 年中医疫病学相关文献。疫病的研究范畴参照 2021 年修订的《中华人民共和国传染病防治法》，包括甲、乙、丙三类，共计 37 种疾病。中医防治方案包括中药汤剂、中成药、中药单体、针灸、推拿、气功、八段锦、太极等中医疗法。检索时间范围为 2016 年 1 月—2021 年 8 月。纳入与中医疫病学科相关的文献，排除重复发表的文献。根据检索方案，由两人独立进行检索相关文献，下载题录，应用文献管理器 NoteExpress 3.2.0，整理题录。如果通过题录不能识别的文献则下载全文，通读全文予以鉴别。两位研究者对纳入文献的筛查结果进行核对，对存在不同看法的文献进行讨论，或由第三位研究者决定是否纳入。运用 NoteExpress3.2.0 对符合纳入标准的文献进行管理及统计。应用 Citespace 文献计量学研究工具，提取关键词，并进行标准化，如将“HIV”“获得性免疫缺陷综合征”“艾滋病”等同义词标准化为“艾滋病”，对主题词按频次进行排序，对高频主题词进行可视化分析，梳理中医疫病学学科的研究基础领域、前沿热点及发展趋势。

1. 年度发文量统计

经检索获取 2016 年 1 月—2021 年 8 月期间发表的中文文献量为 3230 篇，英文文献量为 3277 篇；经纳入及排除标准筛选出中医疫病学学科研究领域中文文献 901 篇，英文文献 940 篇。运用 NoteExpress3.2.0 对纳入的文献进行管理、统计，发现 2016—2019 年中医疫病学学科研究领域发文量基本持平，随着 2019 年末新型冠状病毒肺炎的全球大流行，发文数量急剧攀升，中医疫病学也越发引起学科内外专家的重视。2020—2021 年，中医疫病学学科领域发表的英文文献量逐渐超过中文文献量，反映出中医药对于疫病治疗发挥的作用开始引起国内外广泛关注。具体发文情况见图 1。

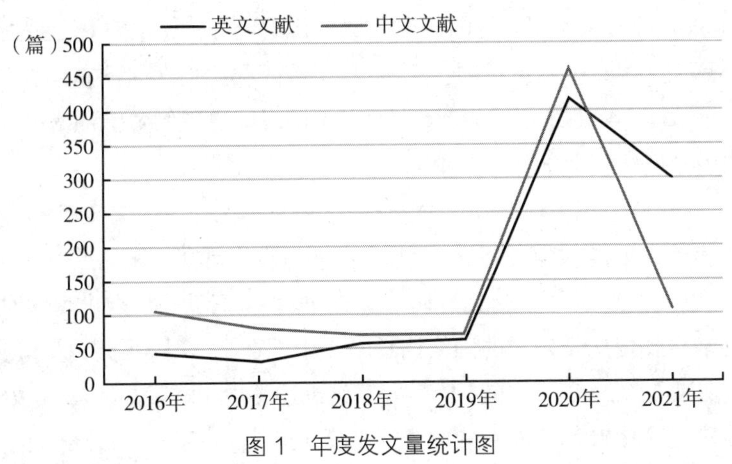

图 1　年度发文量统计图

2. 关键词分析

应用 Citespace 分别对中英文文献的关键词进行关键词的共现和聚类分析。关键词共现图谱中仅显示出频次大于或等于 30 的关键词。

中文文献中频次排前 10 的关键词为：中医药、艾滋病、新型冠状病毒肺炎、慢性乙型肝炎、新型冠状病毒、网络药理学、中医证候、流行性感冒、手足口病、分子对接；英文文献中频次排前 10 的关键词为：中医药（traditional Chinese medicine）、新型冠状病毒肺炎（COVID-19）、体外实验（*in vitro*）、临床特征（clinical characteristics）、抗病毒（antiviral）、流感病毒（influenza virus）、新型冠状病毒（SARS-CoV-2）、慢性乙型肝炎（chronic hepatitis B）、系统综述（sysmetic review）、网络药理学（network pharmachology）。中英文文献共有的高频关键词有：中医药、新型冠状病毒肺炎、新型冠状病毒、慢性乙型肝炎、网络药理学、分子对接、流行性感冒、流感病毒、抗病毒、meta 分析、作用机制、临床研究。

进一步将关键词进行聚类分析，显示聚类标签并编号，编号越小，则表示聚类中的关键词越多。中文文献共得到 9 个聚类，分别为：聚类 #0：meta 分析；聚类 #1：分子对接；聚类 #2：中医药；聚类 #3：流感病毒；聚类 #4：肝纤维化；聚类 #5：疑似病例；聚类 #6：五运六气；聚类 #7：诊疗方案；聚类 #8：流行性感冒。英文文献共得到 10 个聚类，分别为：聚类 #0：抗病毒效果（antiviral effect）；聚类 #1：新型冠状病毒肺炎患者（COVID-19 patient）；聚类 #2：网络药理学（network parmachology）；聚类 #3：青蒿素样药物（artemisinin-type drug）；聚类 #4：青蒿（artemisia annua）；聚类 #5：偏头痛护理导航（navigating migraine care）；聚类 #6：药理机制（pharmacological mechanism）；聚类 #7：中西医结合（integrated chinese）；聚类 #8：e 抗原阳性慢性乙型肝炎（HBeAg-positive chronic hepatitis B）；聚类 #9：系统综述（systematic review）。

3. 研究领域热点演进分析和研究前沿分析

通过 Citespace 对中医疫病学科的研究领域进行演化分析，从宏观上把握该领域的整体发展脉络。英文文献只显示出现频次等于或大于 36 次的关键词标签，中文文献只显示出现频次等于或大于 24 次的关键词标签。通过不同时间出现的关键词，可以大致了解在统计时间段内中医疫病学研究领域的研究演变。

2016 年 1 月—2021 年 8 月中医疫病学研究领域，中医药（中文文献 95 篇、英文文献 389 篇）、中医证候（中文文献 36 篇）等基础研究一直为研究领域热点。另外，乙肝（中文文献 56 篇、英文文献 36 篇）、艾滋病（中文文献 84 篇）等热点出现的时间节点也较早。之后，逐渐出现疫病学领域的网络药理学（中文文献 47 篇、英文文献 389 篇）、数据挖掘（中文文献 27 篇、英文文献 71 篇）、系统综述（中文文献 23 篇、英文文献 72 篇）、临床研究（中文文献 16篇、英文文献 44 篇）等研究热点。近两年随着疫情的全球大流行，新型冠状病毒肺炎（中文文献 344 篇、英文文献 422 篇）相关研究突显。

另外，用 Citespace 提取研究领域突显词，并对突显词的强度和起止年份进行统计分析。突现词是指出现频次在较短时间内增长速度较快或使用频次增长率明显提高的术语，具有动态变化特性，能一定程度反映出学科的前沿领域。2016 年 1 月—2021 年 8 月中医疫病学研究领域中文文献中的前 18 个突显词分别为：艾滋病、慢性乙型肝炎、手足口病、流感病毒、肝功能、肝纤维化、人类免疫缺陷病毒、细胞因子、麻杏石甘汤、meta 分析、流行性出血热、流行性感冒、不良反应、系统评价、肿瘤坏死因子 -α、甲型 H1N1 流感病毒、临床研究、HIV/AIDS；英文文献中的前 25 个突显词，分别为：体外实验（*in vitro*）、慢性乙型肝炎（chronic hepatitis B）、体内实验（*in vivo*）、青蒿素（artemisinin）、流感病毒（influenza virus）、病毒（a virus）、提取（extract）、耐药（resistance）、疟疾（malaria）、治疗（therapy）、恶性疟原虫（plasmodium falciparum）、衍生物（derivative）、替代医学（alternative medicine）、癌症（cancer）、活化（activation）、流感（influenza）、病毒感染（virus infection）、生活质量（quality of life）、丙肝病毒（HCV）、疾病（disease）、乙肝病毒（hepatitis B virus）、植物化学（phytochemistry）、临床试验（clinical trial）、结核（tuberculosis）、管理（management）。

4. 机构分析

2016 年 1 月—2021 年 8 月中医疫病学研究领域研究机构中，在中文文献中，排名前

9位的研究机构分别为：北京中医药大学中医学院、中国中医科学院中医基础理论研究所、河南中医药大学、中国中医科学院中医药防治艾滋病研究中心、成都中医药大学附属医院、湖北中医药大学、上海中医药大学附属龙华医院、北京中医药大学中药学院、广东中医药大学第一附属医院；在英文文献中，排名前9位的研究机构分别为：北京中医药大学、中国中医科学院、成都中医药大学、广州中医药大学、中国科学院、华中科技大学、天津中医药大学、复旦大学、首都医科大学。研究机构主要为中医药相关的大学、科研院所、附属医院。无论中文、英文文献，北京中医药大学均处于较为核心的位置，与中国中医科学院、成都中医药大学、广州中医药大学等院校构成了中医疫病学科研究领域的前沿阵地。

5. 作者分析

在统计时间段内，中医疫病学研究领域作者中，中文发文量最大为 N_{max}=24，英文发文量最大为 N_{max}=13，代入公式 $m \approx 0.749 (N_{max} \times 1/2)$，得出该研究领域高产核心作者中、英文论文发文量分别为9篇和5篇。中文文献中包括17位高产核心作者，分别为：徐立然、谢世平、郭会军、许前磊、许向前、刘清泉、杨丰文、张伯礼、王玉光、苗青、王健、刘颖、刘永琦、张志明、姜枫、邓鑫、谢春光。英文文献中包括18位高产核心作者，分别为：XIAOLIN TONG、YING ZHANG、XIUYANG LI、YUJIAO ZHENG、BAOYAN LIU、ZIFENG YANG、QINHAI MA、YAOLONG CHEN、JUNHUA ZHANG、MYEONE SOO LEE、JINHUI TIAN、JIANPING LIU、JING LI、HUI LUO、HEZHEN WU、YANFANG YANG、FENGMEI LIAN、WEI ZHANG。

上述核心作者集中于中国中医科学院（仝小林、苗青、王健、刘颖、李修洋、郑玉娇、刘保延、连凤梅）、天津中医药大学（张伯礼、杨丰文、张俊华）、河南中医药大学（徐立然、谢世平、郭会军、许前磊、许向前）、北京中医药大学（刘建平、张颖）、首都医科大学（刘清泉、王玉光）、甘肃中医药大学（刘永琦、张志明）、广西中医药大学（姜枫、邓鑫）、广州医科大学（杨子峰、马钦海）、兰州大学（陈耀龙、田金徽）、湖北中医药大学（杨艳芳、吴和珍）等研究机构，形成中医疫病学科的核心研究团队。

（二）中医疫病学的理论研究进展

1. 中医疫病的病名医史研究进展

病名承载着中医对疫病的认识。中医对疫病的认识是一个不断发展的过程，历史上对疫病的命名也呈现出不同依据，主要包括病证性质、病机特点、病变部位、发病季节、时令主气、五行运气、临床特点等。刘铁钢等[9]对新型冠状病毒肺炎疾病特点进行分析，结合中医疫病的命名方式，认为该病的中医命名可统称为疫病、瘟疫；根据病证性质和病机特点可命名为“湿毒疫”，能够反映湿性病证贯穿始终、瘀毒阻滞的疾病特点；根据五行运气可命名为“木疫”，随着对该病认识的不断深入，该病的命名还会进一步完善。张磊等[10]基于北京地区 934 例甲型 H3N2 亚型流感临床资料对甲型 H3N2 亚型流感的中医病名开展研究，认为甲型 H3N2 亚型流感属太阳伤寒，寒邪束表日久容易化热产生里热证候。

中医古籍中蕴含着大量对于疫情、疫病的记载。结合中医史学的自身特色与传统优势，在我国古代及近现代瘟疫史、历代医政防疫制度研究等领域，近年来开展了医学与史学跨学科的相关研究。顾思臻等[11]就李东垣所著《内外伤辨惑论》中论治 1232 年“汴京大疫”，探讨李东垣的阴火理论、“汴京大疫”、鼠疫三者的相关性，采用文献学考据研究方法，横向对比现代医学鼠疫的类型及症状，纵向联系大疫前后与原书所载症状、方药的成书逻辑，从历史背景和现代疾病的角度去解读中医经典，以期从更宽广的视野去研究中医诸多文献不解之谜。

2. 中医疫病的病因病机研究进展

中医学根据四时不同的气候变化，联系发病的季节性和临床特点，通过对症、舌、脉等分析，在实践中形成了“辨证求因”“审证求因”的方法，一直有效地指导着临床实践。这种对病因做出的概括，贯穿了人与自然相适应的“天人相应”和“倒果求因”的思维。疫病的发生之所以具有独特的规律而有别于内伤杂病，其根本原因就在于它的病因是感受外界致病之邪。通过疫病的病证性质的寒、热、燥、湿等，推导出疫病病因是寒邪、湿热、温热邪气等。疫病病因包括了病因与病机双重意义，更重要的是在于指导临床治疗，它成为中医指导临床疫病辨病与辨证施治的重要依据。掌握疫病病因致病特点及其致病规律，临床上可以通过对不同证候特点的分析，推断出致病原因，实现审证审因施治。杨道文等[12]认为新型冠状病毒肺炎病因在于湿毒，内外湿邪同气相感，聚而成毒，与疫疠毒邪相合，或从寒化，或从热化。根据新型冠状病毒肺炎患者临床症状主要表现在肺系及脾胃，认为病位在肺与脾；主要病机为湿毒壅阻机体，气机不畅；病机特点为湿、热、毒、瘀、虚。田合禄等[13]从五运六气解读新型冠状病毒肺炎，认为 2019 己亥年终之气的主气是太阳寒水，客气是少阳相火，岁运是湿土不及。客气少阳相火侵犯三焦之肺、岁运土气不及的脾胃虚弱为在上在里的关键因素，复感时寒阴雨雾露之气为在表的引发因素。素有阴火之人，常有脾气虚、心肺阴火、湿流下注的阳虚三联证之人最易感受。病位在肺和脾胃，表有时寒阴雨雾露，里有肺胃三焦郁热，属两感疫病，故发病急危。张伟等[14]结合 4 例输入性寨卡病毒病的诊疗并结合文献分析，提出寨卡病毒属于中医温病范畴，疾病性质属温热夹风、夹湿，轻症病位在上焦，在卫分、气分，主要病机是温热疫毒侵袭人体，导致风热犯肺、夹风上扰、夹湿下注，重症可伤及营血分，导致耗血动血、热入血室。

3. 中医疫病的病证研究进展

辨证与辨病论治相结合是中医防治疫病的关键思路，近年来开展了较多疫病证候要素的研究，通过较大样本的临床病例数据收集、数据挖掘的研究方法，分析疫病的中医证型分布特点、中医证型与临床客观微观指标的相关性。冉君等[15]对重庆地区 2020 年新型冠状病毒肺炎患者 209 例中医证型调查分析，发现临床证型以邪热壅肺证、湿邪中阻证、寒湿郁肺证为主。田发念等[16]对115例湖北省中医院出院新型冠状病毒肺炎患者进行症状调查分析，主要症状为咳嗽、乏力、口干咽燥、食欲减退、喘息胸闷等，中医证型分布为余毒未清证（7.0%），肺脾气虚证（26.1%），气阴两虚证（19.1%），肺脾气虚、痰瘀阻络证（18.3%）。张颖等[17]对1151份HIV感染者病例的中医证型舌象及脉象特征进行复杂网络分析，结果提示HIV感染者常见中医证型为气虚湿阻、气阴两虚、肝肾阴虚三型，舌象中白苔、薄苔、淡红舌与此三证型关系密切，应用复杂网络对常见中医证型舌象、脉象特征进行数据挖掘分析，可以显示不同证型间舌象、脉象的差异，舌象与脉象的变化关系体现了实证、虚实夹杂证、虚证的传遍转化。王敏等[18]开展300例丙氨酸氨基转移酶小于参考值上限2倍的慢性乙型病毒性肝炎患者中医证型与肝组织病理关系研究，研究结果提示肝组织病理≤G2或≤S2的患者以无证可辨型、肝郁脾虚型为主，不同中医证型患者的肝脏炎症分级（G）和（或）纤维化分期（S）比较，差异均有统计学意义（$P < 0.01$）。瘀血阻络型较非瘀血阻络型在肝组织炎症程度及纤维化程度病变重，差异有统计学意义（$P < 0.01$），瘀血阻络证肝组织炎症程度以G3、G4为主，肝组织纤维化程度以S4为主。房訾晴等[19]开展150例乙型肝炎合并肝硬化患者中医证型与腹部超声特征相关性分析，提示肝气郁结证组、脾虚湿盛证组、湿热内蕴证组的形态比例失调，被膜锯齿状、弥漫回声增高比例均低于肝肾阴虚证组、脾肾阳虚证组、瘀血阻络证组（$P < 0.05$）。刘璐佳等[20]对黑龙江地区2688例手足口病患儿的中医证型进行分析，研究结果提示1~4岁患儿邪犯肺卫证、肺胃热炽证、湿热交阻证、心脾积热证病例数居多，其中邪犯肺卫证在各年龄段占比均最高。孙涛等[21]对229例登革热患者的中医证候特点进行分析，研究结果提示临床主要表现依次为发热（100%）、乏力（99.56%）、纳差（96.07%）、头痛（72.05%）、关节和（或）肌肉酸痛（65.50%）；辅助检查方面，白细胞、血小板减少者分别占91.27%、98.69%，谷丙转氨酶（alanine aminotransferase，ALT）、谷草转氨酶（aspartate aminotranferase，AST）升高者分别占62.88%、93.88%，同时有27.07%的患者出现大便隐血阳性；中医证型方面主要辨证为以下4型：气分热盛证（53.28%），气阴两伤证（31.00%），气血（营）两燔证（13.54%），湿热稽留、脾虚不运证（2.18%）。

4. 中医疫病的治法方药研究进展

近年来，有关专家开展以数据挖掘对历代医籍著作的中医治疫组方规律、用药规律研究，涉及的研究方法包括关联规则、因子分析、熵聚类分析、Apriori算法等，在系统检索获取代表性疫病治疗方剂后，建立治疫方剂数据库，寻找高频药物、药性、归经、药物组合等，对软件计算结果进行分析，获得治疗疫病的用药类别、用药频次、四气五味归经用药、高关联性药对和可能配伍。

何霞霞等[22]采用文本挖掘方法，将检索获得的中医药治疗疫病文献，经过Bibexcel和Ucinet规范化处理获取关键词后，使用NetDraw软件制作共现图谱，研究结果提示治疫常用的中药有竹茹、淡竹叶、金银花、麦冬、玄参、黄连、连翘等；常用的方剂有银翘散、阳旦汤、犀角地黄汤、达原饮等。蔡佳丽等[23]通过对萧霆《痧疹一得》全书所涉及的41首方剂进行数据挖掘，结果表明治疗痧疹以清热类药物为首，其次为苦寒药物，药物归经以肺胃两经为主，同时应使用补益药物，注意固护人体正气。张继等[24]通过对《中华医典》明清时期瘟疫治方进行数据挖掘，共纳入药物175味，发掘核心药物16味，核心药对41对，核心药组16组，核心药团21项，核心处方14方，结果提示瘟疫治疗用药多寒温并用，辛开苦降。白明等[25]通过分析新型冠状病毒肺炎的临床表现归纳病因证型，对中医古籍相关证型的组方进行分析，结果提示甘草、柴胡、黄芩等高频药物22种，高频药物归肺、脾、胃经最多，药性温、寒为主，药味苦辛居多，得到甘草 - 桔梗、甘草 - 防风、甘草 - 羌活等较高关联性药对12个。

研究者利用中医传承辅助平台[26]、古今医案云平台[27]等电子处方分析平台，对筛选出方剂通过后台既定算法进行数据挖掘，更高效地获得频数分析、关联规则、熵聚类分析等研究结果。随着中医药领域数据挖掘新算法的迭代和相关数据分析平台功能的更新，对中医经典治疫名方用药的数据挖掘可为今后疫病防治提供研究思路。

苏芮等[28]开展基于古代文献挖掘的新发突发传染病中医人工智能辅助决策技术研究，以外感热病古代医案数据为研究对象，建立外感热病中医病案案例推理模型，模拟专家诊病、辨证的思维过程，在此基础上研发了临床辅助决策系统，实现了古代医案对突发急性传染病临床一线的诊疗辅助作用。

（三）疫病中医药预防与康复的研究进展

1. 中医药预防疫病研究进展

中医对于疫病的预防包括特异性预防和非特异性预防。在特异性预防方面，包括药物防控、隔离避邪、消毒杀虫、预防接种、人工免疫等。非特异性预防是针对可能受感染的人群进行预防，通过提升人体抵御外邪能力预防疫病，起居有常、食饮有节、调畅情志等均属于非特异性预防。另外，在辨证思想的指导下，结合发病的时节、发病的地点、症状的统一表现，结合患者本身特点，因人、因时、因地辨证预防。中医最常使用的预防疫病方法有以下五种：中药汤剂口服、芳香辟秽中药外用、代茶饮、针灸、传统功法。

1）中药汤剂口服。如贞芪扶正制剂、藿香正气制剂、连花清瘟胶囊等，在流感、脑炎、麻疹、非典乃至新冠肺炎疫情中，预防汤剂都能较好发挥对特定人群的保护作用。有研究表明，贞芪扶正胶囊与对照组香菇多糖片相比，该药对感冒易感人群具有良好的预防效果[29]。藿香正气散能显著改善脾脏与胸腺功能、降低血清白介素 -6（IL-6）的含量、增加免疫球蛋白 G（IgG）的含量[30]。连花清瘟胶囊具有良好的广谱抗病毒作用，其中对流感和副流感病毒如甲型H1N1病毒的抑制作用最强，并具有良好的抑菌消炎作用，还能提高免疫力低下患者的巨噬细胞吞噬功能、血清溶血素抗体水平及体液免疫功能，并在退热，改善咽痛、咳嗽等方面效果明显[31, 32]。

2）芳香辟秽中药外用。具有芳香气味的药物均属于芳香类药物，这类药物大多味辛。有学者通过数据挖掘等方法总结出苍术、川芎、芜荑、鬼箭羽、白芷、石菖蒲、白术、降香等为中国古代烟熏避疫的主要药物[33]。现代研究表明，苍术[34]和艾叶[35]对室内空气中的细菌具有一定杀灭效果。姚梅悦等通过细胞实验亦表明了白芷具有体外抗病毒的作用[36]。芳香辟秽法的具体应用形式有中药香囊和中药熏蒸等。有临床研究表明，中药香囊通过使佩戴者吸入中药中的芳香挥发类物质，刺激人体血清、黏膜和其他组织分泌 SIgA、IgG 的水平升高，并刺激黏膜产生大量黏液起到保护作用，进而提高机体免疫力，起到防疫作用[37]。此外，其挥发性成分经鼻吸入，对呼吸道内某些病原微生物有抑制作用[38]。

3）代茶饮。一般用中药饮片或加茶叶按照比例调配，沸水冲泡，日常饮用。在防控疫情中，根据病因病机的需要辨证组方、随症加减。例如，新型冠状病毒肺炎疫情防控期间推荐使用的代茶饮基本以温性居多[39]，这也是针对了新冠肺炎“寒湿疫”的病性特点。

4）针灸。面对疫情时，针刺的作用偏向于扶助正气，增强人体免疫力，艾灸在提高人体免疫力的基础上还具有一定的空气消毒作用。《新型冠状病毒肺炎中西医结合防治专家共识》也建议在恢复期使用针刺的方法促进脏腑修复，恢复肺脾功能，建议针刺的穴位有：内关、足三里、中脘、天枢、气海。艾灸在疫病中的应用可以贯穿疫病的预防、治疗和康复的各个阶段，发挥未病先防、治疗防变、瘥后防复的作用。此外艾灸还可以提高睡眠质量，缓解焦虑、抑郁等不良情绪。

5）传统功法。如八段锦、易筋经、五禽戏和太极拳等各种武术健身运动等，这些传统运动方法都能起到扶助正气的作用。研究表明八段锦功法在心、肺、肾等脏腑功能方面疾病的治疗中都能起到良好的促进、提高的效果，对缓解焦虑、抑郁等不良情绪也有积极作用，提高睡眠质量，缓解焦虑、抑郁情绪等。

此外，五运六气学说在疫病的预防方面颇具特色。五运六气学说以整体观为指导思想，阴阳五行始终贯穿于其中，探讨天象变化对地球气象物候的影响，进而对人体生命的影响，是“天人合一”思想的集中体现，具备推演四时气候变化“常”与“变”的功能，又可推演与天地变化相对应的人体脏腑之气变化。运用五运六气可以预测全年的气候特征和发病规律。

2. 疫病中医药康复研究进展

中医康复方法常具有以下特点：①因人制宜，辨证康复。根据患者的具体症状制定康复医疗方案，选择合适的康复方法。②动静结合，功能康复。加强功能训练可以逐渐恢复患者脏腑组织的生理功能，也可以最大限度地恢复患者的生活以及工作能力。③综合调治，整体康复。在这一阶段当中需要对患者进行综合康复训练，让患者更快地适应社会，例如通过针灸、推拿、饮食疗法等方式进行综合治疗，促进患者的整体康复。中医常用的康复方法包括食疗康复、方药康复、经络康复、运动康复、情志康复等。

研究发现，中医药在病毒性肺炎的康复方面有其特色和优势，能够调节患者自身的免疫功能，防治传染病后期病毒引起的机体免疫过度反应。研究发现，艾灸可以通过对新冠肺炎恢复期患者血液中相关因子的调控，改善肺通气功能和血流动力，辅助肺损伤修复，减少血栓形成，延缓肺纤维化进程，缓解新冠肺炎恢复期患者遗留症状，提高患者生活质量。

（四）中医疫病学临床疾病诊治研究进展

1. 中医药防治新型冠状病毒肺炎临床研究进展

新型冠状病毒肺炎（coronavirus disease 2019，COVID-19），是人体感染了 SARS-CoV-2 病毒后，所引起的一种具有极强传染性的急性呼吸道疾病，以发热、咳嗽、乏力和呼吸困难等为主要症状，并可能伴有流鼻涕、咽痛、腹泻，以及味觉和嗅觉的缺失等表现[40, 41]。新冠肺炎传染性强，属于中医“湿毒疫”范畴，主要自口鼻而入。本病核心病机为“湿、毒、热、痰、瘀、虚”，本病具有疫毒袭肺、壅肺、闭肺以及扰及心营等疫病病程发展的阶段性特点。疫毒首先犯肺胃，以肺系为中心，由肺卫到肺气分，进一步入营到血。可顺传阳明胃肠，也可逆传心包；还可累及心、肝、肾等脏。其病性为湿热，病理为蕴毒、生湿、致热、血瘀、正虚。严重者疫毒犯肺壅肺，湿热疫毒不能速除，热入营血、热毒血瘀而逆传心包；肺气郁闭严重可致肺之化源绝、内闭外脱而生危急变致虚。我国在此次抗击疫情中，之所以能取得成功，其中一方面的重要原因就是中医药用于治疗新型冠状病毒肺炎的早期介入、全程干预。

（1）中医药用于新冠肺炎的疗效相关临床研究

中国学者通过对 10 项随机对照试验研究进行系统综述发现[42]，中医药联合西医常规疗法，相比西医常规疗法单独应用，在以下几个方面存在一定优势：降低新冠肺炎转重率；提高咳嗽及乏力消失率；缩短发热、咳嗽及乏力持续时间；提高肺部 CT 影像学特征好转率。

韩国学者和美国学者也对随机对照试验的临床研究进行了系统综述[43, 44]，除了与中国学者开展的系统综述一样，发现中医药联合西医常规疗法在提高肺部 CT 影像学特征好转率，改善咳嗽、发热及乏力等症状上优于单独应用西医常规疗法，结果还显示中医药联合西医常规疗法在提高新冠肺炎治疗总有效率及咳痰症状消失率、改善咽干喉痛症状和恢复体内炎症标记物 C 反应蛋白水平上，亦优于单独应用西医常规疗法。

Xiong W Z 等[45]一项纳入了 42 名新冠肺炎受试者进行随机对照临床试验研究，对照组使用常规疗法（依照国家方案给予干预），试验组则在对照组基础上使用中药汤剂宣肺败毒方，治疗 1 周后发现，试验组在改善患者症状（如发热、咳嗽、乏力及食欲差）、增强免疫力以及降低 C 反应蛋白和红细胞沉降率上均优于对照组。

Wang J B 等[46]对中药汤剂“克冠 1 号”方（由银翘散、桑菊饮及三仁汤组合加减）开展随机对照试验，发现“克冠 1 号”方联合常规疗法（α-干扰素吸入 + 洛匹那韦 / 利托那韦），在缩短发热持续时间以及减少急性呼吸窘迫综合征发生上，均优于常规疗法单独应用。

Hu K 等[47]对 284 名新冠肺炎受试者进行随机对照试验研究，使用中成药连花清瘟胶囊联合常规疗法作为试验组（142 名受试者）干预措施治疗 14 天，对比常规疗法单独应用，发现试验组在以下几个方面优于对照组：提高恢复率；缩短症状恢复平均时间；缩短发热持续时间；缩短乏力持续时间；缩短咳嗽持续时间；提高胸部影像学表现的改善率以及临床治愈率。

余平等[48]使用连花清瘟颗粒联合对照组干预措施（盐酸阿比多尔分散片 + 盐酸莫西沙星片 + 盐酸氨溴索片），对 147 名新冠肺炎受试者进行治疗 7 天的随机对照试验研究，发现试验组不仅在改善新冠肺炎患者症状（发热、乏力、咳嗽、咽干咽痛、胸闷）、提高胸部影像学表现的改善率上优于对照组，还在恢复外周血白细胞计数（WBC）、淋巴细胞计数（LYM）、C 反应蛋白（CRP）以及降钙素原（PCT）水平上优于对照组。

段璨等[49]开展随机对照试验研究，对照组给予常规治疗，试验组给予中成药金花清感颗粒联合常规治疗，结果表明金花清感颗粒能显著减轻新冠肺炎轻型患者的发热、咳嗽、乏力、咳痰的临床症状，缓解患者心理焦虑。

（2）中医药用于新冠肺炎安全性的临床研究

系统综述[42-44]均报告了纳入研究的不良事件发生情况。其中，中国学者开展的系统综述[42]所纳入的 10 项随机对照试验中有 7 项报告了不良事件，其中有 3 项发生了不良事件，但试验组与对照组的不良事件发生率无统计学差异。韩国学者所开展的系统综述[43]中，有 5 项研究报告了不良事件发生情况，其中有 2 项研究报告了有轻度不良事件发生，3 项研究报告了没有不良事件发生。美国学者开展的系统综述[44]中，1 项研究报告了试验组发生 2 例轻度肝功能障碍而对照组发生 3 例，1 项研究则报告了试验组发生 27 例腹泻而对照组未发生不良事件，4 项研究的试验组和对照组在不良事件发生人数上无差异，还有 1 项研究则报告了试验组和对照组均未发生不良事件。这 3 项系统综述对不良事件的报告情况提示，中医药的使用似乎并未增加不良事件的发生率。

2. 中医药防治流行性感冒的临床研究进展

流行性感冒（下文简称“流感”）主要是由流感病毒引起的一种急性呼吸道传染病，每年呈季节性流行。临床表现为发热、头痛、肌痛、乏力、咳嗽、畏寒等。根据我国卫生健康委 2009—2017 流感法定报告数据显示，流感发病率由 2009 年的 15/10 万到 2017 年上升为 33/10 万，死亡率也超过了 2009 年的 3 倍，造成了极大的疾病负担[50]。中医无“流感”这一病名，根据流感的疾病特征，可将其归为中医“时行感冒”范畴。中医学认为本病为感受风热疫毒为病，以风热、气郁为基本病机，以肺系为中心病位。流感初期的病机为卫气同病、表里同病、外寒内热。若未及时治疗或因内伤基础，内外相引则可见热毒壅肺、热毒内陷于营血甚则内闭外脱。进展期病机为毒热壅肺闭肺、毒瘀互结、肺气壅闭。

中医药在防治流感方面发挥了积极的作用。

（1）中医药防治流行性感冒相关指南

2020 年 10 月 27 日，国家卫生健康委、国家中医药管理局联合发布了《流行性感冒诊疗方案（2020 版）》[51]。方案第八部分明确推荐辨证使用中医药，分别提出轻症、重症和恢复期辨证治疗方案，并明确了基本方药加减的剂量、煎服方法，以及常用的中成药。此外，2020 年国家中医药管理局还发布了《中成药治疗小儿急性上呼吸道感染临床应用指南》[52]。该指南的制定过程遵循“循证为主、共识为辅、经验为鉴”的原则。指南推荐小儿流感使用连花清瘟胶囊，证据提示退热时间短于奥司他韦，但考虑到该药主要针对成人，因此给予弱推荐。

（2）中医药防治流感的高级别证据梳理（系统评价与 Meta 分析）

本报告筛选了 4 篇国内外质量较高的中医药防治流感随机对照试验的系统评价与 Meta 分析。2013 年由中国学者发表的中草药防治流感的 Cochrane 系统评价[53]，共纳入 18 项随机对照试验，涉及 2521 例流感患者，评价了 12 种中草药、2 种中成药。其中 3 项随机对照试验表明，与抗病毒药物相比，中草药更能预防和缓解流感症状；1 项随机对照试验表明，感冒胶囊在缓解流感症状和恢复时间方面优于金刚烷胺。

Wang C 等[54]系统评价了银翘散加减方或连花清瘟胶囊对比奥司他韦治疗流感的疗效，纳入 7 项随机对照试验，包括 579 名成人和儿童流感患者。结果表明，银翘散加减方与奥司他韦在退热时间（*WMD*=5.66，95%*CI*［–32.02，43.35］）和病毒转阴时间（*WMD*=–6.21，95% *CI*［–84.19，71.76］）方面无差异；连花清瘟胶囊的退热时间短于奥司他韦（*WMD*=–4.65，95%*CI*［–8.91，–0.38］）。

杨居崩等[55]对麻杏石甘汤加减方治疗流感进行系统评价和 Meta 分析，共纳入 8 项随机对照试验，涉及 1214 例流感患者。研究表明，麻杏石甘汤加减方在临床总有效率（*RR*=1.12，95%*CI*［1.03，1.22］）、24 小时内退热时间（*RR*=1.10，95%*CI*［1.01，1.20］）方面优于抗病毒药物。

韩国学者于 2020 年对中药治疗流感进行随机对照试验的系统评价与 Meta 分析[56]，共纳入 25 项随机对照试验。研究人群为 3044 名成人或儿童具有流感样症状或通过实验室检查确诊的流感患者。评价了口服中药（包括银翘散加减方、麻杏石甘汤加减方等）、5 种中成药，或联合奥司他韦对比安慰剂或奥司他韦的治疗流感作用。结果表明，中药对比安慰剂能显著缩短退热时间 4.96h，并能提高总有效率；中药与奥司他韦的退热时间无差异；草药联合奥司他韦比单独使用奥司他韦更能缩短 7.84h 的退烧时间。

3. 中医药治疗病毒性肝炎的临床研究进展

病毒性肝炎是由多种肝炎病毒引起的以肝脏病变为主的一种传染病，在我国属法定报告的乙类传染病。我国是病毒性肝炎的高流行区，各型病毒性肝炎发病数中，乙型病毒性肝炎占 80.3%，戊型病毒性肝炎占 1.6%；甲型病毒性肝炎和未分型肝炎发病数构成比均呈不同幅度减少；然而，丙型病毒性肝炎发病数构成比从2004年的3.4%增加至2016年的16.5%[57]。大部分的急性乙型肝炎和急性丙型肝炎会发展为慢性肝炎，是导致肝硬化和肝癌等慢性肝病的主要原因，带来了沉重的医疗负担[58]。中医学认为本病的病位主要在于脾胃，涉及肝胆三焦。慢性病毒性肝炎常见“伏邪”。湿邪中于人体，若脾肾阳虚、气化不利则偏于寒化；若肝肾阴虚，阳明热盛则偏于热化。寒湿之邪可痹阻气机，湿热之邪有热重和湿重的不同。急性病毒性肝炎中邪较浅，经过合理治疗大多患者可恢复健康，预后良好。慢性病毒性肝炎邪伏较深，本虚标实，病程日久，湿热之邪伤耗人体气阴，再兼气滞、血瘀、痰浊、食积等，往往虚损生积，后期形成癥积、鼓胀等病。

近年来，中医药治疗慢性乙型肝炎（简称“慢性乙肝”）和慢性丙型肝炎（简称“慢性丙肝”）的临床研究越来越多，但是最新版的慢性乙肝和慢性丙肝的临床指南中并未推荐相关的中医治疗，究其原因，主要是因为缺乏中医药治疗上述疾病的高级别的临床证据。

（1）中医药治疗慢性乙型肝炎的临床研究进展

目前已发表的中医药治疗慢性乙肝的Cochrane系统综述有6篇，其中5篇干预措施为中药[59-63]、1篇干预措施为针刺[64]。

最早的1篇中药治疗乙型病毒性肝炎的Cochrane系统综述[59]发表于2000年，这项包含32项随机对照试验的系统综述报告一些中药可能对抑制慢性乙肝的病毒活性有积极作用，但由于纳入研究的方法学质量较低，且存在发表偏倚的风险，目前尚无强有力的证据表明用中药治疗慢性乙肝的有效性和安全性。基于此，该团队随后又开展了中药对乙型肝炎病毒（hepatitis B virus，HBV）无症状携带者作用的系统综述研究[60]，这项研究包含了3项随机对照试验，发现健脾温肾方可能对无症状的HBV携带者具有抗病毒作用，但是由于原始研究的局限性，该系统综述并不能得出中药的肯定作用。

此后，又有系统综述研究了单味中药或方剂治疗慢性乙肝的效果。1992年，叶下珠被列入《中华人民共和国药典》，用来治疗慢性HBV感染。2011年发表的包含16项随机对照试验的系统综述[61]评价了叶下珠治疗慢性HBV感染的作用：与安慰剂相比，叶下珠对慢性HBV感染没有明确的改善作用；叶下珠加一种抗病毒药物可能比同样的抗病毒药物单独用药要好；但由于异质性、系统误差和随机误差的存在，未来仍需要大样本、高质量的随机对照试验来验证这一结论。

2019年发表的包含35项随机对照试验的苦参类制剂治疗慢性乙肝的系统综述[62]显示，与安慰剂或不治疗相比，苦参类制剂在HBV-DNA和HBeAg阴转、ALT复常率方面效果更好，而不良事件发生率暂未发现存在差异；与其他药物相比，苦参类制剂HBeAg阴转和ALT复常效果可能更好，暂未发现存在HBV-DNA阴转和不良事件发生率的差异；苦参类制剂对于抑制病毒复制及改善肝功可能具有一定效果，但对于能否延缓疾病进展、改善生活质量并降低死亡发生率尚不清楚。

2019年发表的包含10项随机对照试验的小柴胡汤治疗慢性乙肝的系统综述[63]显示，

小柴胡汤联合常规疗法对比单用常规疗法可降低 HBV-DNA 阳性检测率，降低受试者血清 ALT、AST 水平，但对于非严重不良事件和 HBeAg 阳性检测率改变这两个结局指标，目前尚不能表明小柴胡汤联合常规疗法对比单用常规疗法具有显著有效性。由于检索到的研究具有高风险偏倚，HBV-DNA 阳性检测率，受试者血清 ALT、AST 水平是未经证实的替代结局指标，并且纳入的研究其确定性较低，未达到所需样本量，因此结论尚不能确定。

2019 年发表的包含 8 项随机对照试验的针刺治疗慢性乙肝的系统综述[64]显示，手针疗法联合常规治疗对比常规治疗可降低 HBV-DNA 阳性检测率，手针、艾灸、穴位贴敷联合常规治疗对比常规治疗可降低参与者血清 ALT、AST 水平，但对于非严重不良事件和 HBeAg 阳性检测率改变这两个结局指标，目前尚不能表明针灸疗法联合常规疗法对比单用常规疗法具有显著有效性。随着时代发展，系统综述的证据也在逐渐完善。

最初的中药治疗慢性乙肝的 Cochrane 系统综述尚未报道纳入研究的基金资助情况，然而近 2 年的 Cochrane 系统综述报告了这一结果，因为未公开的资助可能会影响研究结果，并可能导致研究设计欠佳，所以报告纳入研究的基金来源是极其必要的，也符合 AMSTAR 2 的报告条目。此外，近 2 年的系统综述还对样本量进行了分析，以及采用 GRADE 工具对证据进行分级，有利于证据的转化。然而，从第 1 篇中药治疗慢性乙肝 Cochrane 系统综述发表至今，已有二十余年的时间，原始研究的质量似乎并没有很大提高，未来仍需严格设计的、高质量的随机、双盲、安慰剂对照试验来验证。此外，原始研究多关注 HBV-DNA 阳性检测率和受试者血清 ALT、AST 等血生化指标，而对患者而言更重要结局，如全因死亡率、健康相关生命质量、严重不良事件、乙肝相关死亡率和发病率等，却极少受到研究者的关注。这些问题仍值得今后开展中医药治疗慢性乙肝临床研究的研究者们关注和思考。

（2）中医药治疗慢性丙型肝炎的临床研究进展

中医药治疗慢性丙肝的系统综述数量较少，治疗慢性丙肝的 Cochrane 系统综述数量也较少。1 篇系统综述发表于 2001 年[65]，包含 10 项随机对照试验，研究发现，中药与安慰剂相比没有显著的抗病毒作用；但一些中药与干扰素相结合，可能对丙型肝炎病毒（hepatitis C virus，HCV）RNA 的清除和肝酶的正常化有影响。然而这些临床试验的方法学质量极低，因此没有确凿证据表明这些中药对慢性丙肝有任何疗效。这些试验也未报告与患者更为相关的死亡率、肝硬化和（或）肝细胞癌、肝组织学、生活质量或健康经济学的结局。近年来，直接抗病毒药物的使用，成为慢性丙肝患者的福音，直接抗病毒药物在已知主要基因型和主要基因亚型的 HCV 感染者中都能达到 90% 以上的持续病毒学应答[66]，使得中医药在抗 HCV 方面的作用得不到突显，但中医药在改善慢性丙肝肝硬化患者生活质量方面仍有很大探索空间。

4. 中医药治疗艾滋病的循证研究进展

艾滋病，即获得性免疫缺陷综合征（acquired immunodeficiency syndrome，AIDS），其

病原体为人类免疫缺陷病毒（human immunodeficiency virus，HIV），亦称艾滋病病毒。HIV 主要侵犯人体的免疫系统，包括 $CD4^+$ T 淋巴细胞、单核巨噬细胞和树突状细胞等，主要表现为由于 HIV 的侵犯使 $CD4^+$ T 淋巴细胞数量不断减少，最终导致人体细胞免疫功能缺陷，引起各种机会性感染和肿瘤的发生。2017 年中国艾滋病发病数为 57194 例，死亡 15251 人，是最重要的公共卫生问题之一[67, 68]。中医学认为本病的基本病机是 HIV 疫毒侵袭、耗伤正气，日久全身气血阴阳失调、脏腑功能受损而发病。

（1）中医药治疗艾滋病相关指南

2014 年，中华中医药学会艾滋病防治分会在《中医学报》上发表了《艾滋病中医诊疗指南（2013 版）》[69]，提出了关于成人艾滋病的中医诊断、辨证和治疗的规范建议。讨论了 HIV 感染及艾滋病归属于中医学“疫病”“虚劳”“伏气温病”“阴阳易”等范畴，并提出可根据艾滋病分期和常见机会性感染的阶段和种类不同，参考症状进行辨证论治。并提出消化道感染中的虚证可选艾灸治疗。

该指南虽然规范了中医治疗艾滋病的概念，且提供了详细的辨证和治疗的参考依据，但缺少相关证据支持。如推荐的治疗多为中药汤药，其应用的安全性与有效性尚未得到高质量临床试验的证实、没有关于检索和形成推荐建议的方法的报告等，存在诸多不足。

（2）中医药治疗艾滋病相关系统综述

目前对于中医药治疗艾滋病的循证研究数量众多，按照人群可分为针对 HIV/AIDS 患者、HIV/AIDS 相关机会性感染或伴随症状两类研究。

在中医药治疗 HIV/AIDS 患者研究方面，2005 年刘建平等进行了关于草药治疗 HIV/AIDS 的 Cochrane 系统综述[70]，其中有 8 种不同的中草药制剂被作为试验用药。其中在有效性方面，中草药制剂 IGM-1（灵芝、板蓝根、黄芪等 31 味）对 30 名有症状的 HIV 感染者健康相关性生活治疗的疗效明显优于安慰剂（加权均数差：0.66，95% 置信区间［0.05，1.27］）；中草药复方 SH（黄芪、茵陈、甘草等 5 味）联合抗逆转录病毒药物较单纯使用抗逆转录病毒药物具有更强的抗病毒作用（1 项试验，60 名受试者）。在安全性方面，接受 35 种中草药组成的制剂的患者不良事件发生率高于安慰剂对照组，分别为 79%（19/24）和 38%（11/29）。乾坤宁可导致胃部不适以及腹泻。2007 年刘建平发表了关于中草药治疗 HIV 感染者的系统综述[71]，更新提出了中研 4 号颗粒可能改善 CD4 细胞计数，但对症状、体重或病毒载量无明显影响。2017 年张云皎等对中草药治疗艾滋病的随机对照试验进行了系统综述[72]，显示艾灵颗粒可能促进 CD4 细胞计数上升，以及改善患者生活质量。2019 年罗龙江等[73]对益气扶正药物联合 HAART 治疗艾滋病的疗效采用 Meta 分析进行汇总，显示治疗组患者 CD4 细胞计数得到改善。

在中医药治疗 HIV/AIDS 相关机会性感染或伴随症状方面，2020 年李静等进行了关于中药防治 HIV/AIDS 口腔黏膜病损的系统综述[74]。结果显示中药含漱液可能可以帮助口腔溃疡、念珠菌病预防（2 项试验，264 名受试者，风险比分别为 0.23、0.12）。中药含漱液对口腔疱疹和白斑发生率、口腔溃疡的治疗无明显影响。一项研究提及服用消糜颗粒后出现腹胀和轻微腹泻。2021 年许德皓等进行了关于中医药疗法治疗艾滋病合并抑郁症的系统综述[75]，结果显示对于降低患者汉密尔顿抑郁评分，异常黑胆质颗粒有疗效（1 项试验，100 名受试者）；柴胡加龙骨牡蛎汤、丹栀逍遥散联合心理干预优于心理干预单独使用（2 项试验，165 名受试者）；温针灸联合逍遥散优于帕罗西汀（2 项试验，116 名受试者）；益爱康胶囊联合逍遥散治疗较益爱康胶囊联合盐酸丁螺环酮治疗更优（1 项试验，70 名受试者）。帮助改善卡洛夫斯基积分方面，与益艾康胶囊联用时，逍遥散对比盐酸丁螺环酮更优（1 项试验，70 名受试者）。异常黑胆质颗粒对 HIV/AIDS 患者的心理健康和生活质量无影响（1 项试验，100 名受试者）。安全性方面，1 项试验报告了益艾康胶囊联合盐酸丁螺环酮使用后出现失眠、头晕和口干。

目前，中医药治疗艾滋病的临床研究数量和种类繁多，内容涵盖广泛，能为未来的研究者提供丰富的资料和参考，为临床决策提供较全面的支持和帮助。但也由于研究质量的良莠不齐，大多数疗法的有效性与安全性都无法得出确切的结论，仍需未来的研究者做出努力，不仅需要实施高质量的随机对照试验，还需要标准且严谨的系统综述对证据进行汇总评价，为中医药治疗艾滋病相关指南的更新和完善提供基础，最终能有效辅助医生、患者在临床实践中的决策。

5. 中医药治疗感染性腹泻的临床研究进展

感染性腹泻，是由病原微生物及其产物或寄生虫引起的以腹泻为主要临床表现的一组肠道传染病，为当今全球重要的公共卫生问题之一。病原体主要包括细菌、病毒、寄生虫和真菌等，其中最常见的病原体为 A 型轮状病毒、诺如病毒、致泻性大肠埃希菌和非伤寒沙门菌[76]。造成感染性腹泻的主要原因是进食被细菌及其毒素、病毒、寄生虫等污染的食物。进食被细菌污染的食物后，通常 2~7 小时后即可出现恶心、呕吐，常伴腹部绞痛、里急后重感，有时呈血性大便等症状。部分患者可发热，少数严重患者可出现脱水症状。

感染性腹泻的治疗原则一般为纠正水和电解质紊乱、继续饮食、合理用药。中医药治疗手段可包括中药汤剂、中成药、艾灸、灌肠、推拿、穴位贴敷、穴位按摩等。在治疗儿童患者时，中医采用推拿、灌肠等疗法具有独特的优势[77]。

（1）成人感染性腹泻的研究进展

一项系统综述[78]评价了藿香正气丸联合西药治疗感染性腹泻的疗效和安全性，纳入 44 项随机对照试验，涉及 4153 例患者，纳入研究总体质量偏低。结果显示在临床总有效率方面，藿香正气丸联合常规治疗优于单独使用常规治疗（19 项研究，RR=1.24，95%CI［1.20，1.29］，$P < 0.00001$）；在临床症状改善退热时间方面，藿香正气丸联合常规治疗优于单独使用常规治疗（5 项研究，MD=−4.67，95% CI［−6.26，−3.09］，$P < 0.00001$），藿香正气丸联合诺氟沙星优于单独使用诺氟沙星（10 项研究，MD=−5.66，95%CI［−6.14，−5.18］，$P < 0.00001$）；在不良反应发生情况方面，藿香正气丸联合常规治疗与常规治疗

单用无统计学差异（4 项研究，OR=0.39，95% CI［0.14，1.13］，P=0.08）。

另一项系统综述[79]将 200 例感染性腹泻患者随机分为试验组和对照组，试验组在基础治疗和常规护理的基础上加用天灸散外敷、耳穴压豆和针刺等中医特色疗法，对照组只接受基础治疗和常规护理，结果发现试验组疗效明显高于对照组，症状消失时间、VAS 评分和情志模拟评分明显低于对照组（$P < 0.05$）。耿锦丽等[80]将 126 例感染性腹泻患者随机分组，对照组给予常规治疗和护理，试验组在对照组常规治疗和护理的基础上加用中药封包，结果发现试验组腹痛、腹泻、呕吐缓解时间明显低于对照组（$P < 0.05$），且 VAS 评分、中医症状评分、血清白细胞计数、C 反应蛋白水平的改善程度明显优于对照组（$P < 0.05$）。

2013 年，《中华传染病杂志》编辑委员会组织感染病科及其他学科有关专家制定了《成人急性感染性腹泻诊疗专家共识》，共识指出中医药治疗在我国广泛使用，盐酸小檗碱片可改善临床症状和缓解病情。

（2）小儿感染性腹泻的研究进展

针对中医药治疗小儿感染性腹泻，系统综述研究和指南均对支持中医药治疗提供证据。於忠良等[81]评价了中药灌肠治疗中国婴幼儿轮状病毒感染性腹泻的安全及疗效，纳入 9 项随机对照试验。Meta 分析结果显示，中药灌肠治疗的有效率优于对照组（9 项研究，OR= 4.48，95% CI［2.81，7.15］，$P < 0.00001$），止泻时间短于对照组（4 项研究，WMD= −1.18，95% CI［−1.33，−1.03］，$P < 0.00001$），住院天数短于对照组（3 项研究，WMD= −1.08，95% CI［−1.30，−0.86］，$P < 0.00001$），大便性状改变时间短于对照组（2 项研究，WMD = −0.76，95% CI［−0.82，−0.70］），两组都未出现严重不良反应。

李淑璟等[82]将 100 例急性感染性腹泻患儿随机分为治疗组和对照组，对照组给予蒙脱石散常规止泻治疗，治疗组在常规治疗基础上给予七味白术散加减联合小儿推拿，结果发现治疗组总有效率（94.0%）高于对照组（80.0%）（$P < 0.05$）。梁忠培等[83]将急性轮状病毒感染性腹泻患儿 100 例随机分组，两组均正常饮食及口服补液盐预防及纠正脱水，对照组采用蒙脱石散治疗，试验组采用参苓白术散加减辅助推拿辨证治疗，结果发现试验组体温恢复正常时间、大便性状恢复正常时间、大便次数恢复正常时间、腹痛消失时间均优于对照组，差异有统计学意义。

2020 年，国家卫生健康委发布了《儿童急性感染性腹泻病诊疗规范》，指出中医药治疗应以运脾化湿为基本治则，针对不同病因辨证施治，实证以祛邪为主，虚证以扶正为主，同时配合小儿推拿、灸法、穴位贴敷等外治法。

6. 中医药治疗肺结核的循证研究进展

耐多药肺结核（MDR–TB）传染性强、病程长、治疗难度大，对公众健康造成严重危害。结核病是由结核分枝杆菌引起的常见慢性传染病，可侵及人体的诸多器官，其中以肺结核最为常见，由于长期以来不合理的联合用药、管理不善、不规律用药及人类免疫缺陷病毒感染流行等原因，结核病流行呈上升趋势，尤其是 MDR-TB 日益增多，给全球带来严重威胁。

2010 年全国结核病基线报告显示，我国结核病耐多药率为 6.8%[84]，因有效治疗药物有限、药物不良反应及治疗周期长等原因，耐多药肺结核治疗疗效欠佳。近年来，随着抗结核新药如贝达喹啉的出现及短程化疗的实施，一定程度缩短了耐多药肺结核的疗程，但是仍存在治疗费用高、药物不良反应多的困扰[85]。中医药治疗结核病历史悠久，在我国已逐渐用于耐药结核病的治疗。近 10 年，国内外已发表多篇关于中西医结合治疗耐多药肺结核的系统评价，结果显示中西医结合治疗在提高临床痰菌阴转率、改善患者生活质量、减少不良反应方面具有较好的有效性和安全性。马改霞等[86]开展一项对中西医结合治疗耐多药肺结核的系统评价 /Meta 分析的再评价，研究结果提示中西医结合治疗耐多药肺结核，可提高强化期和巩固期的痰菌阴转率及肺部病灶吸收率，改善患者临床症状，提高空洞闭合率，不良反应率相对较低。因此，研究结论表明中西医结合治疗耐多药肺结核具有协同增效的作用，其系统评价 /Meta 分析的方法学质量为中高级，但结论的证据强度较低，需加强系统评价的方法学质量和报告质量。

7. 中医药治疗传染性非典型肺炎的临床研究回顾

传染性非典型肺炎又称为严重急性呼吸综合征（SARS）、“非典”，是由冠状病毒（SARS-CoV）感染引起的一种急性呼吸系统传染病。临床以发热、头痛、乏力、肌肉酸痛、干咳、气喘、呼吸困难等为主要表现，重症病例可迅速发展成为急性呼吸窘迫综合征、呼吸衰竭，甚至多脏器功能衰竭而死亡。中医学认为本病的疫毒首先犯肺，以肺系为中心，由肺卫到肺气分，进一步入营到血。可顺传阳明胃肠，也可逆传心包，还可累及脾胃、肠、心、肝、肾以及骨骼等脏腑。其病性为湿热，病理为蕴毒、生湿、致热、血瘀、正虚。严重者疫毒犯肺壅肺，湿热疫毒不能速除，热入营血、热毒血瘀而逆传心包；肺气郁闭严重可致肺之化源绝、内闭外脱而生危急变证；虚实变化尤为迅速与突出，湿热疫毒伤正致使气阴快速耗伤。

多项研究表明中医药辨证治疗非典具有优势，治疗的两个关键是发热和喘憋。发热是非典患者的首发症状甚则伴随始终，发热也是病毒进犯人体病情加重的表现，发热不退，往往耗竭人体津液，中药退热以清热宣散化湿、解毒驱邪透达为主，中药退热可以减少激素用量，以防激素大量使用产生副作用。喘憋、呼吸困难与肺部大量炎性渗出及肺纤维化相关，病机以湿浊、痰瘀闭阻肺络为主，中药治以宣肺化痰浊开闭、清热活血益气阴，早期使用中药治疗对减轻喘憋、呼吸困难和改善肺纤维化预后疗效显著。

中医药在非典急性期和恢复期均有积极的治疗意义。在非典定点医院，将中西医结合治疗与单纯西药治疗进行随机对照研究，显示中西医结合治疗组在缩短平均发热时间、促进肺部炎症吸收、改善全身中毒症状、减少激素用量及时间、减轻临床副作用等方面疗效显著[87, 88]。研究表明中西医结合治疗组在平稳降温方面疗效佳，能够较好保护细胞免疫和促进机体恢复，继发感染发生率低，病死率降低[89]。有研究显示中西医结合治疗能显著改善非典患者预后，帮助患者恢复免疫机能，提高 $CD4^{+}$ T 细胞水平[90]。有研究显示中西医结合治疗非典后遗症，如非典后肺纤维化，中药可以促进肺间质纤维化吸收，恢复患者肺功能[91，92]。

8. 中医药防治病毒性脑炎的临床研究进展

病毒性脑炎（viral encephalitis）是病毒侵犯中枢神经系统的脑实质、被膜等引起的急性或慢性炎症性疾病，是常见的中枢神经系统感染性疾病，其中以单纯疱疹病毒性脑炎最常见。病毒进入中枢神经系统后既可以引起急性脑炎和（或）脑膜炎综合征，又可在体内形成潜伏状态，造成复发性炎症，还可以在脑组织中形成持续感染状态，造成亚急性或慢性炎症。中医学认为该病为乙型脑炎病毒从卫表随蚊虫叮咬而进入人体，疫毒自皮毛肌肤而入直犯脑窍，可深入肌肉脉络，波及脾胃肠，逆传心包，还可累及心、肺、肝、肾等。该病病性主要为暑热瘟疫之毒，多为热多湿少，湿从热化。热、毒、风、痰、瘀为该病的主要病理因素。暑热疫毒最易化火化风而直犯脑窍，热毒壅盛损耗营血扰动心包，火热炼液为痰，痰热内阻窍闭，火热深入耗伤营血，瘀阻内生。卫分症状短暂，在卫分、气分阶段即见发热、头痛、颈项强直，卫气营血交错，界限不明。暑热疫毒化火，热盛动风，火热风动上炎，直冲巅顶。热毒燔盛，炼液成痰，痰热直击头窍，蒙蔽神明，热深厥深，重则导致窍闭神昏、内闭外脱。暑热疫毒伤正致使气阴快速耗伤，久则气血阴亏耗、痰瘀阻滞脉络、筋脉失养。

近年来，中医治疗本病多从阳明病或气分证论治。如以白虎汤加清热透邪、滋阴凉血之品治疗本病，患者的白细胞数及淋巴细胞比率、脑脊液的压力及蛋白定量、中医症状积分均有明显改善，且能更快地改善主要临床症状及体征，具有缩短病程的优势[93]。有研究以清瘟败毒饮加化痰开窍之品治疗本病痰热壅盛型患者，能够降低患者发热程度、缩短发热周期，促进昏迷患者苏醒，改善疾病预后[94]。也有研究从“虚”入手，以六味地黄丸用于小儿病毒性脑炎治疗，认为其能提高患儿免疫力，有效降低脑脊液淋巴细胞计数及血清炎性因子水平[95]。热毒宁注射剂、炎琥宁注射剂等注射剂开展相关临床研究用于临床治疗病毒性脑炎，均显示确切疗效[96，97]。

对于重症病毒性脑炎，有研究以菖蒲郁金汤联合大剂量丙种球蛋白治疗，可显著提高临床疗效，缓解患儿临床症状[98]。同时，研究表明，在常规治疗的基础上，早期联合针刺疗法也有显著的疗效。如针刺百会、风府、哑门、涌泉等穴位加穴位注射鼠神经生长因子治疗小儿重症病毒性脑炎昏迷[99]，或联用醒脑开窍针刺法早期治疗病毒性脑炎并伴有高热昏迷或意识障碍的患儿，可有效提高患儿治疗后清醒率[100]。

9. 中医药防治登革热的临床研究进展

登革热（dengue fever，DF）是由登革病毒（dengue virus，DENV）引起的急性发热性虫媒传染病；临床表现特点为突起发热，头身疼痛，极度疲乏，充血性皮疹，白细胞、血小板减少等。

2018 年的《中国登革热临床诊断和治疗指南》(以下简称“中国指南”)[101]对应登革热的“发热期、极期和恢复期”将本病分为4个证型(三期四型法)。近年来，刘臻等[102]开展中西医结合治疗登革热的临床疗效观察，根据中国指南的各分期和证型协定的相应方剂，再综合患者临床表现辨证治疗，研究结果提示，中西医结合治疗登革热，可缩短退热时间、住院时间及白细胞和血小板恢复时间。马力等[103]以白虎汤合葛根芩连汤加味治疗登革热热郁气分证，研究结果提示该疗法能够减轻登革热热郁气分证患者临床症状，提高白细胞计数和血小板计数水平，与西医支持治疗有协同增效作用，且不会增加药物毒副反应。周西等[104]在临床观察中发现佩戴中药驱蚊香囊前 7 天具有显著的驱蚊效果，其自制驱蚊香囊成分为薄荷脑 50g、冰片 50g、艾叶 500g、樟脑 50g、石菖蒲 300g、藿香叶 200g，将上述中草药捣碎混合而成。随身佩戴香囊具有方便、不受活动场所限制的优点。刘荃乐等[105]基于文献分析中医药治疗登革热的用药特点，本次分析共涉及 153 味中药，使用总频次为 40980 次，出现频次前 5 位的单味中药分别是甘草、连翘、银花、赤芍、板蓝根。通过聚类分析显示，常用的药物组合分别对应小柴胡汤 / 柴葛解肌汤、清瘟败毒饮、银翘散和犀角地黄汤的常用药，研究结果提示清热解毒类中药治疗登革热具有良好效果。

10. 中医药防治布鲁氏菌病的临床研究进展

布鲁氏菌病(简称“布病”)是由布鲁氏菌引起的人畜共患急性或慢性全身传染病，近年来发病率逐年升高。布鲁氏菌可侵犯人体全身多个器官组织，影响劳动能力，甚至致残致死，严重危害人类健康。目前，布病主要治疗方法以多疗程联合应用抗菌药物为主，但长期应用此类药物易产生耐药及不良反应。

近年来，临床采用中西医结合的治疗方法，取得了一定的疗效，王鼎盛等采用中药“1 号布病丸”治疗血瘀脉络型慢性布病[106]，研究结果表明中药“1 号布病丸”采取活血化瘀、祛风通络止痛治则对表现为肌肉关节疼痛的布病患者有显著疗效；采用中药“2 号布病丸”治疗气阴两虚型慢性布病[107]，研究结果表明，具有扶正固本、益气养阴之功效的“2 号布病丸”对表现为乏力、多汗、五心烦热、肌肉关节疼痛的慢性布病患者有显著疗效。

11. 中医药防治儿童疫病(流行性感冒、手足口病等)的研究进展

儿童由于部分器官尚未发育完善以及体质较弱，易被流感病毒感染，为流感病毒性感冒的高发人群。疫苗是当前被公认为预防小儿流感较为有效的方法。但有儿童接种流感疫苗后出现皮疹、发热、呼吸困难、头晕、心跳过速等症状。同时由于流感病毒的变异较为迅速，流感疫苗有时难以满足即时需求。当前西药中还没有特别理想的抗流感药物，临床应用较多的有金刚烷胺、金刚乙胺、奥司他韦等，这些抗病毒西药一般抗病毒谱广，对季节性流感有一定效果，但部分药物已出现耐药性，且药品不良反应大，并不适用于患儿。中医药凭借其独特的优势，通过辨证论治和整体治疗，被广泛应用于临床治疗小儿流行

性感冒，可有效减轻患儿病情，且副作用小，适宜于小儿流感的治疗。马融等[108]开展小儿金翘颗粒治疗儿童轻型流行性感冒风热证的疗效及安全性研究，采用分层区组随机、阳性药平行对照、非劣效检验、多中心临床试验设计，研究结果提示，小儿金翘颗粒治疗儿童轻型流行性感冒具有缩短病程作用，疗效非劣于磷酸奥司他韦颗粒，临床应用的安全性较好。

手足口病是严重影响儿童健康的传染性疾病，近年发病率及死亡率均居我国丙类传染病之首。翁於欢等[109]通过疾病监测信息报告管理系统收集杭州市滨江区2009—2018年手足口病3912例，结合中医运气学说，探讨其发病运气特征，研究结果结合中医运气学说发现丙年与戊年三之气发病率最高，提示该区手足口病发病存在明显的三间分布特征，建议在高峰时期对重点地区、重点人群进行针对性防控，同时可结合中医运气学说加以预测，提高防控效能。于莹等[110]运用网状Meta分析评价7种中药口服液（馥感啉口服液、黄栀花口服液、抗病毒口服液、黄芩口服液、蒲地蓝口服液、蓝芩口服液、双黄连口服液）治疗手足口病的临床疗效与安全性，在临床有效率方面，7种中药口服液均能有效提高临床疗效，以蒲地蓝口服液治疗效果最显著；手足皮疹消退、口腔溃疡痊愈与退热皆以抗病毒口服液所用时间最短；不良反应方面，以蒲地蓝口服液临床安全性最高；研究结果提示7种中药口服液均能有效治疗手足口病。聂文祎等[111]开展小儿柴桂退热颗粒治疗手足口病的循证研究，研究结果表明，针对手足口病，与单纯西医常规治疗相比，联合使用小儿柴桂退热颗粒在有效缩短口腔溃疡愈合时间和退热时间方面更具明显优势，而且对于手足口病的早期患者临床治疗，在症状和病理上具有更好的改善和控制作用，有效率明显提高，无严重不良反应的发生，可考虑与辨证治疗联合使用。

流行性腮腺炎是一种急性呼吸道传染病，主要是由腮腺病毒引起，高发于儿童和青少年，患病后患者以耳下腮部弥漫性肿痛和发热为主要特征。患病后如果未能及时有效地治疗则可能导致患儿出现心肌炎、脑膜炎及睾丸炎等并发症。齐武强等[112]开展紫金锭仙人掌外用配合荆防败毒散加减内服治疗儿童流行性腮腺炎的疗效及安全性研究，与对照组（利巴韦林）治疗相比，观察组患儿的治疗有效率、疼痛评分优良率均高于对照组，观察组患儿的全身症状评分、发热消退时间、腮肿消失时间和腺体疼痛消失时间、白介素-6（IL-6）和肿瘤坏死因子-α（TNF-α）水平、不良反应发生率均低于对照组，研究结果提示紫金锭与荆防败毒散内外配合治疗儿童流行性腮腺炎具有良好的应用效果。

12. 中医药防治其他疫病的临床研究进展

尖锐湿疣（condyloma acuminatum，CA）是由人乳头瘤病毒感染所致生殖器、肛周增生性损害，有传染性较强、潜伏期长、容易复发等特点。治疗尖锐湿疣的中医外治法主要包括中药熏洗、涂擦、浸泡、针刺、艾灸等，近年来研究进展表明，中医外治法治疗尖锐湿疣有着明显优势，在提高治愈率方面有着重要的价值。中医外治疗法与西医现代疗法联合应用较单用西药或者西医物理疗法的疗效更为显著，肯定了中西医结合治疗尖锐湿疣的疗效。近年来，针刺及艾灸治疗尖锐湿疣的研究相对较少，从早期文献中指出针灸治疗尖锐湿疣的优越性，因此对尖锐湿疣的针灸疗法也应给予足够的重视[113]。

基孔肯雅热（CHIKF）是由基孔肯雅病毒引起，经伊蚊传播，以发热、皮疹及关节疼痛为主要特征的急性传染病。2020 年，云南省中医药学会中医急症专业委员会联合众多专家，为统一 CHIKF 的定义、中医病名、辨证论治和疗效评价标准，规范临床诊治，改善患者预后及生活质量等编写了专家共识意见，结合云南省德宏州瑞丽市 CHIKF 发病临床实际情况，制定了适合云南省情的 CHIKF 中医诊治指导性文件[114]。

除此之外，在流行性出血热、克－雅病、中东呼吸综合征、流行性脑脊髓膜炎、传染性单核细胞增多症、血吸虫病、包虫病、人感染 H7N9 禽流感、疟疾、埃博拉出血热、梅毒等传染性疾病的中医诊治方面，近年来也有少量文献报道。

（五）中医药防治疫病生物学效应机制研究进展

1. 中医疫病相关中药的研究进展

研究发现古今疫病用药不尽相同，清热药在现代方中的使用更多，而解表药、温里药在古代方中的使用更多。中医中药防治疫病，强调整体观念和辨证论治。在新型冠状病毒肺炎等疫病的中医药治疗过程中，整体观念贯穿疾病治疗始终，同时将传统经方进行融合与创新。从目前大量的临床中药应用来看，中医倡导的清、透、通、利诸药，对急性传染病确有肯定疗效。近年来，对中药复方如银翘散、桑菊饮、三仁汤、白虎汤、麻杏石甘汤、达原饮、清营汤、安宫牛黄丸、犀角地黄汤、清瘟败毒饮，中成药如疏风解毒胶囊、金花清感颗粒、连花清瘟胶囊、热毒宁注射液、血必净注射液，以及诸多医者的经验方的起效机制及科学内涵展开研究。现代医学研究表明，免疫调节抗病毒中药可通过直接干预病毒以及病毒与宿主在病毒细胞、分子靶点、宿主受体、信号通路、微生态等方面的相互作用，发挥直接抗病毒作用；同时，因其多成分、多通路、多靶点特点，亦可作用于人体的免疫系统产生整体效应，保护人体组织和器官，增强身体抵抗病毒的能力和减少免疫损伤。

2. 中医药预防抗生素耐药性研究进展

抗生素是治疗细菌等病原微生物感染的主要药物，是世界上应用最广、发展最快、品类最多的一类药物。随着抗菌药物的泛用及滥用，细菌耐药性问题日益凸显，耐药菌的临床检出率有逐年增加的趋势。中药抑制耐药菌以及逆转细菌耐药性的作用一直以来是中医药预防抗生素耐药性研究的热点。其中，中药对耐药菌的抑菌作用常表现在破坏细胞膜以及细胞壁的完整性，抑制细菌蛋白质、核酸合成等。研究发现部分中药单药、复方联合或不联合抗生素均有一定的抑菌作用。耐药性的逆转作用常表现为抑制生物膜的形成并破坏成熟生物膜、抑制灭活酶活性、抑制或消除耐药质粒、抑制细菌外排泵作用、调控耐药基因表达或转移等。中药与抗生素在细菌感染及预防、诊治耐药菌感染中体现了协同增益的效果，这种协同作用具体体现在降低耐药菌发生率、改善临床症状、促进影像学炎症吸收以及相关实验室检测指标等方面。

3. 中医药抗病原微生物研究进展

中药抗菌作用机制主要有：破坏细胞壁和细胞膜的完整性；抑制生物被膜的形成；降低菌体内酶的活性；抑制蛋白质和核酸的合成；清除细菌质粒逆转耐药等；在中医药现代化的大背景下，中药经历了从复方—有效部位—单体（衍生物）的抗菌作用机制研究。中药单体是从中药分离得到的某种成分，具有成分单一、结构确定等特点，包括有机酸类、黄酮类、生物碱类、醌类和萜类等。有体外抑菌试验研究结果表明，生物碱类的黄连素、黄酮类的黄芩苷等具有较好的广谱抑菌活性，还可以抑制细菌生物被膜的形成。中药抗真菌的作用机制主要包括影响细胞壁、细胞膜的完整性以及核酸合成代谢活动等。

病毒具有结构简单、易变异、易产生耐药性等特点，至今仍无抗病毒的特效药。中医药用于病毒性疾病的治疗已有数千年的历史，在人类抗疫过程中发挥了积极的作用。中药抗病毒的作用机制可分为直接抗病毒作用和间接抗病毒作用。根据病毒侵袭宿主细胞和在宿主细胞内增殖的过程，结合中药抗病毒的药理研究，可将中药直接抗病毒的作用方式分 3 类：①抗病毒侵入宿主细胞，其机制分为两种：一是“直接杀灭”作用，二是阻止病毒颗粒吸附宿主靶细胞；②细胞内抗病毒增殖作用；③抑制病毒扩散作用。间接抗病毒作用要通过影响免疫功能实现，包括增强免疫细胞如巨噬细胞和 NK 细胞活性、诱导干扰素生成等。中药在抗病毒过程中并非只是单一机制起作用，往往是多种机制共同作用。中药成分复杂、有效成分质控指标难以确定，导致有些研究结果的可重复性差，体内代谢转化途径和作用靶点尚未完全明确。在中药复方成分的研究中，血清药理学和血浆药理学的选择也是研究的一大难点；除此之外，中药抗病原微生物作用机制的研究缺乏有效的动物模型。基于以上问题，还需根据中医药治疗疾病的特点，进一步加强中药抗病原微生物试验方法的标准化研究。

（六）中医疫病学人才培养、队伍建设、平台及政策研究进展

1. 中医疫病学的教学现状

2020 年 8 月 27 日，教育部《关于深化医教协同进一步推动中医药教育改革和高质量发展的实施意见》明确提出，要强化疫病防治类学科建设，开设中医疫病相关课程，强化中医药防疫人才的培养。全国中医药院校于 2021 年开展《疫情后中医药院校教育教学改革情况调查》，面向 24 所独立设置的中医药高等院校发放线上调查问卷，旨在了解独立中医药院校疫情后教育教学改革情况。其中与中医疫病学教学现状有关的内容表明，70.83% 院校均表示在疫情后增加了预防医学与公共卫生相关课程或教学内容。其中，半数以上的院校新增设相关课程，35.29% 的院校增加已有预防医学与公共卫生课程学时，41.18% 的院校在其他类课程中加入预防医学与公共卫生相关知识。新增设的预防医学与

公共卫生相关课程主要有：中医疫病学、四大经典与临床运用、重症医学、健康管理学、医院感染学、疫苗与健康、中医抗疫大家谈、突发性疫情认知与防护、传染病学、中医文化学、疫苗学。院校主要在预防医学、伤寒论、温病学、流行病学、中医基础理论等课程增加学时，在传染病学、温病学、中医内科学、预防医学概论、卫生法规、循证医学等课程中加入预防医学与公共卫生相关知识。据调查结果显示，疫情前没有院校单独开设中医疫病学课程。尽管没有独立课程，但 62.5% 的院校表示还是会讲授中医疫病学相关教学内容。在这些院校中，均会在温病学课程中讲授相关内容。此外，也有半数院校会通过讲座、实践实训的方式讲授，约 1/4 的院校还会在中医基础理论、内经、中医运气学、五运六气概论、中国医学史、伤寒论、预防医学概论、微生物与免疫学课程中加入中医疫病学相关知识。疫情发生后，各院校对中医疫病学的学科建设、教育教学均予以了高度重视，在中医人才培养环节中也均进行了相应的调整。在所调查的 24 所独立院校中，有 9 所院校在疫情后单独开设中医疫病学课程。其中，超过一半院校于 2020 年即已开课，最早开课时间为 2020 年 2 月。课程学时数多为 16（18）学时或 32（36）学时，超 70% 的院校将中医疫病学设为选修课。

此外，除了单独设置课程，各院校均表示增加了中医疫病学相关教学内容，增加的方式主要有：在温病学中加强相关知识内容（86.96%），讲座（78.26%），单独开设中医疫病学课程（39.13%），在温病学、中医疫病学课程以外的其他课程（如中医基础理论、中药学、方剂学、内经、伤寒论、中医内科学、传染病学、预防医学、急症学、流行病学、卫生法学、病原生物学与免疫学）中加入了相关知识（39.13%），实践实训环节（39.13%）。

2. 中医疫病学人才队伍建设现状

中医疫病防治的临床人才队伍一般分布在医院的多个科室，在传染病医院，一般分布在感染科、中西医结合科，这些科室发挥中医学在传染病诊疗上的优势，除了承担日常传染病的防治工作，也负责各种突发重大传染病的救治。在中医类医院，一般分布在发热门诊、感染科、传染病科、呼吸科等多个科室，一般没有专门的科室从事中医疫病工作，全国极少有专业性的中医传染病医院，大多是由院内多个相关科室分别承担不同类型传染病防治工作，在面对重大传染病疫情时，共同协作应对。本报告编写组成员，调研走访多家单位，通过文献研究、问卷调查、结构化访谈、专家咨询等形式了解中医疫病人才队伍的结构与现状，梳理中医疫病相关科室参与疫病防控工作的机制。中医疫病人才队伍具有以下三个基本特点：①传染病医院的中医疫病人才主要分布在中西医结合科室；②中医类医院的疫病人才分布在多个科室；③医院重视中医疫病人才队伍的继续教育。

2010 年，为充分发挥中医药防治传染病的特色优势和作用，进一步推进中医药防治传染病临床科研体系建设，根据各地中医药管理部门及有关单位的推荐，国家中医药管理局确定并公布了《国家中医药管理局中医药防治传染病重点研究室（临床基地）建设单位名单》，41 所建设单位中有 23 所为传染病医院，其中 9 所单位既有中医科也有中西医结合科，6 所建设单位仅有中医科，8 所建设单位仅有中西医结合科。14 所建设单位有确切的中医科 / 中西医结合科室人数，共计 442 人。例如，北京地坛医院多次参与国家和北京市重大传染病防治方案的制定，承担了国家和北京市的传染病疫情的处置职能，专门设置中西医结合科室，科室人数为 13 人，针对各种传染病防治，广泛采取中西医结合手段，中医在疫病防治中发挥了重要作用，中医相当于医院疫病防治的支柱之一。北京佑安医院也成立了中西医结合科室，科室人数为 35 人，通过中西医结合手段进行传染病防治，在新冠肺炎疫情防治期间也发挥出“中西医并重”抗疫的独特作用。新冠肺炎疫情防控期间，国家先后派出共五支中医医疗队（共 723 人）前往武汉进行救治，医疗队的医务人员主要来源于各中医院的呼吸、感染、急诊、ICU 等科室，还有部分成员来自肝病、脾胃病等科室。

但是，当前中医疫病人才队伍方面存在几点突出问题：①传染病医院中医人才队伍力量薄弱，优势没有得到充分发挥；②中医类医院中医疫病人才队伍建设的科室平台支撑不足；③中医疫病人才梯队结构不完善，青年人才力量不足；④中医疫病人才培训进修机制不完善，缺乏系统设计。

2021 年 6 月 11 日，为加强国家中医应急医疗队伍建设与管理，提升国家中医应急医疗队伍的应急救治能力和水平，国家中医药管理局组织制定了《国家中医应急医疗队伍建设与管理指南（试行）》。国家中医应急医疗队伍，是指由国家和省级中医药主管部门共同建设管理、统一指挥，参与重大及其他需要响应的突发事件现场卫生应急救治的专业中医医疗队伍，是国家卫生应急救治体系的重要组成部分。国家中医应急医疗队伍分为国家中医疫病防治队和国家中医紧急医学救援队，旨在按照“平战结合、专兼结合、协调联动、快速反应”的原则，结合地域特点和突发事件的分布特点，有针对性地加强相关专业人员配备和能力建设。国家中医应急医疗队伍成员平时承担所在单位日常工作，突发公共卫生事件时承担中医应急医疗救治任务。这是中医疫病人才队伍建设的重要指导原则，在今后的工作中应尽快遵照此建设与管理指南强化国家中医应急医疗队伍建设。以上举措，为加快建设高水平中医疫病人才队伍指明了方向。

为充分发挥中医药防治传染病的特色优势和作用，进一步推进中医药防治传染病临床科研体系建设，根据各地中医药管理部门及有关单位的推荐，国家中医药管理局确定并公布了《国家中医药管理局中医药防治传染病重点研究室（临床基地）建设单位名单》，共遴选 76 家建设单位，其中包括 28 所中医类单位（包含藏医类、壮医类单位 2 所）。2017 年，为进一步促进中医医疗机构依法执业，切实维护好人民群众身体健康和生命安全，国家中医药管理局在全国开展中医医疗机构传染病防治和感染防控监督执法专项检查，并制定了《中医医疗机构传染病防治和感染防控监督执法专项检查方案》。2020 年，为进一步发挥中医药在新发突发传染病防治和公共卫生事件应急处置中的作用，总结新冠肺炎疫情中医药防治经验，加快提升中医药应急和救治能力特别是疫病防治能力，国家中医药管理局公布了《国家中医应急医疗队伍和疫病防治及紧急医学救援基地建设方案》和《国家中医应急医疗队伍和疫病防治及紧急医学救援基地依托单位名单》，为我国中医疫病人才队伍建设提供了制度保障，同时也为全面提升中医医疗机构传染病防治能力和水平奠定了基础。

3. 中医疫病学学科平台建设现状

学科平台是学科实现人才培养、科学研究、梯队建设、社会服务等主要功能的重要基地与载体，依托学科平台建设可以提高学科团队的学术水平、促进学科交叉融合发展，实现复合型拔尖创新人才培养、提升科研创新水平与社会服务能力，其建设水平决定了学科建设成效。学科平台建设是学科内涵建设的关键环节，因此，以下针对中医疫病学学科平台建设所面临的问题，提出相应的思考与对策分析。

（1）中医疫病学学科平台建设的主要内容

学科平台建设主要包括以下内容：重点学科建设、科研平台建设（国家重点实验室、工程技术中心、省部级重点实验室等）、医教研平台建设（临床医院、校企合作基地等）。中医疫病学是研究疫病发生发展规律及其预防、诊治、康复的一门学科，结合学科特点，本报告重点分析重点学科、重点实验室及临床医院的建设情况。

（2）中医疫病学学科平台建设情况及存在的问题

1）中医疫病学重点学科建设情况。目前，中医疫病学在各级重点学科建设项目中，均未有体现，只有与之内涵接近的中医传染病学纳入国家中医药管理局重点学科建设行列。国家中医药管理局重点学科建设从 2009 年开始立项，历经“十一五”“十二五”两个批次建设，共计立项 794 个重点学科建设点，其中中医传染病学有 13 个。从布局看，国家中医药管理局共建设“十一五”重点学科 323 个，中医传染病学学科点 3 个，占比 0.92%；“十二五”共建设重点学科 471 个，其中中医传染病学学科点 10 个，占比 2.12%（表 1）。作为国家中医药管理局中医药重点学科、培育学科，中医传染病学成立的时间尚短，属于新兴学科，且支持范围还有待进一步扩大。

2）中医疫病学重点实验室建设。各级各类重点实验室是科技创新体系的重要组成部分，是组织开展高水平应用研究和基础研究、聚集和培养高水平人才、开展学术交流的重要基地。但从各部委发布的数据信息中看出，中医疫病学学科尚未得到国家实验室、国家工程技术中心等国家级科技平台的支持。省部级平台方面主要是国家中医药管理局中医药防治传染病重点研究室，目前共立项 41 家。基础研究方面，即使流感的实验研究，也需要在 P2 实验室开展，而目前有建立 P2 实验室的中医院或中医药大学寥寥无几。没有中医药传染病研究机构，就没办法进行长期、系统的中医药防治传染病的研究，也就不能最大限度地发挥中医药防治传染病的作用。以国家传染病重大专项来说，主要资助的乙肝、结核病、艾滋病等专项项目中，部分设置有肝病科、感染病科的中医院可能有机会参与，但结核病尤其耐药结核菌的治疗问题，中医几乎难以介入相关研究工作。

表 1 国家中医药管理局中医传染病学重点学科建设情况表

批次	数量	地区分布	建设单位
“十一五”	3	北京	北京地坛医院
		上海	上海中医药大学附属曙光医院
		河南	河南中医学院第一附属医院
“十二五”	10	辽宁	辽宁中医药大学附属医院
		安徽	安徽中医学院第一附属医院
		北京	首都医科大学附属北京佑安医院
		辽宁	沈阳市第六人民医院
		广东	广州中医药大学第二附属医院
		广西	广西中医药大学附属瑞康医院
		广西	广西中医药大学第一附属医院
		福建	福州市传染病医院
		上海	上海市公共卫生临床中心
		新疆	新疆生产建设兵团中医医院
总计	13		

3）中医疫病学临床基地建设。专业性的中医传染病医院目前在国内数量极少，大多是按综合性中医院内的感染科设置；绝大部分三甲中医院应对日常传染病诊疗的发热门诊和急诊普遍规模小，设置不规范，不能安全有效地应对日常传染病的接诊工作，更不能有效地开展传染性疾病的研究工作。从此次新冠肺炎疫情诊治情况也可以看出，除了湖北省，国内各省市地区均没有中医院作为新冠肺炎的定点收治医院。单独设置的中西医结合传染病医院建设非常薄弱，也很大程度上制约了学科的发展。

4. 中医疫病学的相关政策研究

新中国成立以来，逐步建立了符合我国国情的传染病防疫体系。1950 年 8 月即召开了新中国第一次全国卫生会议，确立了“预防为主”“团结中西医”的卫生工作方针；1951 年 9 月，党中央提出：“今后必须把卫生、防疫和一般医疗工作看作一项重大的政治任务，极力发展这项工作。”数十年间，组织建立了全国性的卫生防疫体系，健全传染病预防法律法规，积极开展鼠疫、血吸虫病、疟疾、麻风病、结核病、艾滋病等专项防治。我国于 1989 年颁布的《中华人民共和国传染病防治法》并未强调中医药发挥防治作用，但随着各类新发、暴发传染病的出现，面临疫情防控的新问题、新形势，采用西医联合中医药防治传染病的快速、有效的优势逐渐凸显。

近十多年，我国越来越重视中医药在防治新发突发传染病方面的作用，2004 年新修订的传染病法第八条明确提出“国家发展现代医学和中医药等传统医学，支持和鼓励开展传染病防治的科学研究，提高传染病防治的科学技术水平”。至 2009 年，国家卫生健康委联合国家中医药管理局下发了《关于在卫生应急工作中充分发挥中医药作用的通知》（国中医药发〔2009〕11 号），明确将中医药纳入新发突发传染病防治体系，要求中西医结合协同做好突发公共事件卫生应急工作，并建立中医药参与突发公共事件卫生应急工作的协调机制。

2006 年至今，国家中医药管理局开展了一系列中医药防治传染病体系建设的工作，先后确定了全国超 200 家医院作为中医药防治传染病临床基地建设单位，依托“行业专项”“重大传染病防治项目”和“科技重大专项”，以培养专业人才队伍、提高中医防治传染病临床科研能力。2008 年，国家启动了“艾滋病和病毒性肝炎等重大传染病防治”科技重大专项，初步完成传染病防治关键技术平台及传染病防治综合示范区的建设。为进一步提高防治新发突发传染病的能力，建立发展新发突发传染病的联动机制和应急机制，“十二五”期间，由中国中医科学院牵头，联合全国 35 家传染病医院，共同开展国家科技重大专项项目——新发突发传染病中西医结合临床救治研究平台的研究工作。2016 年，国务院印发《中医药发展战略规划纲要（2016—2030 年）》中提出建立中医药参与突发公共事件应急网络和应急救治工作协调机制，提高中医药应急救治和重大传染病防治能力，健全优化重大疫情救治体系。近些年，通过中西医结合临床救治研究平台的建设，在全国传染病防治单位之间完善建立有效的联动机制以及应急机制，增强了应对新发突发传染病的能力。

2019 年新冠肺炎疫情暴发以来，国家卫生健康委在新冠肺炎的历版诊疗方案中始终强调医疗机构在疫情防控、疾病救治中积极发挥中医药的作用，加强中西医结合、建立中西医会诊制度等，使中医药在疫情防控中真正做到了全面、全程介入。疫情防控期间全国共有 24 个地区发布了治疗新冠肺炎中医药干预方案，其中 6 个为单纯治疗性方案，3 个为单纯预防性方案，15 个为防治性方案，均对各地的临床诊治工作提供了帮助。2021 年 1 月，国务院联防联控机制发布《关于新冠肺炎疫情防控常态化下进一步加强健康教育工作的指导意见》，提出以“坚持人民至上、坚持联防联控、坚持科学准确”为基本原则，意见中强调中西医并重，推广普及中医防病知识，引导公众建立正确健康观，提升全民健康素养。2021 年 2 月，国务院办公厅发布了《关于加快中医药特色发展的若干政策措施》，遵循中医药发展规律，总结中医药防治新冠肺炎经验，破解存在的问题，更好发挥中医药特色和比较优势，推动中医药和西医药相互补充、协调发展。

目前，国家中医药管理局已初步建立了新发突发传染病中医药应急防控体系，对于突发传染病防治时期的医药物资、人员、资金的调配以及各中医医疗单位紧急处理等各方面已经有了基本的运作方案。通过近些年甲型 H1N1 流感、SARS、COVID-19 疫情的应用，发现通过中医药相关政策应对防治新发突发传染病具有鲜明的特色和优势。

撰稿人：谷晓红　刘铁钢　刘建平　张晓梅　张　玮　李　元　田园硕　李倩倩

四、学科国内外研究比较

中医疫病学的主要研究对象是传染病，涉及现代医学中传染病学、感染病学、流行病学、免疫学、预防医学等多个学科的内容。随着各种传染病的暴发，尤其是 2019 年末在全球暴发的新型冠状病毒肺炎疫情，越来越多的证据显示，传染病的研究不再是单一学科的问题，而是一个以传染病学为核心、多学科交叉的复杂体系。

1. 国内外学科研究比较

（1）疫苗的研发与利用

疫苗是现代医学中与传染病作斗争的有力武器，消灭了传染性极强的天花，控制了白喉、百日咳、麻疹、脊髓灰质炎等传染病，显著降低了发病率和死亡率。疫苗种类繁多，按照研制技术可分为 4 大类，分别为传统疫苗、亚单位疫苗、基因工程疫苗和核酸疫苗。随着免疫学、遗传学、生物化学以及分子生物学技术的发展，在传统疫苗研发技术的基础上，重组亚单位疫苗与核酸疫苗问世，极大地扩展了疫苗的种类。近几年来，微生物基因组学、生物信息学技术的发展催生了一系列新型疫苗学的产生，如反向疫苗学、系统疫苗学、结构疫苗学等。反向疫苗学从微生物基因组学入手，利用生物信息学等方法筛选出蛋白质抗原。反向疫苗学使抗原的筛选周期缩短了 3 ~ 5 年，并为难以用传统技术研制的疫苗提供了新思路。目前，反向疫苗学多用于传染病疫苗的研发，如肺炎链球菌疫苗、HIV 疫苗等。结构疫苗学是基于结构生物学技术（包括 X- 晶体衍射、核磁共振成像、电子显微镜）获得蛋白质抗原的研究策略。新型疫苗的研发，缩短了疫苗的研发周期，降低了研发成本，使疫苗研发从传统技术研发迈向了一个崭新的阶段。2019 年暴发的新型冠状病毒肺炎，给全球公共卫生和经济造成了巨大的危机。目前尚未发现治疗新冠肺炎的特效药，因此接种疫苗是当前应对新冠肺炎最有效的防治手段。根据世界卫生组织的统计数据，截至 2021 年 6 月 18 日，全球共有 287 种疫苗正在研制，其中 102 种处于临床试验阶段。我国新冠肺炎的疫苗研发中提出了灭活疫苗、流感病毒载体疫苗、重组蛋白疫苗、腺病毒载体疫苗以及核酸疫苗 5 大研究路线。根据国家卫生健康委统计数据，截至 2021 年 6 月 7 日，我国有 21 种新冠疫苗进入临床试验阶段，4 种疫苗在国内获批附条件上市，3 种疫苗在国内获批紧急使用，8 种疫苗在国外获批开展三期临床试验，1 种 mRNA 疫苗在国外获伦理批准；除此之外，陈薇院士团队与康希诺公司合作，开展了鼻喷和雾化吸入式新冠疫苗的临床试验。据世界卫生组织官方数据，截至 2021 年 6 月 14 日，全球累计接种 21.3 亿剂，我国累计接种 8.8 亿剂，我国接种的疫苗主要来自国药 / 北京、国药 / 武汉、科兴生物以及康希诺公司。虽然疫苗接种为全球战胜疫情注入信心，但是疫苗的安全性和有效性仍然是一个挑战。在通过疫苗构建的全球免疫保障的道路上，仍需全人类共同努力，以取得抗击新冠肺炎疫情的最终胜利。

疫苗佐剂是能够非特异性地改变或增强机体对抗原的特异性免疫应答、发挥辅助作用的一类物质。中医药预防疫病的多种疗法和疫苗计划免疫虽然是中西医预防、治疗疾病的两种不同手段，然而其作用方式（不是外源引入药物对病原体进行直接杀伤）、作用机制（激活自身的防御功能抵抗病原异物的侵入）是相似的，在日后的研究中，建议可以开展中医药疗法对疫苗增效或减轻不良反应的探索研究。

（2）抗病毒、抗菌药物的研究进展

截至目前，共发现了上千种抗菌药物，根据其化学性质分为 7 类，分别为 β-内酰胺类、氨基糖苷类、大环内酯类、多肽类、四环素类、林可酰胺类、氯霉素类。面对抗菌药物广泛使用造成的细菌耐药这一重大健康问题，西医因为新型抗菌药物开发速度日渐缓慢，目光只能被迫转向已有的抗生素合理使用上。细菌耐药大都需要经过两个过程，首先是菌株自发的产生 DNA 合成错误导致了耐药性突变，之后突变的菌群因为耐药优势得到了选择性的增菌。目前已知细菌发生自发耐药突变的概率大概是 1×10^{-7}，传统基于最低抑菌浓度（MIC）的药代动力学 / 药效学（PK/PD）理论指导下的用药方案，虽能有效地杀死未发生耐药突变的敏感菌群，却会导致已经突变的耐药菌株亚群被选择出来，从而导致抗生素治疗浓度增加及治疗效果下降；而已经发生耐抗生素突变的菌株继续产生第二次对同一种药物的耐药突变的概率大概是 1×10^{-14}，这种情况出现的概率极低。因此，催生了对预防耐药突变浓度（MPC）及突变选择窗（MSW）的一系列研究，基于突变选择窗的 PK/PD 模型以 MPC 作为量化指标，提高抗生素的用药浓度，使其达到 MPC 值，在此浓度下既可有效地杀死病原菌，又可以防止发生第一步耐药突变的菌株残留及扩大生长。因此又进一步建立了基于 MSW 的新型 PK/PD 模型，以及依据这个模型，进行了一系列的临床和实验研究。

近年来，中医药干预多重耐药菌的实验研究从过去单纯停留在体外抑菌作用研究逐渐过渡到针对细菌不同耐药机制进行干预的较深层次的机制探索，从过去单独局限在清热解毒、清热燥湿、清热凉血类药物向活血化瘀、化痰和扶正类中药逐渐过渡。从注重药物直接影响细菌耐药的机制，到关注中药的整体干预作用，如调节感染机体的免疫功能，增强机体的抗病能力，从而改变耐药菌感染机体的内环境，干预耐药菌致病环节，进而影响细菌的耐药。从单纯的中药复方干预，走向中药与抗生素在细菌感染及耐药菌感染临床治疗中的协同增益作用，以及中药对耐药菌的多靶点的抑菌作用与耐药性逆转作用。遗憾的是对中药的 PK/PD 以及中药是否诱导耐药性产生等方面研究仍不足。面对耐药菌的挑战，后抗生素时代的研究重点：一是继续细菌耐药机制和靶点的研究，二是充分利用现有的研究成果、大数据和 AI 新技术开发新抗生素，三是要充分挖掘中国传统医药资源、充分发挥现有药物抗菌潜力。

随着抗真菌药物的广泛使用，真菌的耐药问题日益凸显，由于近年来真菌感染率不断升高，使得抗真菌治疗难度增加，因此，抗真菌药物的研究任重而道远。目前主要通过分析真菌结构成分及代谢产物，研究真菌成分生物合成途径及其相关酶分子，了解控制真菌生长物和分裂的基因序列来发现作用于真菌的靶位，从而开发新的抗真菌药物。

随着病毒分子生物学和病毒-宿主细胞相互作用的深入研究，新型抗病毒药物也不断出现，尤其是在抗慢性病毒感染上，有效地改善了广大患者的临床症状。近年来，先后有多种新药获得批准上市，以治疗 HIV 感染的药物数量最多，其次是丙型肝炎病毒和乙型肝炎病毒的抗病毒药，另外还有抗流感病毒、疱疹病毒和巨细胞病毒的药物。然而，目前病毒耐药现象明显，有些药物存在较多不良反应，还有一些病毒感染尚无有效治疗药物。哈维·阿尔特（Harvey J. Alter）等因发现丙型肝炎病毒获得 2020 年诺贝尔生理学或医学奖。丙型肝炎病毒的发现揭示了其他慢性肝炎的病因，同时也使得血液检测技术和新型药物的开发成为可能。目前针对丙肝的治疗已有成熟的临床治愈方案，吉三代的研发成功，使得丙肝的治愈率高达 93%~100%。2019 年至今，新型冠状病毒的大流行波及全球，但目前尚无针对新型冠状病毒感染的有效药物。新冠肺炎的防控成为世界问题，凸显了抗病毒药物和疫苗研发的重要性。目前新型抗病毒药物研发的主要策略：一是对现有药物进行结构改造和优化；二是利用靶点蛋白结构、计算机辅助设计，发现新的结构药物；三是寻找新靶点、建立新模型和新型先导化合物；四是细胞抗病毒机制；五是发现临床药物新的功能，“老药新用”。中医药在新发传染性疾病和新冠肺炎等疾病领域的临床疗效及其生物学效应机制值得进一步挖掘研究。

2. 国内外学科建设比较

学科的排名是行业内对学科建设成果的客观评价，国内外有不同的评价体系，如世界范围内的学科排名、国内的学科评估等。其中，2021USNews 世界大学排名（U.S.News & World Report Best Global Universities Rankings）在既往基础上，增加了传染病专业的世界学科排名，也是目前仅有的对传染病学的世界学科排名。该排名对来自 86 个国家的近 1500 所顶尖大学进行排名，传染病专业排名前 10 的分别是哈佛大学、约翰斯·霍普金斯大学、牛津大学、伦敦卫生与热带医学院、加州大学旧金山分校、华盛顿大学、帝国理工学院、伦敦大学学院、埃默里大学和开普敦大学。该排名综合了各大学在相关领域的学术声誉、论文发表与引用、图书收藏、召开会议、国际合作等情况。中国仅有中山大学上榜，排名第 99。

以哈佛大学为例介绍，该校公共卫生学院的免疫学与传染病学系（Department of Immunology and Infectious Diseases，IID）成立于 1997 年，由当时的癌症生物学、分子和细胞毒理学以及热带公共卫生学系合并而成。该系专注于动物和人类的病毒、细菌和原生动物疾病的生物学、免疫学、流行病学和生态学方面的研究，也包括传播传染性病原体的载体的研究。该系 14 个实验室的研究主要集中在发展中国家的疾病上。目前正在研究的传染病和免疫介导的疾病，包括艾滋病、肺结核、南美洲锥虫病、疟疾、肺炎、肠道疾病、炎症性肠病和自身免疫性疾病。进一步的免疫学研究集中在免疫应答的遗传调控、先天免疫系统与肠道微生物群落之间的相互作用、T 细胞源性细胞因子和参与炎症调节的细胞因子的功能和调节等。该系的研究强调基本的致病机制，以期得到更好的诊断工具的开发、预防、控制感染、疫苗和其他干预措施，以及确定抗病毒和抗寄生虫药物的新靶点。该专业的主要课程包括免疫学、载体生物学、生态学、病毒学、免疫学和传染病学等，其中免疫学和传染病学课程的主要学习者为希望学习细胞和分子生物学、免疫学、病毒学或生理学的学生，该课程旨在讲授科学家在免疫学、免疫系统疾病、病毒学、寄生虫生物学或重要传染病方面的最先进概念和方法。另外，该校提供了一项全球传染病暑期计划，该计划专为正在寻求传染病高级培训的学生、公共卫生官员、临床医生和科学家设计，研究的传染病会对资源有限地区的人产生不成比例的影响，尤其是在控制和预防问题上。该计划围绕两个核心课程构建，一门课程侧重于媒介传播和人畜共患感染，重点领域包括登革热、黄热病、基孔肯雅热、寨卡病毒、其他虫媒病毒、狂犬病、鼠疫、巴尔通体病、莱姆病、斑疹伤寒和其他立克次体感染、疟疾、利什曼病、美洲锥虫病、非洲锥虫病、丝虫病、埃博拉病毒；另一个核心课程侧重于通过水和食物传播的感染，重点领域包括肠道病毒、肠道细菌病原体、肠道原生动物、肠道蠕虫、麦地那龙线虫病、幼虫移行症、绦虫病、囊尾蚴病、棘球蚴病、肝吸虫、肺吸虫和血吸虫病。

与国外相比，由于医学教育模式和中西医理论的区别，国内中医疫病学课程开设较晚，早期相关内容的教学分布在温病学、中医传染病学、中西医结合传染病学等学科中。随着 2003 年 SARS 事件、2009 年 H1N1 流感病毒疫情和 2019 年新型冠状病毒肺炎疫情等的暴发，中医疫病学的学科建设逐渐得到越来越多的重视。在新冠肺炎疫情背景下，随着中医药在抗疫斗争中发挥重要作用，越来越多的大学开设了中医疫病学的选修课。北京中医药大学的中医疫病学公共选修课，教学团队由中医经典、中医内科学、中医儿科学、中西医结合、传染病学以及循证医学等相关领域的 23 位专家组成，其中部分教师曾亲临抗击新冠肺炎一线奋战。该课程作为一门多学科交叉联动的融合创新课程，以“守正创新”为指导思想，注重中医与西医、理论与临床、教学与科研相结合，以温病、伤寒等中医经典学科为基础，结合呼吸、消化、急症、危重症等临床各科，吸收传染病学、流行病学、公共卫生与预防医学、病理学、药理学、病原生物学等现代学科知识，内容涵盖疫病的中西医基础理论与临床诊疗防控以及中医药在抗疫实战中的典型案例与科学研究等，以线上与线下相结合的形式推出。贵州中医药大学的中医疫病学选修课，内容涵盖中医药治疗疫病的历史渊源、疫病的病邪和病位辨识、新冠肺炎辨证论治、中医药治疗新冠肺炎的三因制宜原则、中医药在抗疫实战中的典型案例等，由学校中医内科学、中医医史文献、温病学、针灸学、护理学、病原生物学与免疫学等课程资深教师主讲，其中部分教师曾亲临抗击新冠肺炎一线奋战。与国际相比，中医疫病学处于起步阶段，后期仍需从不同阶段学生的培养模式、行业内学科的评价体系、全球一体化的沟通交流等方面进行补充、完善。

撰稿人：谷晓红　刘铁钢　白辰

五、学科发展趋势及展望

（一）中医疫病学发展机遇与挑战

几千年来，中医在霍乱、天花等传染病的防疫中积累了宝贵经验，在不断的诊疗实践中逐渐发展壮大并自成体系。新中国成立后，中医在传染病的防控中继续发挥重要作用。2019 年末突然暴发的新冠肺炎疫情，短时间内造成了全球流行，给人类健康与社会经济造成了巨大的损失。我国专家在疫情防控期间制定了一系列诊疗方案，该方案通过中西医有机结合，扬长补短，有效提高治愈率，减少病亡率。

1. 中医疫病学学科发展迎来机遇

传染性疾病是人类患病和死亡风险的一个主要根源，一直伴随着人类的发展，严重威胁着人类健康。新冠肺炎疫情发生以来，引起全球对传染病防控研究的重视，无论是作为一个实践领域还是一个学科，传染病在世界各国，包括中国在内，都会迎来一个发展的高峰。全球人口和产品交流的增加，间接促进了全球范围内传染病的迅速传播。当前，中国传染性疾病防控模式已从各地独立防控向各方参与、多角度和综合预防控制策略转变。历艳忠等通过分析 2002—2017 年中国 45 种法定传染性疾病的发病率和死亡率趋势，发现乙类传染病的死亡率和丙类传染病的发病率未得到有效控制、呈现上升趋势。新冠肺炎疫情给全球带来了较大影响，疫情初期也显露出中国传染病防御体系的不足，给中医疫病学学科的发展带来了挑战与机遇并存的局面。

党的十八大以来，以习近平同志为核心的党中央把中医药工作摆在突出位置，中医药改革发展取得显著成绩。新冠肺炎疫情发生后，中医药全面参与疫情防控救治，做出了重要贡献。但也要看到，中医药仍然一定程度存在高质量供给不够、人才总量不足、创新体系不完善、发展特色不突出等问题。国务院 2021 年 2 月印发《关于加快中医药特色发展若干政策措施的通知》（以下简称《政策措施》），进一步落实《中共中央　国务院关于促进中医药传承创新发展的意见》和全国中医药大会部署，遵循中医药发展规律，认真总结中医药防治新冠肺炎经验做法，破解存在的问题，更好发挥中医药特色和比较优势，推动中医药和西医药相互补充、协调发展。社会医学工作者应在健康国家战略指引下，发挥社会医学的特色，加强社会卫生策略研究，保障每个人生命全程的健康。

《政策措施》坚持问题导向和目标导向，总结新冠肺炎疫情防控中的中医药工作经验，针对当前中医药发展出现的薄弱环节和改革难点，聚焦破解中医药发展面临的具体问题，全面加大对中医药的政策支持力度和投入力度，提出 7 个方面 28 条政策。一是夯实中医药人才基础。提高中医药教育整体水平，坚持发展中医药师承教育，加强中医药人才评价和激励。二是提高中药产业发展活力。优化中药审评审批管理，完善中药分类注册管理。三是增强中医药发展动力。保障落实政府投入，多方增加社会投入，加强融资渠道支持。四是完善中西医结合制度。创新中西医结合医疗模式，健全中西医协同疫病防治机制，完善西医学习中医制度，提高中西医结合临床研究水平。五是实施中医药发展重大工程。引领中医药在人才培养水平、医疗服务能力、科研能力、药材质量、综合改革、对外开放等方面全面提升。六是提高中医药发展效益。完善中医药服务价格政策，健全中医药医保管理措施，合理开展中医非基本服务。七是营造中医药发展良好环境。加强中医药知识产权保护，优化中医药科技管理，加强中医药文化传播，提高中医药法治化水平，加强对中医药工作的组织领导。

2021 年 3 月，国家“十四五”规划中指出“集中优势资源攻关新发突发传染病关键核心技术，推动中医药传承创新”。2021 年 5 月 12 日，习近平总书记在河南南阳考察时指出：过去，中华民族几千年都是靠中医药治病救人。特别是经过抗击新冠肺炎疫情、非典等重大传染病之后，我们对中医药的作用有了更深的认识。我们要发展中医药，注重用现代科学解读中医药学原理，走中西医结合的道路。中医疫病学科工作者应在国家中医药发展战略指引下，发挥中医疫病学的特色，加强中医药特色的公共卫生体系建设策略研究，防治疫病，保障人民群众的生命健康。

2. 中医疫病学的学科发展也面临着艰巨挑战

由于中医药现代化起步较晚，其发展规模与西医相比存在较大差距，尚未形成全国范围的中西医并重观念。改革开放以后，随着科学技术的不断发展，现代医学已逐步占据医疗领域的重要地位。与此同时，由于西方医学和西方文化带来的不断冲击，使得我国中医药的事业、行业、产业这“三业”的发展落后于西医。为有效改变这一现状，党和国家为此做出了一系列努力，力争促成中医药的现代化建设。当前，中医疫病诊疗体系不够完善。中医学通过“望闻问切”等诊察手段获取病情资料，但所得有限，仅能起到“司外揣内”的作用，难以辨别传染病内在本质，如何将现代医学技术、理论及思维方法有机融合到中医诊断中，建立病证结合模式下的中医诊疗体系仍是亟待解决的问题。中医药治疗传染病的临床科研大多以临床观察、个案报道和经验总结为主，缺乏循证医学证据，研究规范性较差，可重复性欠佳。在进行传统中医临床疗效的评价时，其缺陷在于难以控制偏倚，对于治疗有效和无效的病例缺乏客观的衡量评价指标，同时个体的经验难以在群体水平上得到重复、疗效确切的治疗方法难以推广应用等。

（二）中医疫病学学科发展趋势及展望

1. 加强中医药核心理论引领，系统整理挖掘疫病学术思想及经验，构建中国特色疫病防治理论体系

整体观念是中医学的核心思想，天人相应、形神合一在中医药防治疫病的实践应用中

无处不在。疫病预防方面，中医“治未病”的思想包括了未病先防、既病防变、病后防复的三重内涵。疫病预测思想蕴含在中医五运六气理论中，是在古代天文学知识的基础上，基于天人相应的理念，用以研究气候变化规律对于人体疾病发生的影响。疫病出现与运气周期有着一定的联系，并且不同的疫病往往具有不同的运气特性，而相同运气的不同疫病，在证候病机上又具有一定的相似性。再以中医学对疫病的病因认识为例，中医学强调疫病的病因分为外因与内因，外因——疫疠之邪是主要病因。只有外部致病因素通过机体内部条件，两者相互作用，才导致疫病的发生。在强调外因对疫病重要性的同时，要重视内在机体脏腑功能失调、正气不足对发病的影响。没有外因，不足以发生疫病；而机体正气强盛，即使有外因存在，也不一定发生疫病。系统总结、梳理、挖掘这些中医学防治疫病的基本理论及后世积累的特色方法，构建中医疫病文献资料数据库，充分应用于当前防控疫情实践，对于构建中国特色疫病防治理论体系有重要意义。

2. 加强中西医协同，整合中西医防治疫病的优势医疗资源，快速形成新发、突发传染病防治方案

历代中医防治疫病的发展模式主要是基于“提出假说—根据临床疗效检验假说—形成理论”形成的。传统中医学是经验医学主导下的、以个人经验和病例报告为基础形成理论和实践的传承医学，其治疗方法很难被广泛认可为有效。现代流行病学、循证医学、真实世界研究的理念和方法，为评价中医药防治疫病的可行性、有效性、安全性等提供了思路，可加以运用构建符合中医特点的中医防治疫病的临床疗效评价体系。同时，现代中医学的进步离不开现代科学技术的发展，在现代疫病的诊断和治疗过程中，借助现代医学和生物技术的方法和手段，可以获得多模态的临床医疗数据，进而获得更高速有效的诊断和治疗。中医经典的辨证论治过程通常基于主观经验，以望、闻、问、切获得的疾病信息作为参考，在宏观理解的基础上对患者的身体状况进行总体评估。当前，人类疾病或各种综合征的表现不仅限于宏观整体变化，还有各种微观参数指征的改变。在现代中医疫病的诊治中，应强调辨病与辨证相结合，在望、闻、问、切诊断基础上参照宏观、微观指标参数的变化与差异，如胸部 CT 等影像学检查可成为望诊的延伸，并且多层次、多角度总结中医药防疫治疫方法的临床疗效，更准确地将中西医对于疫病的诊治方案有机整合，为应对新发、突发传染病及疫情防控新常态提供治疗方案或预案。

3. 加强跨学科研究，契合疫病防治临床需求，揭示中医药治疫的关键科学内涵

通过应对本次新冠肺炎疫情可以发现，随着人类社会的发展和全球化的进程，新发传染病的预防和控制面临着人口流动、城市化和环境变化带来的新挑战。地铁、高速铁路、飞机等现代交通工具的发展促进了人口的快速流动，也大大加快了传染病的传播速度。同时，暴雨、寒潮、台风等极端气候现象的出现愈加频繁，气候变化影响生态系统，这反过来又对疫病的传播和流行产生重大影响。面对新旧疫病的双重威胁和各种因素带来的新挑战，疫病的防治需要整个社会和多个部门的参与，疫病防治的相关研究也需要多个学科的共同努力。中医疫病学是一个多学科交叉的新兴学科，涉及医学、理学、工学、社会科学等多个学科大类，应采用跨学科的研究思路，通过加强跨学科和跨部门研究合作，实现知识的汇通和整合，促进中医疫病学在应对新发、突发疫病方面的作用，采用多学科技术和手段研究和解决中医药防治疫病的关键科学问题，揭示中医药治疫疗效的关键科学内涵，实现中医特色防治疫病新设备、新工具的应用，提出中国特色的疫病防治方案。

4. 加强平台建设，通过构建一体化研究网络平台，提升疫病防治协同研究能力

人类进入了大数据时代和人工智能时代。自新冠肺炎疫情暴发以来，通过大量数据跟踪，提高了疫病控制管理的效率，从人员流动登记到日常卫生管理服务，从远程医疗到互联网医院，信息技术深入了每个人生活的方方面面。传统的中医学研究思路与方法也亟须转型，适应当前时代需求。中医疫病学的相关研究，应乘势而上，将信息化技术应用在多学科协同交流中，建立协同研究网络平台，建立多角色用户协作共赢的研究模式，促进教学、科研、医疗人员的合作；依托平台，开展围绕疫病防治全过程的理论、临床、基础研究，以提升传承创新能力、解决实际问题的能力、对话能力及解释能力。充分利用各种数据端（如微信、应用软件、网页端等），收集、整合疫病研究进展，除医疗信息外，各种社会、经济因素以及自然环境因素的监测数据信息，都可以为中医疫病学研究的数据收集提供便利，也提供了开展临床疫病防治相关的大样本研究和纵向研究的可能。在协同研究平台建设的基础上，可探索互联网远程疫病防治医疗服务模式等新型医疗商业模式。

5. 加强人才培养，培养一支实用型、复合型的中医药防治疫病的人才队伍

在未来，作为一门课程，中医疫病学进一步融入中医人才培养方案已成为必然趋势。因此，应进一步梳理相关教学内容，处理好中医疫病学与温病学、流行病学、传染病学等课程的关系，避免课程内容的交叉重复。同时，中医疫病学具有鲜明的中医特色，抗疫历史、抗疫英雄事迹等均是很好的课程思政素材，借此课程开展育人工作，可进一步提升学生的专业信仰及中医文化自信。在中医疫病学专业人才培养方面，继续加强中医疫病学师资队伍建设，扩大疫病防治类专业研究生招生规模，合理配置招生专业比例。通过学科建设和专科建设，培育一批兼具中医思维和现代科学技术的中医疫病学创新领军人才及创新团队，明确实用型、复合型培养目标，建立平战结合的中医疫病防治专门人才队伍。

（三）中医疫病学学科发展建议

1. 构建完善的中医疫病学学科体系

建设中医疫病学新型交叉学科。学科以“守正创新”为指导思想，以伤寒学、温病学等中医经典学科为基础，融合传染病学、公共卫生与预防医学、生命科学、天文学、气象学、环境科学、计算机与大数据等相关学科构建形成。学科围绕疫病的预防、预警、诊断、治疗、康复以及疫病的病因、病机、传播等开展科学研究、人才培养和临床应用，培养一支能够在公共卫生应急事件发生时快速有效进行应对的中西医结合疫病人才队伍，研发针对疫病有效的药物和设备，为丰富和完善我国的公共卫生体系提供支撑。

2. 建设中医疫病学临床基地

加强中医疫病学服务机构建设。新建一批中西医结合传染病防治临床基地。形成以国家中医疫病医学中心为龙头，各省市中西医结合传染病医院为核心，各综合性医院和疫病专科医院中西医结合感染与重症科室为骨干，基层社区医疗机构中西医结合预防保健科为基础的中西医结合预防诊疗体系。实现疫病的中西医结合预防与诊疗在县级及以上医疗机构的全覆盖。

3. 提升中医疫病学科学研究水平

1）加强科研平台建设。建立中医疫病学国家重点实验室、省部级重点实验室、国家临床研究中心，在高校和科研院所建设一批新型研究机构及实验室。

2）加大联合攻关力度。在科技部重点研发计划、国家自然科学基金等国家重大科研专项中设立专项，鼓励国际间合作和跨学科合作，开展联合攻关。

3）加强基础理论研究。充分挖掘中医经典文献，深入开展五运六气、时空医学、天文气象学、地理环境学、社会医学等研究，充分运用现代科学的理论和技术方法，创建中医疫病学理论体系。

4）强化临床科学研究。建立疫病大数据平台，开展循证研究，构建疫病易感早期诊断模式，筛选特异性预警指标，建立疫病预警机制，形成中西医结合疫病预防方案。开展多中心临床研究，制定中西医结合临床路径和最佳诊疗方案。研发疫病临床研究科学工具，提高研究效率，构建体现中医疫病防治优势的临床研究创新范式。

5）实施智慧装备研发。聚焦疫病预测、预防、诊断、治疗、康复过程中的关键环节和关键技术，研发一批特色明显、效果突出的疫病预警设备、诊疗设备、康复设备和医用装备。

6）开展中药新药研发。开发基于古代经典名方、名老中医方、医疗机构院内制剂等在临床上有较好疗效的中成药、协定处方和中药新药。针对临床用药开展药理学、毒理学等基础研究以及中药药物警戒等应用研究。

4. 加强中医疫病学人才队伍建设

1）改革人才培养模式。优化本科专业结构，打造“中医 +”培养模式，在本科长学制中增加中医疫病学方向。建设中医疫病学硕士博士学位点，实施“+ 中医”跨学科复合型人才培养。优化课程体系，开设中医疫病学本科生、研究生课程，编写专门教材，纳入临床医学、中医学、预防医学等专业课程中。将中医疫病学纳入临床实践见习、实习教学体系。

2）加强人才队伍建设。加强中医疫病学师资队伍建设，开设高级师资培训班、“西学中”班等。扩大中医疫病学研究生招生规模，合理配置招生专业比例。通过学科建设和专科建设，培育一批兼具中医思维和现代科学技术的中医疫病学创新领军人才，培育多学科交叉的中医疫病学传承创新团队。通过继续教育等形式，培训社区基层预防保健人员。建立平战结合的中医疫病防治专门人才队伍，建立各级中医疫病防治应急医疗队。

5. 构建中医疫病学学科建设长效机制

1）完善投入机制。加大医疗、教育和科研的投入，推进中西医结合传染病医院建设、重点学科和重点专科建设、科研平台建设。建立各级对中医疫病学重点建设的科研、临床基地的长效滚动支持措施。增加医学院校生均拨款，减免中医疫病学定向培养研究生学费。提高疫病防治领域一线专业技术人员薪酬待遇。将中西医结合防治疫病纳入国家基本医疗保险范畴。

2）健全组织管理机制。各级疾控中心要设置中西医结合防控专门科室或专职岗位，各三级综合性医院和传染病专科医院要设置中西医结合专科。其他各级各类医院要合理配置中西医结合防治传染病科室和人员比例。建立疫病防控一线专业技术人员职称工作长效机制，职称评审同等条件下向参加疫病防控一线专业技术人员倾斜。

3）加强中医药知识宣传教育。加大疫病防治的公共教育，深入实施中医药知识进校园、进社区。构建全民学习掌握正确的中西医预防疫病的方法，提高公民预防疫病的整体素质。

站在“两个一百年”奋斗目标的历史交汇点上，面向国家和人民的重大需求，力争通过中医疫病学学科建设，直面中医药防治疫病的优势与问题，迎难而上、抢占先机，实现高水平科技自立自强，完善中医学学科体系，促进中医药传承创新发展！

撰稿人：谷晓红　刘铁钢　董　斐

参考文献

［1］高晞．疫病的现代性：从“瘟疫”到“传染病”的认知嬗变［J］．复旦学报（社会科学版），2021，63（1）：94-104.

［2］谷晓红，冯全生．温病学［M］．3 版．北京：人民卫生出版社，2019：7.

［3］张志斌．中国古代疫病流行年表［M］．福州：福建科学技术出版社，2007：130.

［4］王玉川．运气探秘［M］．北京：华夏出版社，1993：133.

［5］顾植山．运气学说对中医药辨治 SARS 的启示［J］．中华中医药杂志，2005（5）：261-264.

［6］Chen Y C，Yan Y H，Liu H Z，et al. Dihydroartemisinin ameliorates psoriatic skin inflammation and its relapse by diminishing CD8^{+} T-cell memory in wild-type and humanized mice［J］．Theranostics，2020，10（23）：10466-10482.

［7］Ruan X F，Du P，Zhao K，et al.Mechanism of Dayuanyin in the treatment of coronavirus disease 2019 based on network pharmacology and molecular docking［J］．Chin Med, 2020（15）.Art. No. :62.

［8］宗阳，丁美林，贾可可，等．基于网络药理学和分子对接法探寻达原饮治疗新型冠状病毒肺炎（COVID-19）

活性化合物的研究［J］．中草药，2020，51（4）：836-844.
［9］刘铁钢，白辰，刘邵阳，等．新型冠状病毒肺炎的中医病名探究［J］．北京中医药大学学报，2020，43（10）：797-803.
［10］张磊，吕小琴，卢幼然，等．甲型H3N2亚型流感的中医传变规律及病名探析——基于北京地区934例甲型H3N2亚型流感临床资料［J］．世界中医药，2018，13（2）：290-294.
［11］顾思臻，窦丹波．《内外伤辨惑论》论治汴京大疫发微［J］．浙江中医药大学学报，2016，40（6）：451-455.
［12］杨道文，李得民，晁恩祥，等．关于新型冠状病毒肺炎中医病因病机的思考［J］．中医杂志，2020，61（7）：557-560.
［13］田合禄，李正富．五运六气解读新型冠状病毒肺炎［J］．浙江中医药大学学报，2020，44（3）：211-215，222.
［14］张伟，蒋荣猛，王融冰，等．从4例输入性寨卡病毒病的诊疗探讨其中医病因病机与治则［J］．环球中医药，2020，13（7）：1195-1198.
［15］冉君，李延萍，李群堂，等．重庆地区2020年新型冠状病毒肺炎患者209例中医证型调查分析［J］．中国中医急症，2020，29（15）：753-755，758.
［16］田发念，柯佳，陈俊，等．新型冠状病毒肺炎患者恢复期中医症状调查与分析［J］．医药导报，2020，39（5）：637-639.
［17］张颖，马建萍，马秀兰，等．HIV感染者常见中医证型舌象及脉象特征的复杂网络分析［J］．中国医药导刊，2020，22（12）：849-852.
［18］王敏，唐金模，梁惠卿，等．300例丙氨酸氨基转移酶小于参考值上限2倍慢性乙型病毒性肝炎患者中医证型与肝组织病理关系研究［J］．新中医，2020，52（12）：53-56.
［19］房訾晴，陈婷．乙型肝炎合并肝硬化患者中医证型与腹部超声特征相关性分析［J］．新中医，2020，52（11）：188-191.
［20］刘璐佳，刘志伟，景伟超，等．黑龙江地区2688例不同中医证型手足口病患儿发病年龄、时间及病毒感染特点分析［J］．国际中医中药杂志，2019，41（7）：677-682.
［21］孙涛，茹清静，徐鑫陵，等．229例登革热中医证候特点与病因病机分析［J］．中国中医急症，2019，28（1）：77-80.
［22］何霞霞，尚成英．基于文本挖掘分析中医药治疗瘟疫的思路［J］．中医药学报，2020，48（11）：34-39.
［23］蔡佳丽，王利锋，王焱，等．基于数据挖掘技术分析萧霆《痧疹一得》组方用药规律［J］．吉林中医药，2021，41（1）：115-118.
［24］杨继，张垚，张春阳，等．明清时期瘟疫治方用药规律的文献挖掘研究［J］．中国中医急症，2021，30（3）：377-381，387.
［25］白明，李杨波，苗明三．基于古籍数据挖掘的中医防治疫病用药规律分析［J］．中药药理与临床，2020，36（1）：32-36.
［26］鲁晏武，孟庆海，陈仁寿，等．基于数据挖掘的治疗疫病外用方剂用药规律研究［J］．时珍国医国药，2018，29（3）：747-749.
［27］李梦乾，张晓梅，刘彧杉，等．中医药治疗瘟疫方剂用药规律的数据挖掘［J］．天津中医药，2020，37（8）：866-870.
［28］苏芮，韩振蕴，范吉平，等．基于古代文献挖掘的新发突发传染病中医人工智能辅助决策技术研究［J］．中华中医药杂志，2020，35（11）：5431-5435.
［29］朱芳，沈陆琪．贞芪扶正胶囊在预防感冒治疗中的运用［J］．药物流行病学杂志，2006（4）：208-209.
［30］刘瑶，刘伟．藿香正气散对湿困脾胃型亚健康动物免疫及代谢功能的影响［J］．时珍国医国药，2011，22（5）：1190-1192.

［31］庞学智，马启林，郑红霞，等．连花清瘟胶囊等综合治疗甲型 H1N1 流感疗效观察［J］．中国现代医生，2010，48（10）：44，63.

［32］杨艳平，马惠荣．连花清瘟胶囊治疗流行性感冒的疗效分析［J］．中国医药指南，2012，10（25）：606-607.

［33］丁曼旎，方晓阳，朱建平．中国古代烟熏避疫方的用药规律研究［J］．中华中医药杂志，2015，30（9）：3095-3098.

［34］王运利，程晓玲，孙雪玲．中药苍术熏蒸法对室内空气消毒效果观察［J］．中国消毒学杂志，2011，28（5）：570-571.

［35］韩志刚，韦莉，吴登虎，等．艾叶用于动物实验室空气消毒的效果观察及吸入刺激实验［J］．中国比较医学杂志，2011，21（12）：18-20，97.

［36］姚梅悦，周长征，陈飞，等．白芷、防风、紫苏叶配伍的体外抗病毒追踪［J］．世界中西医结合杂志，2015，10（6）：782-784.

［37］干正．辟秽防感中药香囊干预海军航空兵部队官兵感冒的前瞻性随机对照研究［D］．中国人民解放军海军军医大学，2018.

［38］陈华，贺贤丽，王进军．中药香囊预防感冒临床作用研究进展［J］．中国民族民间医药，2013，22（4）：45-46.

［39］张涵灵，吕文亮．浅析中药代茶饮在新型冠状病毒肺炎预防中的用药规律［J］．湖北中医药大学学报，2020，22（5）：45-49.

［40］World Health Organization.WHO Director-General's remarks at the media briefing on 2019-nCoV on 11 February 2020［EB/OL］．［2020-06-12］． https: //www. who.int/dg/speeches/detail/who-director-general-s-remarks-at-the-media briefing-on-2019-ncov-on-11-february-2020 .

［41］国家卫生健康委员会，国家中医药管理局．新型冠状病毒肺炎诊疗方案（试行第八版）［J］．传染病信息，2020，33（4）：289-296.

［42］Liang S B，Zhang Y Y，Shen C，et al. Chinese herbal medicine used with or without conventional western therapy for COVID-19：An evidence review of clinical studies［J］．Front Pharmacol，2021，11：583450.Published 2021 Feb 26.

［43］Ang L，Song E，Lee H W，et al. Herbal medicine for the treatment of coronavirus disease 2019（COVID-19）：A systematic review and meta-analysis of randomized controlled trials［J］．J Clin Med，2020，9（5）：1583. Published 2020 May 23.

［44］Fan A Y，Gu S，Alemi S F; Research Group for Evidence-based Chinese Medicine. Chinese herbal medicine for COVID-19：Current evidence with systematic review and meta-analysis［J］．J Integr Med，2020，18（5）：385-394.

［45］Xiong W Z，Wang G，Du J，et al. Efficacy of herbal medicine（Xuanfei Baidu decoction）combined with conventional drug in treating COVID-19：A pilot randomized clinical trial［J］．Integr Med Res，2020，9（3）：100489.

［46］Wang J B，Wang Z X，Jing J，et al. Exploring an integrative therapy for treating COVID-19：A randomized controlled trial［J］．Chin J Integr Med，2020，26（9）：648-655.

［47］Hu K，Guan W J，Bi Y，et al.Efficacy and safety of Lianhuaqingwen capsules，a repurposed Chinese herb，in patients with coronavirus disease 2019：A multicenter，prospective，randomized controlled trial［J］．Phytomedicine，2021，85：153242.

［48］余平，李叶子，万少兵，等．连花清瘟颗粒联合阿比多尔治疗轻度新型冠状病毒肺炎的疗效观察［J］．中国药学杂志，2020，55（12）：1042-1045.

［49］段璨，夏文广，郑婵娟，等．金花清感颗粒联合西医常规治疗方案治疗轻型新型冠状病毒肺炎的临床观察

［J］. 中医杂志，2020，61（17）：1473-1477.

［50］李文娟，王大燕. 我国流感疾病负担相关研究进展［J］. 中国人兽共患病学报，2019，35（10）：928-933.

［51］国家卫生健康委办公厅，国家中医药管理局办公室. 流行性感冒诊疗方案（2020年版）［J］. 中国病毒病杂志，2021，11（1）：1-5.

［52］马融，申昆玲. 中成药治疗小儿急性上呼吸道感染临床应用指南（2020年）［J］. 中国中西医结合杂志，2021，41（2）：143-150.

［53］Jiang L，Deng L，Wu T. Chinese medicinal herbs for influenza［J］. Cochrane Database Syst Rev，2013（3）. Art. No.：CD004559.

［54］Wang C，Wang H，Liu X，et al.Traditional Chinese medicine for the treatment of influenza：A systematic review and meta-analysis of randomized controlled trials［J］. J Tradit Chin Med，2014，34（5）：527-531.

［55］杨居崩，代蓉，聂发龙，等. 麻杏石甘汤治疗流行性感冒的Meta分析［J］. 上海中医药大学学报，2020（4）：38-46.

［56］Choi M，Lee S H，Chang G T. Herbal medicine treatment for influenza：A systematic review and meta-analysis of randomized controlled trials［J］. Am J Chin Med，2020，48（7）：1553-1576.

［57］刘小畅，赵婷，赵志梅，等. 中国居民病毒性肝炎流行趋势分析［J］. 预防医学，2018，30（5）：433-437.

［58］慢性乙型肝炎基层诊疗指南（实践版·2020）［J］. 中华全科医师杂志，2021，20（3）：281-289.

［59］Liu J P，McIntosh H，Lin H. Chinese medicinal herbs for chronic hepatitis B［J］. Cochrane Database of Systematic Reviews，2000（4），Art. No.：CD001940. DOI: 10.1002/14651858.CD001940.

［60］Liu J P，McIntosh H，Lin H. Chinese medicinal herbs for asymptomatic carriers of hepatitis B virus infection［J］. Cochrane Database of Systematic Reviews，2001（2），Art. No.：CD002231. DOI: 10.1002/14651858.CD002231.

［61］Xia Y，Luo H，Liu J P，et al. Phyllanthus species for chronic hepatitis B virus infection［J］. Cochrane Database of Systematic Reviews，2011（4）. Art. No.：CD008960. DOI: 10.1002/14651858.CD008960.pub2.

［62］Liang N，Kong D Z，Ma S S，et al. Radix Sophorae flavescentis versus no intervention or placebo for chronic hepatitis B［J］. Cochrane Database of Systematic Reviews，2019（4），Art. No.：CD013089. DOI: 10.1002/14651858.CD013089.pub2.

［63］Kong D Z，Liang N，Yang G L，et al. A herbal medicine，for chronic hepatitis B［J］. Cochrane Database of Systematic Reviews，2019（11），Art. No.：CD013090. DOI: 10.1002/14651858.CD013090.pub2.

［64］Kong D Z，Liang N，Yang G L，et al. Acupuncture for chronic hepatitis B［J］. Cochrane Database of Systematic Reviews，2019（8），Art. No.：CD013107. DOI: 10.1002/14651858.CD013107.pub2.

［65］Liu J P，Manheimer E，Tsutani K，et al. Medicinal herbs for hepatitis C virus infection［J］. Cochrane Database of Systematic Reviews，2001（4）. Art. No.：CD003183.

［66］Jakobsen J C，Nielsen E E，Feinberg J，et al. Direct-acting antivirals for chronic hepatitis C［J］. Cochrane Database of Systematic Reviews，2017（9）. Art. No.：CD012143.

［67］中华医学会感染病分会艾滋病丙型肝炎学组，中国疾病预防控制中心. 中国艾滋病诊疗指南（2018版）［J］. 新发传染病电子杂志，2019，4（2）：65-84.

［68］中国疾病预防控制中心性病艾滋病预防控制中心. 艾滋病疫情数据摘要［Z］. 2018：20-21.

［69］中华中医药学会防治艾滋病分会. 艾滋病中医诊疗指南（2013版）［J］. 中医学报，2014，29（5）：617-620.

［70］Liu J P，Manheimer E，Yang M.Herbal medicines for treating HIV infection and AIDS.［J］. Cochrane Database of Systematic Reviews，2005（5）. Art. No.：CD003937.

［71］Liu J P. Using herbal medicines in drug discovery efforts for HIV infections［J］. Expert Opinion on Investigational

Drugs，2007，16（9）：1-10.

［72］张云皎，贾丽燕，牟钰洁，等. 中草药治疗艾滋病随机对照临床试验的系统综述［J］. 中国中西医结合杂志，2017，37（7）：863-869.

［73］罗龙江，高海滨，唐蓓蓓，等. 中成药联合 HAART 治疗艾滋病疗效 Meta 分析［J］. 中医学报，2019，34（6）：1352-1356.

［74］李静，郑偌祥，申晨，等. 中药预防和治疗获得性免疫缺陷综合征口腔黏膜病损的系统评价［J］. 中国医药，2020，15（7）：1111-1115.

［75］许德皓，李静，白鹏，等. 中医药疗法治疗艾滋病合并抑郁症的系统评价与 Meta 分析［J］. 世界中西医结合杂志，2021，16（2）：233-237.

［76］Wang L P，Zhou S X，Wang X，et al. Etiological，epidemiological，and clinical features of acute diarrhea in China［J］. Nat Commun，2021，12（1）：2464.

［77］叶青艳，陈建杰，周华，等. 感染性腹泻的中医治疗进展［J］. 辽宁中医杂志，2014，41（12）：2730-2732.

［78］于丹丹，廖星，谢雁鸣，等. 藿香正气丸联合西药治疗急性胃肠炎的系统评价和 Meta 分析［J］. 中国中药杂志，2019，44：2914-2925.

［79］钱细友，林敬冬，蔡惠铃，等. 中医特色疗法治疗急性胃肠炎的临床研究［J］. 中国中医急症，2018，27（5）：824-826.

［80］耿锦丽，刘珍苑，黄玉芬. 中药热奄包在急性胃肠炎中的应用［J］. 中医临床研究，2020，12（5）：43-46.

［81］於忠良，刘欣，吴正国. 中药灌肠治疗婴幼儿轮状病毒感染性腹泻的 Meta 分析［J］. 时珍国医国药，2019，30（7）：1788-1790.

［82］李淑璟，张龙，于园园，等. 七味白术散加减联合推拿治疗小儿感染性腹泻的临床研究［J］. 宁夏医科大学学报，2020，42（6）：645-648.

［83］梁忠培，杨力，邓昌枢，等. 参苓白术散加减辅助推拿辩证治疗小儿急性轮状病毒感染性腹泻的临床疗效研究［J］. 中华医院感染学杂志，2017，27（22）：5262-5265.

［84］王黎霞，成诗明，陈明亭，等. 2010 年全国第五次结核病流行病学抽样调查报告［J］. 中国防痨杂志，2012，34（8）：485-508.

［85］中华医学会结核病学分会. 抗结核新药贝达喹啉临床应用专家共识（2020 年更新版）［J］. 中华结核和呼吸杂志，2021，44（2）：81-87.

［86］马改霞，田黎明，王钰，等. 中西医结合治疗耐多药肺结核的系统评价 /Meta 分析的再评价［J］. 中国防痨杂志，2020，42（2）：95-100.

［87］颜德馨，余小萍，石克华，等. 传染性非典型性肺炎的中医证治探讨［J］. 中西医结合学报，2004（4）：241-244.

［88］王融冰，刘军民，江宇泳，等. 中西医结合治疗 SARS 疗效初步分析［J］. 中国中西医结合杂志，2003（7）：492-493.

［89］李秀惠，张可，胡建华，等. 中西医结合治疗严重急性呼吸综合征（SARS）临床疗效观察［J］. 中国医药学报，2003（6）：326-328，383.

［90］仝小林，陈晓光，赵东，等. 中西医结合治疗 SARS 237 例疗效分析［C］// 国家中医药管理局 . 中医药防治 SARS 学术交流专辑，2003：23-30.

［91］张纾难，段军，张志远，等. 中西医结合治疗 SARS 所致肺纤维化 61 例疗效分析［J］. 中国医药学报，2005，25（3）：227-230.

［92］钟嘉熙，陈银环，黄勇，等. 中医药为主治疗“非典”患者康复一年后影像学追踪［J］. 陕西中医学院学报，2005（5）：9-11，81.

[93] 羊田. 白虎汤加味治疗病毒性脑炎气分证临床疗效观察[D]. 河南中医药大学，2018：22.
[94] 李莉. 加味清瘟败毒饮治疗病毒性脑炎（痰热壅盛型）的临床疗效观察[D]. 河南中医药大学，2016：25–26.
[95] 程率芳，崔应麟，杨小红，等. 六味地黄丸在病毒性脑炎患儿治疗中的应用效果观察[J]. 山东医药，2017，57（18）：63–65.
[96] 钟金苹. 小儿病毒性脑炎临床表现及治疗探析[J]. 世界临床医学，2016，10（6）：153.
[97] 彭晓红. 炎琥宁联合阿糖腺苷治疗小儿病毒性脑炎的疗效[J]. 实用临床医学，2018，19（11）：58–60.
[98] 张伟，胡玉莲，袁征. 菖蒲郁金汤联合大剂量丙种球蛋白治疗小儿重症病毒性脑炎临床研究[J]. 中医学报，2017，32（7）：1305–1308.
[99] 王艳丽，段佳丽，李尉萌，等. 早期针刺加穴位注射联合西药治疗小儿重症病毒性脑炎昏迷 30 例[J]. 中医研究，2018，31（9）：45–47.
[100] 王彦军，胡长芳，李清，等. 醒脑开窍针刺法早期治疗小儿病毒性脑炎 70 例[J]. 江西中医药大学学报，2017，29（2）：61–62.
[101] 中华医学会感染病学分会，中华医学会热带病与寄生虫学分会，中华中医药学会急诊分会. 中国登革热临床诊断和治疗指南[J]. 传染病信息，2018，31（5）：385–392.
[102] 刘臻，胡泰洪，吴宇航，等. 中西医结合治疗登革热临床疗效观察[J]. 河南中医，2020，40（12）：1793–1796.
[103] 马力，刘蕊，邵慧兴. 白虎汤合葛根芩连汤加味治疗登革热热郁气分证疗效观察[J]. 西部中医药，2020，33（11）：102–105.
[104] 周西，张大春，欧阳作理，等. 驱蚊香囊趋避蚊虫叮咬临床疗效观察[J]. 中医外治杂志，2016，25（3）：20–21.
[105] 刘荃乐，黄满花，陈百坚，等. 基于文献分析的中医药治疗登革热用药特点分析[J]. 中国中医急症，2020，29（7）：1154–1156，1164.
[106] 王鼎盛，席进孝，徐春茂，等. 中药“1 号布病丸”治疗血瘀脉络型慢性布病疗效观察[J]. 中国地方病防治杂志，2021，36（1）：38，40.
[107] 王鼎盛，席进孝，徐春茂，等. 中药“2 号布病丸”治疗气阴两虚型慢性布病效果评价[J]. 中国地方病防治杂志，2020，35（5）：578–579.
[108] 马融，胡思源，许雅倩，等. 小儿金翘颗粒治疗儿童轻型流行性感冒风热证多中心随机对照临床研究[J]. 中医杂志，2020，61（14）：1242–1246.
[109] 翁於欢，王璐颖，毛盈颖，等. 2009—2018 年杭州市滨江区手足口病流行特征及中医运气分析[J]. 浙江中医药大学学报，2021，45（1）：1–7.
[110] 于莹，张功，韩涛，等. 清热解毒类中药口服液治疗手足口病的网状 Meta 分析[J]. 中国中医基础医学杂志，2020，26（11）：1665–1670.
[111] 聂文祎，吕健，谢雁鸣，等. 小儿柴桂退热颗粒治疗手足口病的系统评价与 Meta 分析[J]. 中国中药杂志，2020，45（15）：3539–3546.
[112] 齐武强，刘育婷，齐方源. 紫金锭仙人掌外用配合荆防败毒散加减内服治疗儿童流行性腮腺炎的疗效及安全性[J]. 中国妇幼保健，2020，35（21）：4013–4016.
[113] 肖战说，徐晨琛，崔炳南. 中医外治法治疗尖锐湿疣的研究进展[J]. 山东中医杂志，2018，37（9）：783–786.
[114] 云南省中医药学会中医急症专业委员会. 云南基孔肯雅热中医诊疗专家共识[J]. 中国中医急症，2020，29（4）：575–578，588.

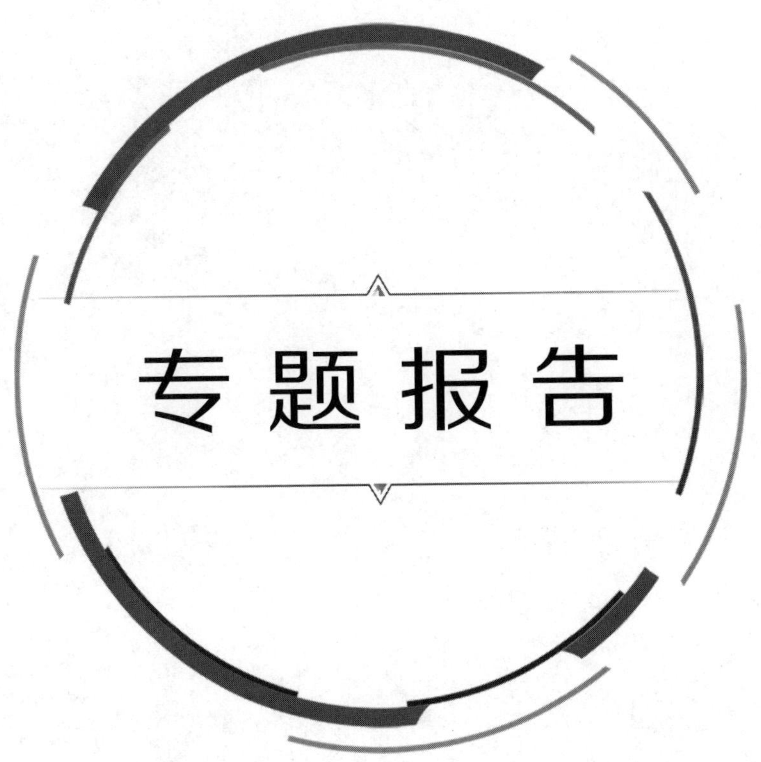
专题报告

中医药防治新型冠状病毒肺炎研究

一、概述

新型冠状病毒肺炎，简称“新冠肺炎”（COVID-19），是由新型冠状病毒（severe acute respiratory syndrome corona virus 2，SARS-CoV-2）感染导致的急性呼吸道传染病，早期以发热、干咳、乏力为主要临床表现，属中医学“疫病”范畴。自2019年冬始发以来，疫情急骤发展，截至2021年8月，COVID-19全球累计确诊已超2亿人。目前尚无针对COVID-19的特效药，虽然我国新冠疫苗接种已突破14亿剂次，但因病毒变异（德尔塔、拉姆达等病毒变异株）、境外输入等影响，国内疫情呈现总体平稳、局部流行的局面。国内外防治COVID-19过程中，中医药全过程、全方位发挥重要作用，各地采用“辨病为主、病证结合、专病专方”的治疗原则，总有效率达90%以上[1]。本文以“新冠肺炎”“中医药防治”为关键词，检索Pubmed、中国知网、万方、《中国中医药报》等的相关文献，同时结合国家及有关省市中医药防治新冠肺炎开展的科学工作，对中医药防治COVID-19状况进行综合分析，研究结论从以下几方面分述。

二、病因病机

《黄帝内经》曰：“五疫之至，皆相染易，无问大小，病状相似。”中医经典著作中虽无新冠肺炎的记载，但根据其临床表现及流行特点，此病当属中医学“瘟疫”“疫疠”范畴[2-4]，病位以肺脾为主。这是中医界的共识，但对新冠肺炎中医病因的认识经历了两个发展阶段，由初始的百家争鸣至如今的趋近一致（文献节点至2021年8月）。

（一）初始争鸣阶段

清代医家陆九芝在《文十六卷》指出：“夫疫有两种，一为温之疫，一为寒之疫。”今人继承前贤之说，多将疫病分为热疫（含温疫、暑热疫、湿热疫）和寒疫两大类。仝小林、薛伯寿等[3, 5-8]从患者临床表现结合武汉疫情发病时期的背景以寒湿为主，认为COVID-19属于“寒湿疫”范畴。陆云飞等[9]通过分析COVID-19患者中医证候分布特点，发现本病中医证型以湿毒郁肺型为主，符合中医“湿疫”的特点，认为COVID-19病因为湿毒疫气，其病当为“湿毒疫”[10]，湿毒之邪贯穿COVID-19发病始终，也是其发病核心[11]。王振兴等[12]基于温病学说，结合四川省中医药救治COVID-19的临床实践，认为COVID-19的病因是湿浊疫毒，基本病机为湿浊化疫、蕴毒传变、气机痹阻。

国家卫生健康委员会、国家中医药管理局发布的《新型冠状病毒肺炎诊疗方案（试行第七版）》（以下简称“国家方案”）[13]也指出本病基本病机以“湿热毒瘀”为主。万克华、吕文亮等[14, 15]认为COVID-19病因立足点以“湿热疫毒”为主，病位在肺脾，发病过程中由湿热疫毒而致热、喘、瘀、脱、虚等变化。

周仲瑛、熊继柏等[16, 17]认为在COVID-19的治疗中温热邪气是辨治重点，病机是温热夹杂秽浊，属于温热类疫病。王达洋、李晓凤等[18, 19]进一步根据此病易袭上位、传播快、范围广、潜伏期长等特点结合五运六气理论，认为COVID-19属于“木疫”。杨震[20]更是认为COVID-19当属中医“风瘟”范畴，病位在肺，病机特点为“寒、湿、热、毒、瘀、虚”相互交织。

王永炎等[21]则指出疫疠之气可以有寒热属性，也可为“非风、非寒、非暑、非湿”，不见寒热属性，但可以与六淫邪气夹杂而表现出不同的属性。罗钧允等[22]在此基础上进一步指出疫疠之气有寒热性质错杂的可能性，引起COVID-19的疫疠之邪同时兼具多性，既有寒性收敛的一面，又有温性疏泄的一面。

（二）趋近共识阶段

随着COVID-19治疗实践的进一步发展，中医界医家基于临床实践研究，对COVID-19中医病因病机的认识逐渐趋近一致。刘铁钢等[23]基于系统药理学研究发现新冠肺炎中轻型、普通型表现为湿兼寒，重型、危重型、恢复期表现为湿兼热。杨继等[24]在临床文献研究的基础上发现新冠肺炎病机以湿、热为主，湿热蕴肺证最多，初起即可见湿热蕴肺表现，随疾病进展，或早期患者失治误治，则湿热迅速化燥，继则深入心营血分。郑文科、吕文亮等[25, 26]基于现实世界的调查分析，指出新冠肺炎患者症状以咳嗽、低热、乏力、纳呆为主，舌苔厚腻，或白或黄，脉象则以滑脉为主；中医证候特点为感染湿毒疫疠之气，湿毒合邪，证候要素为湿、热、毒、瘀、虚，各地患者中医证候表现在湿毒为主的基础上呈现出明显的地域特点。其疾病演变规律为病势初始阶段温和、隐匿，但传变迅速，可突然转重，急剧发展；病程胶着，缠绵难愈；病情复杂多变。

综上所述，在初始争鸣阶段，对于COVID-19的病因中医界主要存在四种学术观点，即寒湿疫、湿热疫、温热（夹秽）疫以及寒温并存论，但病变过程中必有湿毒致病贯穿。随着对 COVID-19 认识的进一步加深，确定 COVID-19 是由湿毒疫邪所致，病位以肺脾为主，病机以“湿毒郁肺”为核心，湿毒疫邪可兼四气，兼夹发病是其区域特征，随体质从化，可出现“湿、热、毒、瘀、虚”病机变化。目前虽然出现德尔塔、拉姆达等病毒变异株，表现出更强的传染性和体内复制速度，但仍属湿毒疫邪，乃是湿毒夹暑性之征。

三、发病学

《灵枢·百病始生》指出：“邪不能独伤人，此必因虚邪之风，与其身形，两虚相得，乃客其形。”明确指出疫病是内外因相互作用的结果。《温疫论·原病》指出：“疫者感天地之疠气。在岁有多寡，在方隅有厚薄，在四时有盛衰。”说明疠气是瘟疫的病因，具有强烈致病性，但致病力受年岁、地域、季节的影响。本次 COVID-19 感染的 SARS-CoV-2 虽溯源于海产，但动物未形成 COVID-19 的症状，却偏重于人，且是年老患者居多。吕文亮教授[15]根据温病理论结合 COVID-19 的发病特点，强调体质决定致病因素的易感性。本次 COVID-19 首先在庚子年冬季的武汉暴发，适逢暖冬多雨降温，感之者传播迅速。“或遇饥饱劳碌，忧思气怒，正气被伤，邪气始得张溢”，当正虚不足，体质有亏，邪气乘而入里导致疫病的发生。

四、治则治法

吴有性在《温疫论》中强调“大凡客邪贵乎早逐”，疫病治疗当以“逐邪为第一要义”，然亦要“谅人之虚实，度邪之轻重，察病之缓急”。因此，“祛邪扶正”是疫病治疗的主要治则，同时当“随证治之”。

（一）审因论治与三因制宜

国家卫生健康委员会在《新型冠状病毒感染的肺炎诊疗方案》试行第三版后正式增设了中医治疗内容，第四、五、六、七版均明确：“本病属于中医‘疫病’范畴，病因为感受疫戾之气，各地可根据病情、当地气候特点以及不同体质等情况，三因制宜进行辨证论治。”[27, 28]具体的治法因病因认识、病程阶段、病机变化等的差异而有不同。COVID-19 总的治疗原则是祛邪扶正，针对湿毒疫邪，法当“三焦分治”。疫情早期阶段[10]若“夹杂燥邪”，治疗上须顾护津气，避免过燥伤阴，酌加清肺润燥之品。若邪气化毒，逆传心包而成重症者，用药当以宣肺泄热，清热解毒为主。毒燔气营，治宜清气凉营，解毒救阴；内闭外脱，治应滋阴敛阳，益气固脱，醒神开窍。地域不同，恢复期虽同为“气阴两虚”证，辽宁、天津、上海、安徽等地区方案注重疾病后期的调护，以养阴益气为主，气阴足而虚热退。而国家方案以及江西、四川等地区方案更强调余热未清，邪气未尽，在养阴益气固护本元的同时，勿忘清除湿热疫毒余邪。江西、四川、江苏三个地区冬季气候潮湿阴冷，患者易出现痰、瘀等病理产物，故方案中增加“阳虚痰凝血瘀 / 肺脾两虚，浊瘀阻络 / 肺肾气虚，痰瘀互结”的证型，治以温阳健脾，化痰逐瘀。疫病伤人，变证多端，而伤阳不变，故老者得之易亡，少者得之易愈，阳气多少有别也。故除考虑地区、气候环境因素外，对于年老或乏力明显患者，应注意加用温阳补气、健脾除湿之品[3]。

（二）治未病原则

1. 未病先防：正气存内，避其毒气

《素问·四气调神大论》曰：“圣人不治已病治未病，不治已乱治未乱。”强调治未病的重要性。《素问·刺法论》曰：“不相染者，正气存内，邪不可干，避其毒气”；《汉书·平帝纪》曰：“民疾疫者，舍空邸第，为置医药”。指出疫病的防治总原则是保持机体正气的充盈，同时主动避开疫疠之气，隔离法是切断瘟疫传染源，阻止疾病传播的主要方法。郑文科、夏克平、盛增秀等[29-31]认为 COVID-19 当以遮掩口鼻、隔离病原为预防第一要义，重视以芳香辟秽之品在疫病预防中的重要作用[32，33]；在运动养生与调摄情志方面，应注重“调身”“调息”“调神”，同时，以太极拳、八段锦、五禽戏等传统功法强身健体。COVID-19 病位主要在肺脾，脾气健运是正气充盈的基础，生活中当起居有常，合理饮食，善用食养，以补益精气，培固元气[34-36]。

2. 已病防变：截断病势

中医治疗瘟疫等外感病，重视及早截断病势，放邪出路：早预防、早诊断、早治疗是大家共识。目前国家及各地防治 COVID-19 中医诊疗方案中，认为湿毒贯穿本病始终，治当化湿解毒，方予清肺排毒，遵三焦分治为则，将清热利湿、解毒化浊之法贯穿始终。湿邪在表，可芳香宣透，湿从表出；湿邪在里，湿重于热可化湿清热；热重于湿则清热为主，佐以化湿[37，38]。COVID-19 恢复期具有正虚邪恋的特点，当以扶正为主，兼祛余邪，调整阴阳、畅达气机、调理脏腑。张伯礼、李浩等认为该期病机以气虚血瘀为核心，治以益气养阴为主，佐以活血化瘀、通络散结之品，兼顾清解余邪，灵活加减用药。

3. 预后防复

部分 COVID-19 患者出院后仍有乏力、纳差、气虚、情绪异常以及生化、影像学检查异常等表现，存在不同程度的肺功能受损、间质性肺炎改变，甚至有肺纤维化的可能，所以“瘥后防复”极为关键[39]。《温疫论·下卷》明确指出温疫易愈后复起，“疫邪已退，脉证俱平，但元气未复，或因梳洗沐浴，或因多言妄动，遂至发热，前证复起”。复起证候“轻则静养可复，重则宜补气血”，不可滥用“承气及寒凉剥削之剂”，以免伤了正气。《时疫解惑论·论善后》提出疫后有三禁：禁多食、禁食肉、禁男女交媾。

除服用中药外，艾灸疗法、经穴推拿、耳穴压豆、刮痧、拔罐、针刺疗法，可不同程

度改善其胸片反映的肺部病变[40]。传统功法是一种“三调”（即调心、调息、调形）相结合的中、低强度的整体性运动[41, 42]，有助于增强自身抵抗力，如太极拳、八段锦等，可通过对意念、呼吸、身体姿势和肢体动作的调整，增强患者的肺功能、运动能力，提高其生活质量，舒缓焦虑心情和抑郁状态[43-45]。中医素有“药食同源”之说，将中药的“四性五味”理论寓医于食，既具有营养价值，又可防病治病。国家方案的膳食指导部分根据食物属性和患者症状分类指导，注重开胃、利肺、安神、通便。

五、治疗方剂运用

国家卫生健康委员会已经连续发布了8版《新型冠状病毒肺炎诊疗方案》（简称“诊疗方案”），均推荐了中医药治疗COVID-19的方案。针对此次疫情的核心病机，通过随机对照研究数据和临床效果，筛选出有效中成药和方剂（通治方）即“三药（金花清感颗粒、连花清瘟颗粒、血必净注射液）三方（清肺排毒汤、宣肺败毒方、化湿败毒方）”在临床中推广，疗效显著，可有效控制轻型、普通型向重型、危重型的发展态势[46-49]。上述通治方虽可以大量、普遍使用，在大范围控制疫情阶段起到了明显的效果，但也有适应证过于宽泛，易导致机械套用，呆板守方，失去辨证论治的针对性，在应对疫情复杂多变阶段时其适用性有一定欠缺。所以在疫病防治过程中，应当在实行“辨病论治”为先的基础上，将“辨证论治”为主作为补充的诊疗模式，使群体化“通治”与个体化“辨治”有机结合。

根据新冠肺炎存在由轻到重、由表入里、由实转虚的病机演变规律[50]，早期予达原饮解表宣散，中期注重小柴胡汤合麻杏石甘汤表里双解，危重期酌情联合葶苈大枣泻肺汤、苇茎汤、宣白承气汤、小陷胸汤、三子养亲汤化痰清热，后期注重竹叶石膏汤、沙参麦冬汤、六君子汤益气健脾。临床阶段性治疗实践显示[51, 52]，十味清瘟汤、透解祛瘟颗粒用于治疗疑似和确诊的COVID-19轻型、普通型患者有显著疗效。重型患者在常规治疗基础上加用血必净注射液可有效改善其炎症指标及病情转归[53]。恢复期气阴两虚证患者使用生脉散益气养阴[54, 55]，可使患者预后良好。

在国家方案的基础上，地区方案提倡分期因证施治，更有地域性特色，以广东方案为例：早期以化湿解毒、宣肺透邪为法，推荐藿朴夏苓汤和小柴胡汤为主方；中期清热解毒为主，若合并腑实以宣白承气汤、黄连解毒汤及解毒活血汤加减；若以脏病为主，以麻杏石甘汤、甘露消毒丹和升降散加减；极期以益气回阳固脱，若伴随昏迷，可以辨证配用醒神开窍的中成药；恢复期以益气养阴祛邪，二陈汤及王氏清暑益气汤加减使用。地区中医药辨治新冠肺炎的组方中使用最多的方剂和药物分别是麻杏石甘汤和甘草，疾病初期多以苍术和麻黄合用，疾病中期多以石膏和麻黄合用，疾病后期多以半夏和砂仁合用[56]。

六、科学研究与研究团队

（一）张伯礼团队（承担国家重点研发计划“公共安全风险防控与应急技术装备”重点专项，中西医结合防治新型冠状病毒感染的肺炎的临床研究［2020YFC0841600］）

张伯礼认为 COVID-19 是感湿毒疫邪所致，属湿毒疫范畴，病机具有“湿、寒、热、毒、瘀”并见的特点，主要侵袭肺、脾两脏，以湿毒壅肺为主[57, 58]。在急性疫情暴发时，当辨证论治与群体通治相统一，采取截断疗法，因势利导，短时间阻击病情蔓延，逆转病势。COVID-19 以湿毒为患，早期治疗抓住湿与毒两个核心病证要素，施以祛湿化浊、清秽解毒之剂，且应注意湿浊毒邪蕴结难化，须坚持治疗。COVID-19 恢复期[59]虽然新冠病毒核酸检测转阴，仍存在乏力、咳嗽、失眠、焦虑等症状，肺部的炎症尚未完全吸收，免疫功能及肺部功能也未完全修复，应继续服用益气养阴、活血化瘀、通络散结的中药，改善症状的同时促进免疫系统功能和损伤脏器组织的完全修复。同时采用呼吸锻炼配合中药、针灸、按摩、太极拳、八段锦锻炼及心理调护等中西医结合的综合疗法，可以显著改善症状，促进肺部炎症吸收，对脏器损伤的保护、免疫功能的修复、精神调摄等有积极作用。

研究报告：①《金花清感颗粒联合西医常规治疗方案治疗轻型新型冠状病毒肺炎的临床观察》[60]；②《2135 例新型冠状病毒肺炎患者中医证候调查分析》[25]。

（二）仝小林团队（承担国家重点研发计划“公共安全风险防控与应急技术装备”重点专项［2020YFC084500］，新冠肺炎恢复期中医药干预的临床评价研究，国家中医药管理局 COVID-19 急救中医药专项［2020ZYLCYJ04-1］）

仝小林[3]认为 COVID-19 属于“寒湿（瘟）疫”，是感受寒湿疫毒而发病。寒湿裹挟戾气，或浸肌表而侵，或由口鼻而入，甚或直中于里，侵袭肺脾，病位在肺、脾，可波及心、肝、肾。病机以寒湿伤阳为主线，若寒湿疠气与湿瘀或湿热体质相合，加之寒湿久郁，血凝泣为瘀，瘀久化热，瘀热互结，有成瘀、化热、入营三重病理特征，而兼化热、变燥、伤阴、致瘀、闭脱等变证。病机核心是寒湿疫毒闭肺困脾，总以散寒除湿、避秽化浊、解毒通络为治则。具体治疗还应三因制宜（因时、因地、因人制宜），兼顾变证，随症治之，制定适宜的治法和方药。

研究报告：① *Hanshiyi Formula，a medicine for Sars-CoV2 infection in China，reduced the proportion of mild and moderate COVID-19 patients turning to severe status：A cohort study*[61]；② *Analysis of the curative effect of cold-dampness epidemic prescription*（寒湿疫方）*on the main symptoms of quarantined people in community*[62]。

（三）黄璐琦团队（承担国家重点研发计划“公共安全风险防控与应急技术装备”重点专项，中医药防治 2019-nCoV 感染的肺炎，以化湿败毒方为基础方开展新药研究，已于 2020 年 3 月取得临床批件）

黄璐琦[63]认为 COVID-19 属于“寒湿疫”范畴，疫疠毒邪首先伤肺，病机核心是毒闭肺困脾，病程可分为轻症、普通型、重型、危重型四期，重型期的救治是降低病死率的关键。重型期常寒热错杂、虚实并见，以解毒化湿、清热平喘为治，以化湿败毒方为基础方，可根据病情需要，适时加强清热解毒凉血、活血化瘀、扶助正气等治疗，同时辨证联合中药注射剂，协同西医的支持治疗手段，共同阻击病情的发展，提高重型 COVID-19 的治愈率。COVID-19 核酸长期阳性的患者多属高龄、合并基础疾病（高血压最多见），体质为痰湿、气郁质，舌质暗淡及舌苔腻者，根据核酸长期阳性患者的特点，益气扶正、化湿驱邪、调畅气机或是其治疗的方向[64]。

研究报告:《30 例新型冠状病毒肺炎核酸持续阳性患者临床特征回顾性分析》[64]。

（四）刘清泉团队

刘清泉[65]从前期搜集的 200 余例的中医资料发现 COVID-19 归属于“湿毒疫”范畴，病因以湿毒疫邪为主，人体正邪交争的反应状态决定了湿毒从寒化还是从热化。普通型以湿热疫毒蕴肺证为主，兼夹暑邪为病，热毒久羁可致气阴两虚，病位主要涉及肺、心、脾、大肠、胃等多个脏腑，病机表现为湿、热、暑、寒、虚、毒，以湿毒及湿热为核心病机[66]。因此，治当始终围绕湿邪展开。早期正确、及时地化湿通腑泄浊是本病的一个关键治疗环节，病程中应分期与分型相结合论治。

研究报告：①《105 例新型冠状病毒肺炎普通型患者中医临床特征分析》[66]；②《75 例新型冠状病毒肺炎患者中医证候与肺部 CT 影像相关性分析》[67]。

（五）吕文亮团队（承担国家重点研发计划“公共安全风险防控与应急技术装备”重点专项，应对新冠肺炎中药方剂的真实世界临床研究［2020YFC0845300］）

吕文亮[15]根据武汉 COVID-19 临床实际，指出 COVID-19 早期虽然有寒湿阻滞的表现，但寒湿化热是常态，寒邪作为诱因可很快消失，病位在肺脾，病因立足于“湿热疫毒”。发病过程中表现为热、喘、瘀、脱、虚，病机有湿毒、热毒、瘀毒等病性的不同。治当以“逐邪为第一要义”，主以分消湿热疫毒、宣肺化湿、宣畅气机，把住早期、进展期治疗以减少危重症、降低病死率。本病演变以“湿毒化热”为主线，并非“热毒夹湿”，应在把握本病证治规律基础上，重视湿邪的祛除，透表散邪，芳香化浊辟秽，调理肺脾气机，给邪毒出路，将分消湿热疫毒贯穿治疗始终。

研究报告[68-70]：①《2019 冠状病毒肺炎 749 例患者中医药治疗的真实世界临床研

究》[68]；②《清肺排毒汤治疗轻型 / 普通型新型冠状病毒肺炎 295 例多中心临床研究》[69]；③《605 例湖北地区重型、危重型新型冠状病毒肺炎患者的临床特点、药物治疗与预后的多中心回顾性队列研究》[70]；④《基于湖北省定点医院 2132 例临床资料分析 2019 冠状病毒病发生相关因素》[26]。

项目阶段性总结：①通过对 8 家方舱医院的病例进行研究发现，中医药的应用能减少轻型、普通型 COVID–19 患者住院天数、核酸转阴天数、用药天数、部分主要症状消失时间，有效改善肺部 CT 影像学结局。②通过对 8 家定点医院的病例进行研究发现，中医药的应用能升高外周血淋巴细胞、血小板、人血清白蛋白水平，降低非特异性炎症标志物 PCT、直接胆红素、丙氨酸氨基转移酶、天门冬氨酸氨基转移酶水平，均同向性地支持中西医结合的疗效。无论对于普通型 COVID–19 还是重型 COVID–19 患者，无论应用于没有基础疾病的患者还是已有基础疾病的患者，均优于单纯的西医治疗组或单纯的中医治疗组；同时进一步解释并证明了在重症 COVID–19 组别中，中西医结合治疗组的病死率低于单纯的西医治疗组。③基于 2132 例湖北省定点医院中医药治疗新型冠状病毒肺炎临床观察发现，普通型者首发症状前 5 位依次为咳嗽、乏力、发热、咳痰、纳差；重型者为咳嗽、乏力、发热、咳痰、憋闷或喘促。有无基础疾病患者首发症状前 3 位均为咳嗽、乏力、发热。普通型组前 5 位基础疾病依次为高血压、糖尿病、有手术史、冠心病、慢性胃肠道疾病；重型组为高血压、糖尿病、冠心病、慢性肾病、慢性胃肠道疾病。重型患者均以抗病毒、抗菌、免疫调节、祛痰、抗凝与中草药治疗为主。

研究报告：①《新冠康复颗粒对于新型冠状病毒肺炎瘥后肺纤维化保护机制的网络药理研究》[71]；②《基于网络药理学与分子对接法探讨薛氏五叶芦根汤代茶饮防控新型冠状病毒肺炎的作用机理》[72]；③《清肺达原颗粒治疗新型冠状病毒肺炎的潜在物质基础研究》[73]。

总体而言，吕文亮认为 COVID–19 早期治当芳香化浊、宣肺透邪，进展期治当宣肺通腑、清热解毒、平喘化痰、化瘀通络，早期、进展期通过肺胃肠同治可防止疾病进一步加重，损伤其他脏腑，蕴“既病防变”于其中。极期治当开闭固脱、解毒、回阳救逆；恢复期除益气养阴健脾外，应用祛湿解毒清除余邪，同时选用活血化瘀通络药物，协助恢复肺脾之气机。

（六）方邦江团队

方邦江[74]结合 COVID–19 的中医临床特征及临床实践认为 COVID–19 属于中医疫病“湿温”范畴。老年、免疫力低下的 COVID–19 患者病情更易加重，甚至致死[75]，表明“急性虚证”是 COVID–19 引起重症和死亡的重要病机。因此，他倡导 COVID–19“全程补虚”的创新防治策略。如轻症（无肺炎、无症状感染者）：培元扶正、化秽辟浊法；普通型（有肺炎）：培元扶正、表里双解法；危重症：扶元逆转法；恢复期：益气养阴、降气平喘、活血化瘀法等。[76, 77]针对 COVID-19 不同阶段"全程补虚"分别选用黄芪、北沙参、西洋参、人参、麦冬、黄精、冬虫夏草等补益中药，取得显著临床疗效。

（七）李建生团队（河南省科学技术厅、河南省财政厅关于"新型冠状病毒防控应急攻关首批项目"[201100310400，201100310500]）

李建生根据武汉疫区的临床观察资料指出，患者的潜伏期长，肺部影像吸收、病情痊愈时间长，存在低热、身热不扬、口渴不欲饮、胸闷、大便溏滞不爽、乏力、倦怠等主要临床表现，多见舌苔厚腻[78]，符合"湿"的重浊、黏滞、趋下特征，认为 COVID-19 病因属性以"湿"为主，是湿邪疫毒[79]，病位在肺，由气及血涉及脾胃，病机特点为"湿、热、毒、瘀、虚"，多表现为肺胃同病、肺脾同病、肺肠同病、肺心同病等。中西医结合治疗具有较好疗效，可缩短病毒核酸转阴时间和住院时间，能够降低死亡率，改善临床症状，促进肺部炎症吸收[80]。

研究报告：①《中西医结合治疗 46 例重型和危重型新型冠状病毒肺炎单臂临床研究》[80]；②《基于症状间关系及其对证候的贡献度初步建立新冠肺炎常见证候诊断依据》[81]。

（八）张忠德团队（国家中医药管理局应急专项资助项目[2020ZYLCYJ05-12]；广东省教育厅普通高校新冠疫情防控专项资助项目[2020KZDZX1053]）

张忠德[82]认为 COVID-19 从根本上是由"疫"邪引起，但以"湿"邪为重，病因是湿毒疫邪。病机以湿邪困脾、疫毒闭肺为核心，湿邪贯穿始终，随疾病进展及个体禀赋差异出现化热、化燥，少数可见寒化，病机特点表现为湿、毒、瘀、闭。治疗应中医药全程参与，辨证施治：早期应以宣肺、调中、渗下分消走泄为法，因势利导。根据广州人群的体质特征与气候特点，广州方案在国家方案病机特点的基础上应增加"虚"这一病机，极期与恢复期患者强调"虚则补之"。同时基于"以祛邪为第一要义"强调祛湿清热之法。

张忠德表示[83]，中医药在应对德尔塔变异毒株引起的 COVID-19 的轻型和普通型有较好的效果，在阻断重症上也有一定疗效。目前德尔塔疫情仍属于中医"疫病"范畴，是暑热与湿邪胶着，弥漫三焦所致。核心病机为暑湿化热、疫毒侵肺、元气大虚。总体治法上坚持以清暑化湿、宣肺解毒、通腑泄热为主，并且重视早期扶正、全程扶正。

研究报告:《111 例新型冠状病毒肺炎患者中医辨治临床观察》[84]。

（九）谷晓红团队

谷晓红认为 COVID-19 属于中医"湿疫"范畴，具有湿邪贯穿始终、瘀毒阻滞的疾病特点[85]。"湿浊温热"邪气从人体各窍道黏膜外通膜系而入，伏于膜原，沿内外膜系分布在体内上下传变，膜道异常是其发病及传变的核心因素[86]。而 COVID-19 的肺部病变主要累及肺间质，部分患者 SARS-CoV-2 在肾脏中存在高水平表达，发病初期或部分高龄、基础疾病多患者的发病后期均可出现肺肾同损的表现，甚至出现多器官功能衰竭综合征（MOFS）[87]，气虚病机存在于疾病各阶段。治疗强调避其毒气疏通膜道、分消走泄给邪出路，时时顾护正气，分型论治。轻型一般邪少正盛，此阶段即使有正虚存在，补气也要慎重，过早补气可能壅遏邪气，不利于祛邪外出；普通型一般为邪盛正不衰，此阶段邪正交争剧烈；重型、危重型一般为邪盛正衰，祛邪同时应顾护正气，防止出现内闭外脱之证；恢复期一般邪少虚多，此时以益气养阴为主，同时清透余邪，以防余邪留恋。总之，正虚存在于 COVID-19 各个阶段，治疗过程中应注意顾护正气，根据各阶段的正邪对比情况立法用药[23]。

七、总结与讨论——经验与策略

对于 COVID-19 的病因，归纳文献资料，目前主要存在四种学术观点，即寒湿疫论、湿热疫论、温热（夹秽）疫论以及寒温并存论，但湿毒为主因致病、病位以肺为主的观点基本统一，命名为“湿毒疫”。湿毒疫是以湿毒为典型特点的疫病，湿为土之气，容纳万物，多夹风、寒、热诸邪，初起致病隐匿、相对温和，热化、燥化后病势传变迅速，多生变证，病势缠绵难愈。本病病因总不离湿毒致病，疫毒闭肺、湿邪困脾是其基本病机，湿毒贯穿始终，随着疾病进程及个体禀赋差异、地区气候变化，可出现热化、燥化、酿毒和寒化。因此，COVID-19 是湿毒疫邪从口鼻、肌肤侵袭人体，内外合邪所致，病证虽变化多端，但病机总不离六气蕴蓄、兼挟、转化：“寒、湿、热、毒、瘀、虚”。中医的两大特色是整体观和辨证论治，但论治疫病之时当采取病证结合模式，分期论治，三因制宜。治疗新冠肺炎的原则：一是辨证论治与群体通治方相结合；二是关口前移，早期干预，控制病情进展；三是截断疗法，逆转病势，犹重湿、痰、虚之治，康复调治中仍要祛邪重扶正。治疗虽以中药内服为主，然刮痧、艾灸等疗法作为中医外治法，以其操作简便、安全有效等特点一直运用至今。此次 COVID-19 虽已得到一定程度的遏制，但某些地区出现了反弹，探求简便有效的防治方法尤为重要。在治疗原则及疗效评价方面，中医药对 COVID-19 轻型、普通型疗效显著；重型、危重型中西结合疗法更具优势。因此，中西医并举，中医药全程参与，审因论治，结合分期辨证施治，可以取得良好的临床疗效。

COVID-19 是新发传染病，目前仍在全世界广泛流行，但对 COVID-19 的认识并不系统，因此，上述中医药防治理论及技术均属于初步研究阶段，随着对 COVID-19 认识的不断深入和治疗效果的完善，一定会形成更系统的理论认识和治疗方案，以丰富中医疫病学的理论体系。

撰稿人：吕文亮　刘　林　孙玉洁　孙易娜　张思依　张　平　徐晓惠　刘之义

参考文献

[1] 卞晓妍，袁赵，迎晨．武汉市中医医院首批5名患者集体出院［EB/OL］．http: //m.news.cctv.com/2020/02/06/ARTImudndL2GSs8Y2qGeHXsu200206.shtml.

[2] 国家卫生健康委办公厅，国家中医药管理局办公室．新型冠状病毒肺炎诊疗方案（试行第七版）［EB/OL］．［2020-03-16］．http: //www.nhc.gov.cn/yzygj/s7653p/202003/46c9294a7dfe4cef80de7f5912eb1989.shtml.

[3] 仝小林，李修洋，赵林华，等．从“寒湿疫”角度探讨新型冠状病毒肺炎（COVID-19）的中医药防治策略［J］．中医杂志，61（6）：465-470，553.

[4] 王琦，谷晓红，刘清泉．新型冠状病毒肺炎中医诊疗手册［M］．北京：中国中医药出版社，2020：1.

[5] 范逸品，王燕平，张华敏，等．试析从寒疫论治新型冠状病毒（2019-nCoV）感染的肺炎［J］．中医杂志，2020，61（5）：369.

[6] 蔡秋杰，张华敏，王乐，等．论寒疫与新型冠状病毒肺炎（COVID-19）防治［J］．中医药信息，2020，37（2）：1.

[7] 薛伯寿，姚魁武，薛燕星．“清肺排毒汤”快速有效治疗新型冠状病毒肺炎的中医理论分析［J］．中医杂志．2020，61（6）：461.

[8] 宋柏杉．我对新冠肺炎中医治疗的思考（附病例反馈）［EB/OL］．（2020-02-01）［2020-02-13］．http: //mp.weixin.qq.com/s/-yRngpcwr-923EBmBsa6yA.

[9] 陆云飞，杨宗国，王梅，等．50例型冠状病毒感染的肺炎患者中医临床特征分析［J］．上海中医药大学学报，2020，34（2）：17-21.

[10] 范伏元，樊新荣，王莘智，等．从“湿毒夹燥”谈湖南新型冠状病毒感染的肺炎的中医特点及防治［J/OL］．中医杂志：1-4［2020-04-09］．http: //kns.cnki.net/kcms/detail/11.2166.r.20200206.1256.004.html.

[11] 俞晓，曹敏，袁敏，等．从“湿疫”论治新型冠状病毒肺炎的思考［EB/OL］．［2020-06-09］．http: //kns.cnki.net/kcms/detail/31.1276.r.20200608.0849.001.html

[12] 王振兴，吴永灿，安军，等．从“湿浊化疫，气机痹阻”辨治四川新型冠状病毒肺炎［J/OL］．中药药理与临床．https: //doi.org/10.13412/j.cnki.zyyl.20200511.001.

[13] 国家卫生健康委办公厅，国家中医药管理局办公室．关于印发新型冠状病毒肺炎诊疗方案（试行第七版）的通知［EB/OL］．［2020-03-15］．http: //www.nhc.gov.cn/yzygj/s7653p/202003/46c9294a7dfe4cef80dc7f5912eb1989.shtml.

[14] 万克华，折哲，孙永顺，等．基于“袪邪为第一要义”从清热化湿论治新型冠状病毒肺炎［J/OL］．上海中医药杂志．https: //doi.org/10.16305/j.1007-1334.2020.08.096.

[15] 吕文亮．基于新型冠状病毒肺炎防治的温疫病临床思维创新［J］．中医文献杂志，2020，38（2）：1-4.

[16] 陈四清，周仲瑛．新型冠状病毒肺炎中医诊治策略与方法刍议［J］．江苏中医药，2020，52（4）：34-38.

[17] 熊继柏．国医大师熊继柏谈《湖南省新型冠状病毒肺炎中医药诊疗方案》［J］．湖南中医药大学学报，2020，40（2）：123-128.

[18] 王达洋，王显．从“络风内动”病机学认识新冠病毒肺炎心肌损伤［J/OL］．中医杂志［2020-06-03］．http: //kns.cnki.net/kcms/detail/11.2166.R.20200602.1650.004.html.

[19] 李晓凤，杜武勋．基于五运六气理论对新型冠状病毒感染的肺炎的几点思考［J］．中华中医药学刊，2020，38（3）：14.

［20］郝建梅，赵锋，刘素香，等．杨震教授从“一气周流”理论辨治新冠肺炎恢复阶段［J］．http: //kns.cnki.net/kcms/detail/61.1501.r.20200520.1328.006.html.

［21］范逸品，王燕平，张华敏，等．试析从寒疫论治新型冠状病毒肺炎［J］．中医杂志，2020，61（5）：369-374.

［22］罗钧允，曾英坚，伍建光，等．从寒温统一谈新型冠状病毒肺炎的中医治疗［J］．江西中医药大学学报，2020，32（3）：1-3.

［23］刘铁钢，白辰，刘邵阳，等．基于系统药理学探究新型冠状病毒肺炎中医病机［J］．中国中医药信息杂志，2020，27（11）：99-105.

［24］杨继，张垚，张春阳，等. 2831 例新型冠状病毒肺炎患者中医证素特点的文献调查分析［J］．江苏中医药，2020，52（4）：74-80.

［25］郑文科，张俊华，张伯礼，等．2135 例新型冠状病毒肺炎患者中医证候调查分析［J/OL］．中医杂志：1-3［2021-05-25］．http: //kns.cnki.net/kcms/detail/11.2166.R.20210507.1642.002.html.

［26］黄超群，吕文亮，李昊，等．基于湖北省定点医院 2132 例临床资料分析 2019 冠状病毒病发生相关因素［J］．中华中医药杂志，2021，36（1）：93-98.

［27］国家卫生健康委员会．新型冠状病毒感染的肺炎诊疗方案（试行第四版）［EB/OL］．［2020-01-27］．http: //www.nhc.gov.cn/yzygj/s7653p/202001/4294563ed35b43209b31739bd0785e67.shtml.

［28］国家卫生健康委办公厅，国家中医药管理局办公室．新型冠状病毒感染的肺炎诊疗方案（试行第五版）［OB/OL］．［2020-02-05］．http: //www.nhc.gov.cn/yzygj/s7653p/202002/3b09b894ac9b4204a79db5b8912d4440.shtml.

［29］郑文科，张俊华，杨丰文，等．从湿毒疫论治新型冠状病毒肺炎［J］．中医杂志，2020，61（12）：1026-1028.

［30］夏克平．中医气功五禽戏之补肺功法［N］．中国中医药报，2020-04-16.

［31］盛增秀，陈永灿，庄爱文，等．中医治疫，源远流长［N］．中国中医药报，2020-04-03.

［32］姚鹏宇，原淳淳，程广清．《松峰说疫》中的芳香防疫思想［N］．中国中医药报，2020-03-16.

［33］刘小平．古今治疫常用石菖蒲［N］．中国中医药报，2020-04-01.

［34］王学军．防疫可佩带中药香囊［N］．中国中医药报，2020-04-03.

［35］王平．向李时珍学防疫，看《本草纲目》怎么说［N］．中国中医药报，2020-04-15.

［36］王平．中医抗疫要注意：宁神气，慎起居，良好睡眠保健康［N］．中国中医药报，2020-04-15.

［37］盛增秀，陈永灿，庄爱文，等．放邪出路，清热解毒，生津养液，抓三个亮点治法，促中医治疫发展［N］．中国中医药报．2020-04-16.

［38］庞稳泰，金鑫瑶，庞博，等．中医药防治新型冠状病毒肺炎方证规律分析［J/OL］．中国中药杂志：1-8［2020-02-28］．https: //doi.org/10.19540/j.cnki.cjcmm.20200218.502.

［39］徐厚仁，洁肠胃，昌荣卫．抗疫毒［N］．中国中医药报，2020-03-19.

［40］张龠宇，杜全宇，王振兴，等．新型冠状病毒肺炎中医药康复方案及实施的分析与思考［J/OL］．世界科学技术 - 中医药现代化 . http: //kns.cnki.net/kcms/detail/11.5699.r.20200416.1610.018.html.

［41］章关春．国医大师葛琳仪谈新冠肺炎患者的家庭康复［N］．中国中医药报，2020-04-10.

［42］杨彦伟，顾旭，鲁文涛，等．从正虚邪恋探讨新冠肺炎恢复期核酸阳性的诊治［J］．国医论坛，2020，35（3）：27-28.

［43］张震，李浩．中医药治疗老年人新型冠状病毒疾病探讨［J/OL］．北京中医药：1-9［2020-02-28］．http: //kns.cnki.net/kcms/detail/11.5635.R.20200219.1703.002.html.

［44］杨先照，杜宏波，郝伟丽，等．新型冠状病毒肺炎恢复期的中医药干预策略［J］．2020，43（5）：363-367.

［45］刘慧林，王麟鹏，宣雅波，等．SARS 康复门诊患者 89 例病情调查及针灸治疗对策［J］. 中国针灸，

2003，23（10）：630-631.
［46］中国中医药网. 武汉市中医院开设新冠肺炎康复门诊［EB/OL］.［2020-02-12］. http: //www.cntcm.com.cn/2020-02/12/content_71057.htm.
［47］何清湖，刘应科，孙相如，等. 中医药向新型冠状病毒肺炎亮剑——国家中医药管理局发布"清肺排毒汤"的意义与作用［J/OL］. 中医杂志，2020：1-4［2020-02-29］. http: //kns.cnki.net/kcms/detail/11.2166.R.20200224.1038.008.html.
［48］国家卫生健康委办公厅，国家中医药管理局办公室. 关于推荐在中西医结合救治新型冠状病毒感染的肺炎中使用"清肺排毒汤"的通知［EB/OL］.（2020-02-07）［2020-04-15］. http: //yzs.satcm.gov.cn/zhengcewenjian/2020-02-07/12876.html.
［49］薛伯寿，姚魁武，薛燕星. "清肺排毒汤"快速有效治疗新型冠状病毒肺炎的中医理论分析［J］. 中医杂志，2020，61（6）：461-462.
［50］苏克雷，熊兴江. 新型冠状病毒肺炎的经典名方治疗策略与思考［J/OL］. 中国中药杂志. https: //doi.org/10.19540/j.cnki.cjcmm.20200603.501.
［51］苏捷，杨贤海，付大清，等. 运用"十味清瘟汤"防治新型冠状病毒肺炎临证思路撮要［J/OL］. 中国中医基础医学杂志：1-6［2020-02-29］. http: //kns.cnki.net/kcms/detail/11.3554.r.20200226.1151.002.html.
［52］"肺炎 1 号方"更名为"透解祛瘟颗粒"［EB/OL］. http: //sz.people.com.cn/n2/2020/0209/c202846-33778448.html.
［53］文隆，周志国，黄康，等. 血必净注射液对重型新型冠状病毒肺炎患者炎症指标及病情转归的疗效观察［J］. 中华危重病急救医学，2020，32（4）：426-429.DOI：10.3760/cma.j.cn121430-20200406-00386.
［54］田野，李瑞明，任红微，等. 生脉散用于新型冠状病毒肺炎恢复期治疗的可行性探讨［J/OL］. 药物评价研究：1-6［2020-02-29］. http: //kns.cnki.net/kcms/detail/12.1409.R.20200220.0947.002.html.
［55］唐静，田野，李瑞明，等. 生脉散用于新型冠状病毒肺炎恢复期治疗的可行性探讨［J/OL］. 药物评价研究：1-6［2020-02-29］. http: //kns.cnki.net/kcms/detail/12.1409.R.20200220.0947.002.html.
［56］王怡菲，邱模炎，裴颢，等. 中医药辨治新型冠状病毒肺炎的组方及用药规律探析［J/OL］. 世界中医药：1-8［2020-02-29］. http: //kns.cnki.net/kcms/detail /11.5529.R.20200226.1032.010.html.
［57］郑文科，张俊华，杨丰文，等. 从湿毒疫论治新型冠状病毒感染的呼吸道疾病［J/OL］. 中医杂志. http: //kns.cnki.net/kcms/detail/11.2166.R.20200304.1405.006.html.
［58］中国科学报. 张伯礼院士：中医药从过去的参与者变成和西医并肩战斗主力军［EB/OL］.［2020-02-17］. http: //news.cnwest.com/tianxia/a/2020/02/17/18490351.html.
［59］黄明，杨丰文，张磊，等. 中医药治疗新型冠状病毒肺炎的经验与策略——张伯礼院士武汉一线抗疫思考［J/OL］. 中医杂志：1-4［2020-11-10］. http: //125.221.83.226：18/rwt/CNKI/http/NNYHGLUDN3WXTLUPMW4A/kcms/detail/11.2166.R.20200927.0943.002.html.
［60］段璨，夏文广，张伯礼，等. 金花清感颗粒联合西医常规治疗方案治疗轻型新型冠状病毒肺炎的临床观察［J］. 中医杂志，2020，61（17）：1473-1477.
［61］Tian J X，Yan S Y，Wang H，et al. Hanshiyi Formula，a medicine for Sars-CoV2 infection in China，reduced the proportion of mild and moderate COVID-19 patients turning to severe status：A cohort study［J］. Pharmacological Research，2020，161.
［62］He L Y，Li S H，Tong X L，et al．Analysis of the curative effect of cold-dampness epidemic prescription（寒湿疫方）on the main symptoms of quarantined people in community［J］. World Journal of Integrated Traditional and Western Medicine，2021，7（2）：12-19.
［63］卢幼然，王玉光，焦以庆，等. 新型冠状病毒肺炎中医证治研究进展［J/OL］. 中医杂志 .http: //kns.cnki.net/kcms/detail/11.2166.R.20200520.1153.002.html.
［64］丛晓东，杨金亮，黄璐琦，等. 30 例新型冠状病毒肺炎核酸持续阳性患者临床特征回顾性分析［J］. 中

医杂志，2020，61（24）：2121-2125.
［65］王玉光，齐文升，马家驹，等．新型冠状病毒肺炎中医临床特征与辨证治疗初探［J］．中医杂志，2020，61（4）：281-285.
［66］李宇栋，温博，刘清泉，等．105 例新型冠状病毒肺炎普通型患者中医临床特征分析［J］．北京中医药，2021，40（3）：221-224.
［67］徐良洲，王刚，刘清泉，等．75 例新型冠状病毒肺炎患者中医证候与肺部 CT 影像相关性分析［J］．天津中医药，2021，38（4）：422-425.
［68］李昊，吕文亮，孙易娜，等．2019 冠状病毒肺炎 749 例患者中医药治疗的真实世界临床研究［J］．中华中医药杂志，2020，35（6）：3194-3198.
［69］孙易娜，吕文亮，李昊，等．清肺排毒汤治疗轻型 / 普通型新型冠状病毒肺炎 295 例多中心临床研究［J］．中医杂志，2021，62（7）：599-603.
［70］秦泠曦，吕文亮，杨旻，等．605 例湖北地区重型、危重型新型冠状病毒肺炎患者的临床特点、药物治疗与预后的多中心回顾性队列研究［J］．中华中医药学刊，2021，39（3）：89-95.
［71］张思依，向阳，吕文亮，等．新冠康复颗粒对于新型冠状病毒肺炎瘥后肺纤维化保护机制的网络药理研究［J］．湖北中医药大学学报，2020，22（5）：16-21.
［72］向阳，吕文亮．基于网络药理学与分子对接法探讨薛氏五叶芦根汤代茶饮防控新型冠状病毒肺炎的作用机理［J］．湖北中医药大学学报，2020，22（3）：5-11.
［73］向阳，高清华，吕文亮．清肺达原颗粒治疗新型冠状病毒肺炎的潜在物质基础研究［J］．世界中医药，2020，15（4）：512-518.
［74］方邦江，张文，周爽，等．基于“急性虚证”防治新型冠状病毒肺炎的理论基础与临床实践［J/OL］．中医杂志：1-3［2021-05-28］．http: //125.221.83.226: 18/rwt/CNKI/http/NNYHGLUDN3WXTLUPMW4A/kcms/detail/11.2166.R.20210128.1518.002.html.
［75］包兆含，张文，邬鑫鑫，等．“截断扭转 - 扶正固本”法治疗疫病思想对新型冠状病毒肺救治的启示［J/OL］．中国中医急症．https: //kns.cnki.net/kcms/detail/50.1102.R.20200703.1530.002.html.
［76］陈晓蓉，方邦江．中西医结合诊疗新型冠状病毒肺炎验案 120 例［M］．上海：上海科学技术出版社，2020: 318-323.
［77］方邦江，李灿辉，陈业孟，等．中医疫病学实践和理论的发展创新——中外专家谈新型冠状病毒肺炎中医治疗启示［J/OL］．中国中西医结合杂志：1-6［2020-11-10］．http: //125.221.83.226：18/rwt/CNKI/http/NNYHGLUDN3WXTLUPMW4A/kcms/detail/11.2787.R.20201028.1122.004.html.
［78］马家驹，陈明，王玉光．新型冠状病毒（2019-nCoV）综合征中医证治述要［J/OL］．北京中医药：1-12［2020-02-07］．http: //kns.cnki.net/ kcms/detail /11.5635.R.20200207.1616.002.html.
［79］李建生，李素云，谢洋．河南省新型冠状病毒肺炎中医辨证治疗思路与方法［J］．中医学报，2020，35（3）：455-457.
［80］李素云，谢洋，王佳佳，等．中西医结合治疗 46 例重型和危重型新型冠状病毒肺炎单臂临床研究［J/OL］．中医杂志：1-6［2020-11-10］．http: //125.221.83.226：18/rwt/CNKI/http/NNYHGLUDN3WXTLUPMW4A/kcms / detail/11.2166.R.20201012.1403.002.html.
［81］春柳，冯贞贞，李建生，等．基于症状间关系及其对证候的贡献度初步建立新冠肺炎常见证候诊断依据［J/OL］．世界科学技术 - 中医药现代化：1-9［2021-05-28］．http: //125.221.83.226：18/rwt/CNKI/http/NNYHGLUDN3WXTLUPMW4A/kcms/detail/11.5699.r.20210426.1245.012.html.
［82］李际强，陈剑坤，张德忠．《广东省新型冠状病毒感染的肺炎中医药治疗方案（试行第二版）》解读［J］．江西中医药，2020，51（448）：39-41.
［83］中医药对德尔塔变异毒株引起的新冠肺炎有较好疗效［N］．中医健康养生，2021-08-02（004）.
［84］黄东晖，冯淬灵，蔡俊翔，等．111 例新型冠状病毒肺炎患者中医辨治临床观察［J］．北京中医药大学学

报，2020，43（6）：457-462.
［85］刘铁钢，白辰，谷晓红，等. 新型冠状病毒肺炎的中医病名探究［J］. 北京中医药大学学报，2020，43（10）：797-803.
［86］杨冠男，姜欣，谷晓红. 从中医膜系理论探讨新型冠状病毒肺炎的防治策略［J］. 北京中医药大学学报，2020，43（8）：630-635.
［87］董斐，柳红良，谷晓红. 基于"肺—三焦膜原—肾"理论对新型冠状病毒肺炎肺肾同损的认识与思考［J］. 北京中医药大学学报，2020，43（5）：357-362.

中医药防治甲型流感研究

一、概述

流行性感冒（influenza），简称流感，是由流行性感冒病毒引起的一类可严重危害人类健康的急性呼吸道传染病。根据其核蛋白和基质蛋白的不同，可分为甲、乙、丙、丁4种亚型，其中甲型H1N1因其抗原突变和（或）漂移导致变异极易引起全球大流行。流感病毒传染性强，人群普遍易感，主要通过打喷嚏和咳嗽等飞沫传播，亦可经口腔、眼睛等黏膜直接或间接接触感染。2020年版流感诊疗方案指出人群密集且密闭或通风不良的场所也可能通过气溶胶传播[1]。流感患者临床症状表现多样，主要以发热、头痛、肌痛和全身不适起病，多高热，可有畏寒、寒战，伴全身肌肉关节酸痛、乏力、食欲减退等全身症状，重症患者可合并肺炎，肾、神经系统、心脏等全身系统损害，甚者出现脓毒症休克而危及生命。

中医对流感的认识历史悠久，属于中医学“时行感冒”“瘟疫”“疫病”范畴。清代林佩琴《类证治裁·伤风》提出了“时行感冒”这一名词，认为传染性、季节性是时行感冒区别于普通感冒的重要特征。

二、中医对甲型流感的认识

（一）中医学对甲型流感病因病机的认识

众多医家认为，流感的发病不仅是由于感受外邪侵袭，还与机体抵抗能力下降有关，“邪盛而突发”与“正虚于一时”是不可或缺的两方面，任何可导致这种状态出现的因素都可以导致该疾病的发生，尤其是气候变化、寒暖骤变时更容易发病。但在不同季节、不同地域，其症候表现也不一致，是由于其各自地域的病毒流行株病原学特点、气候环境、流行季节共同决定的，外感疫疠之气兼夹时令之气，共同致病。

流感本质为风热疫毒外感。刘清泉[2]认为甲型 H1N1 流感病因为风热疫毒，核心病机是风热毒邪，犯及肺卫。梁腾霄等[3]认为其病因为热毒夹湿，病机特点为热毒夹湿侵犯肺卫，卫气同病，表证短暂，迅速入里。张国梁等[4]则认为甲型 H1N1 流感属中医“温病”范畴，以风热邪毒侵犯肺卫为主要特征，临床特点符合温病规律。姚自凤等[5]认为甲型 H1N1 流感的病因病机为疠气感染，风热袭肺为主要证候。周平安、姜良铎等[6, 7]结合临床观察，发现北京地区流感高发多在冬春季节，认为冬季饮食偏肥甘厚味温补导致体内多热多燥，风热疫毒邪气外感的同时夹杂有寒邪之象多易形成表寒里热证型。

近年来对流感的中医证候研究日渐深入。姚自凤等[8]通过对 200 例甲型 H1N1 流感患者进行观察并分析发现，风热证者占 98.5%，风寒证者占 1.5%，其中风寒证者考虑与其阴寒体质相关。以上数据充分证明甲型 H1N1 流感实际上属于中医的温病范畴。罗丹等[9]对 2016—2017 年冬春季北京地区 1224 例流感样病例观察，风热证 440 例（35.9%）、风寒证 335 例（27.4%）、寒包火证 300 例（24.5%），临床也表现为卫气同病。但考虑到该组人群中甲型 H1N1 亚型占比偏低，存在一定的认识偏差。王珏云等[10]对 502 例流感病例统计分析（其中甲型流感 431 例），风寒束表证、表寒里热证在甲流中的比例分别为 44.32%、37.59%，认为 2019 年甲型流感患者风寒束表兼气虚最多，证候以风寒束表证为主。同时，不同人群体质跟甲型流感发病存在一定的相关性。王晓才等[11]通过对门诊就诊的 151 例甲流患者进行分析发现，阴虚质、痰湿质、气郁质、和平质、特禀质是影响甲流患者中医证候的 5 种主要中医体质类型。

对于疾病不同严重程度，中医证型及证候学亦有所区分。王融冰等[12]认为重症病变在气分，累及肺脏；危重症可见邪入营血；极少数疫毒直伤营血，逆传心包。病情严重程度与证候特点的关系，在 2020 版流行性感冒诊疗方案亦有总结：轻症以风热犯卫、风寒束表、表寒里热、热毒袭肺为主；重症以毒热壅盛和毒热内陷，内闭外脱多见；恢复期为气阴两虚，正气未复。

（二）中医学对甲型流感病证及病程的认识

流行性感冒潜伏期一般为 1 ~ 7 天，多为 2 ~ 4 天。早期症状与普通流感相似，不同中医证型可表现不同症状特点，如：为风热证者，多见发热或未发热，咽红不适，干咳少痰，口干，舌质红，苔薄或薄腻，脉浮数；风寒证者可见恶寒，发热或未发热，无汗，身痛头痛，鼻流清涕，舌淡红苔薄而润，脉浮紧。部分患者病情可迅速发展，表现为高热不退，烦躁不安，咳嗽，喘促短气，少痰或无痰，便秘腹胀，舌红绛，苔黄或腻，脉弦滑数；更甚者，出现神志昏蒙，唇甲紫绀，呼吸浅促，或咯血痰或粉红色血水，胸腹灼热，四肢厥冷，汗出，尿少，脉微细等。随着疾病的进展及治疗作用的体现，后期患者可出现神疲乏力、气短，咳嗽，少痰，纳差，舌淡少津苔薄，脉细等气阴两虚、正气未复之表征。

（三）中医学对甲型流感辨证治法的认识

流感的传变具有规律性，分阶段论治有助于提高临床疗效和诊疗效率，依据北京地区流感的发病症状及规律，可分为轻症、重症、恢复期，但治疗上更加强调把握初期和重症。

1. 流感初期重视表里双解

结合既往研究，认为北京地区冬春季节流感发病以表寒里热证或外寒内热证为常见证型。治法更加强调要在流感初期表里双解、辛凉解表，不能单纯清热解毒。在此基础上，众多学者进行中医药治疗流感的创新研究，如刘琳等[13]认为疏解清透法（金银花、羌活、绵马贯众、赤芍、松果菊）治疗流感有效，在缩短病程及改善症状方面优于西医抗病毒治疗。同时解表与清热力度的配比，应根据临床表、里证的比重不同，可参考施今墨先生经验，如“七解三清”“五解五清”“三解七清”等治疗思路。

2. 重视流感危重症的治疗

部分甲型流感患者后期可发展至急危重症，远期预后差，严重影响其生活质量。因此提出流感救治的重点是流感危重症，包括存在基础疾病和既往体健者，这两类人均应是流感救治的重点。并根据流感重症的证候特点、病机、证型等，不断优化诊疗方案。

在流行性感冒的防治过程中，把住气分关是治疗流感重症的关键，避免邪毒入营入血。注重气机的调畅，如肺气的宣畅、脾胃的畅运、痰湿的祛除，利于气机的宣展及热邪的透散，易于邪气透达外出，甚至在气分热盛阶段，可提前加入凉血活血之品，如重症阶段合并弥漫性血管内凝血，早期可加入丹参、赤芍，防止邪气入营动血，血必净注射液也可酌情选择。同时扶助正气以祛邪是治疗关键。周平安[14]教授治疗流感认为“温病下不厌早”，及早应用下法能截断病邪传变从而改善预后，如流感重症、危重症出现腹胀、无排便排气、肠鸣音消失等症状，推荐用灌肠方。随着现代医学的进展及治疗手段的更新，刘清泉团队[15]发现，在重症流感病程发展阶段，像古代医家描述的阴脱、热入营血等过程明显减少，其认为重症流感患者的治疗应注重护阳气开邪闭，推荐使用参附汤加减。2020 版流感诊疗方案指出，轻症辨证论治方案：①风热犯卫：疏风解表，清热解毒。②风寒束表：辛温解表。③表寒里热：解表清里。④热毒袭肺：清热解毒，宣肺化痰。重症辨证论治方案：①毒热壅盛：解毒清热，通腑泻肺。②毒热内陷，内闭外脱：益气固脱，泻热开窍。恢复期患者正气未复，气阴两虚以益气养阴为主。

（四）中医学对甲型流感预防与调护方面的认识

不同的内伤基础对流感的中医证候特点产生重要影响，其发病呈现内伤外感并存的局面。既往临床发现患者在阳明内热体质基础上更容易感受风温肺热病，通过提前清解内热，可降低外感的发生率。在现代医学常规预防方法的基础上，中医更强调防治内热的产生。预防流感方多是清解内热的方药，如北京市中医管理局发布的流感防治方案中，2018年流感预防方（苏叶 1 g、菊花 3 g、麦冬 3 g，代茶饮）和 2019 年流感预防方（苏叶 1 g、桑叶 3 g、菊花 3 g，代茶饮），均是清解阳明里热预防风温肺热类疾病发生的具体应用。

三、中医防治甲型流感近 5 年的研究进展

我国中药资源极为丰富，近年来，国内外有关抗流感病毒中药的研究日益增多，从中筛选其有效成分已成为当前抗流感病毒新药研发的一个热点。

（一）单方单药研究

我国学者在中药抗流感病毒方面做了大量研究工作，证实中医药对流感有良好的治疗作用。目前众多研究旨在探究各中药抗流感病毒有效成分和作用机制。现有文献证实，根据抗流感病毒途径将现有中药分为两大类：一类具有直接抑制病毒作用，另一类通过增强机体免疫功能间接发挥抗病毒药物。邓九零等[16]发现，板蓝根木脂素类、生物碱类、多糖类等是板蓝根抗流感 H1N1 病毒的主要生物活性成分。其一方面可以通过抑制流感病毒内吞及复制、抑制病毒的神经氨酸酶发挥直接抗病毒作用，同时还可以通过抗炎和调节免疫发挥间接抗病毒作用。许会芹[17]在研究板蓝根抗流感病毒有效部位协同作用及机制研究中发现，不同部位可作用于不同信号通路中不同的靶点来协同调控其抗流感病毒作用。如：板蓝根木脂素部位在 RIG-1/MDA5 信号通路中可以下调 P-TRF3 的表达；生物碱部位则表现出明显抑制 MDA5 的表达。但板蓝根木脂素部位、生物碱部位及总有机酸部位发挥协同抗流感病毒作用主要是通过 JAK/STAT 通路。邱玲玲等[18]通过 Box-Behnken 响应曲面法进行设计研究，发现金银花中新绿原酸、绿原酸、隐绿原酸、异绿原酸 -A 具较明显抗病毒活性，并进一步发现绿原酸与隐绿原酸之间存在拮抗作用，新绿原酸对其他组分具有协同抗病毒作用。间接抗病毒药物，代表药物如黄芪、丹参等，都能诱导流感病毒感染时干扰素和免疫球蛋白的释放。此外研究发现藿香、苍术对甲型 H1N1 流感病毒感染也有免疫调节作用。齐有胜通过汇总既往研究数据总结道，板蓝根、大青叶、金银花、连翘、鱼腥草、黄芩、莪术、牛蒡子、苍术、广藿香、野菊花、羌活、栀子、柴胡、甘草、荆芥、黄芪、姜黄、秦艽等，或直接或间接发挥抗流感病毒的作用[19]，提示中药在抗病毒作用方面具有广阔的发展前景。

（二）复方研究

抗流感病毒复方制剂一定程度上具有抑制病毒复制、调节免疫功能、镇痛抗炎等作用。流感双解方是治外感热病的临证经验方，其主要由金银花、连翘、北柴胡、荆芥、酒大黄、生石膏、黄芩、淡竹叶等十余味中草药组成，具有清气泻热、凉营解毒等功效。一

项研究[20]对比分析流感双解方和奥司他韦治疗轻型流感病毒性肺炎的临床疗效，发现中药组与对照组在临床总有效率、中医证候评分和病毒抗原转阴率等方面疗效相当。周雅萍等[21]通过对新西兰白兔进行流感双解方、利巴韦林、生理盐水灌胃并制含药血清，分析其对甲型 H1N1 流感病毒抑制效果，发现利巴韦林组和流感双解方组病毒抑制率比较，差异无统计学意义，提出流感双解方具有体外预防、直接杀灭和感染后抑制甲型 H1N1 流感病毒作用。练天生团队[22]发现加味银翘方治疗甲型 H1N1 流感病毒感染，与奥司他韦治疗等效，同时可缩短退热时间、咳嗽咽痛消失时间及病毒核酸转阴时间，且无明显不良反应，更大程度提升了中药治疗流感的地位。蜜炼川贝枇杷膏作为呼吸系统疾病的常用药之一，亦有研究发现[23]，蜜炼川贝枇杷膏 86mg/mL 剂量治疗用药能完全抑制流感病毒复制，抑制效果与奥司他韦相当；同时，剂量越大抑制病毒复制的作用越强。贾新华等[24]汇总整理 1978 年后有关治疗流行性感冒的组方，发现治疗流行性感冒中药方剂中以银翘散、香薷饮、竹叶石膏汤、麻杏石甘汤、沙参麦冬汤出现频次较高。

陈琪等[25]在甲型 H1N1 流感分为轻、中、重基础上，梳理了临床用于治疗甲型 H1N1 流感的中医成药的适应证，发现中药防治流感轻症主要有三个方向，分别是辛凉解表方药如银翘散，芳香辟秽方药如冰香散，扶正祛邪方药如玉屏风散。流感重症以热毒壅肺和毒热闭肺为病机，天龙复方制剂及麻杏石甘汤具有较好的临床疗效。危重症者，中药注射液以热毒宁注射液与血必净注射液配伍死亡保护作用最优。

（三）中成药研究

高燕菁等[26]总结发现，抗病毒口服液、双黄连制剂、连花清瘟胶囊、金花清感颗粒等中成药具有良好的抗病毒作用和临床应用价值。2020 版流感诊疗方案中亦指出，疏风解表、清热解毒类，如金花清感颗粒、连花清瘟胶囊（颗粒）、清开灵颗粒（胶囊、软胶囊、片）、疏风解毒胶囊、银翘解毒丸（颗粒、胶囊、软胶囊、片）等，清热解毒、宣肺止咳类，如银黄口服液（颗粒、胶囊、片）等，均具有一定的临床治疗疗效。

（四）中西医结合方面研究

神经氨酸酶抑制剂是 2020 版流感诊疗方案中推荐的首选抗病毒药物，其中代表药物为奥司他韦、扎纳米韦和帕拉米韦。发病 48 小时内应用可减少并发症、降低病死率、缩短住院时间等，在临床上经常与中药联合应用。一项来自吴志光团队[27]的随机对照研究发现，与单用磷酸奥司他韦治疗风热犯卫型甲型 H1N1 流感患者相比，同时联用桑翘解热汤退热快，咽拭子流感病毒转阴率高，可缩短患者病程。肖国龙等[28]观察到喜炎平注射液联合帕拉米韦治疗甲型 H1N1 流感病毒所致病毒性肺炎临床总有效率明显高于对照组，且安全性高。王东雁等[29]通过对比观察中西医结合组（中药清金化痰汤与痰热清注射液和热毒宁注射液联合应用）与单纯西医组（奥司他韦）治疗甲型 H1N1 流感病毒性肺炎的临床疗效，总结出中西医结合治疗组氧合指标和总有效率均高于单纯西医治疗组，退热时间、咳嗽喘促和肺部啰音消失时间、住院时间均较单纯西医治疗组缩短。罗豫川等[30]研究发现，奥司他韦胶囊联合使用金叶败毒颗粒治疗甲型 H1N1 流感能够更有效地改善临床症状，且不会增加不良反应。一项来自国内的研究[31]发现，银翘散合麻杏石甘汤加减配合磷酸奥司他韦治疗甲型 H1N1 流感，更有利于缩短退热时间，咳嗽、咽部充血等症状消失时间及咽拭子转阴时间。上述研究均为临床中西并治甲型流感提供了较好的临床证据，未来拥有广阔的临床应用前景。

（五）最新研究结果

中医认为，“正气存内，邪不可干，邪之所凑，其气必虚”，所以传统的中药防治流感也以扶正而祛邪，实现机体的自我稳定为原则。一项以宋延平[32]为主的研究，选取甲型 H1N1 流感密切接触者或易感人群，观察清解防感颗粒（金银花、玄参、陈皮、甘草、大枣）预防甲型 H1N1 流感的临床疗效，发现易感人群服用清解防感颗粒后，不仅能降低感染率，而且明显延缓推迟感染时间，降低感染程度，减轻流感症状，进而发挥中医药未病先防的作用。

四、国内外防治甲型流感的研究

（一）国外防治流感临床研究

1. 抗病毒药物治疗进展

目前临床推荐治疗流感的主要药物为神经氨酸酶抑制剂，如奥司他韦等。奥司他韦治疗轻症流感的推荐剂量为 75mg Bid，疗程 5 天。诸多研究发现，双倍奥司他韦治疗并无更多获益，而从药代动力学方面，标准剂量奥司他韦完全可以达到治疗效果。因此 2020 版流感诊疗方案中指出，发病 48 小时内使用神经氨酸酶抑制剂效果最佳，2 ~ 5 天内抗病毒治疗存在一定获益。

近年来，抗流感病毒药物的研发取得一定的进展，多种具有不同机制，如流感病毒多聚酶抑制剂和病毒 5' 端帽状结构依赖性核酸内切酶抑制剂等已研制成功并进入临床研究阶段。法匹拉韦为广谱抗病毒药物，日本 Toyama 公司已完成了多项法匹拉韦治疗轻症流感的Ⅱ / Ⅲ期临床研究，发现其能够明显缩短症状持续的时间，且未出现不良反应。我国曹彬团队做了一项开放标签、多中心、2a 期研究[33]，纳入重症甲流或乙流成人住院患者，旨在评估法匹拉韦在重症患者中的药代动力学和耐受性。研究发现其在重症流感患者中血药浓度无法达到稳态，且轻症流感剂量不适用于重症流感，提示应尽可能使用高剂量治疗重症流感患者。同时曹彬课题组也比较了法匹拉韦 + 奥司他韦与奥司他韦单药治疗重症流感的疗效[34]，发现联合治疗组的临床改善率优于奥司他韦单药治疗，且上述联合方案可以解决重症流感患者中高频率出现奥司他韦耐药变异病毒株的问题。

巴罗沙韦（baloxavir）能够与流感病毒 RNA 聚合酶复合体中 PA 亚基结合，抑制其从宿主细胞获得帽状结构，阻断病毒的复制。日本和美国均已批准巴罗沙韦治疗成人及≥ 12 岁儿童的流行性感冒。一项和奥司他韦对照的Ⅲ期临床试验[35]（CAPSTONE-1），巴罗沙韦能够显著改善轻症患者症状缓解时间，加快病毒滴度下降速度。另一项Ⅲ期试验[36]纳入了经实验室确诊的流行性感冒的高危青少年和成人患者，同样发现单剂量巴罗沙韦在改善高危门诊患者流感症状方面的疗效优于安慰剂，与奥司他韦相似。但存在腹泻、全身性过敏反应等不良反应，且发生 I38T/M/F 变异株，对巴罗沙韦敏感性下降。

匹莫迪韦（pimodivir）通过与流感病毒 RNA 聚合酶复合体中 PB2 亚基结合，起到“抢帽”作用。匹莫迪韦治疗流感患者的Ⅱ b 期临床试验已完成[37]，揭示在匹莫迪韦治疗后的 7 天内，能够显著降低流感患者体内的病毒数量，且匹莫迪韦和奥司他韦联合治疗与匹莫迪韦单一治疗相比，能够进一步显著降低患者体内的病毒数量。但在针对住院甲型流感患者的Ⅲ期试验中发现，与单用标准护理相比，匹莫迪韦联合标准护理并未产生额外的益处，目前已停止开发该药。

2. 抗病毒药物预防流感进展

目前已知的药物预防方式包括暴露前预防和暴露后预防。神经氨酸酶抑制剂，包括口服的奥司他韦、吸入的扎那米韦和安慰剂相比，在暴露前预防的效果都是相对来说比较满意的（50% ~ 100%）。对于暴露后预防，研究较多的主要是奥司他韦和扎那米韦[38]，发现其具有一定的暴露后预防效果。对于新型抗病毒药物的预防作用，一项发表于 2020 年的研究发现[39]，巴罗沙韦与安慰剂相比，单剂量巴罗沙韦的暴露后预防作用显著（1.9% *vs* 13.6%）。

（二）流感发病机制研究进展

目前研究发现，甲型流感的发病机制牵扯到两方面，一方面是流感病毒本身造成的细胞死亡，另一方面是流感病毒启动炎症反应的过程。流感病毒感染宿主细胞后，首先进行病毒的复制，造成细胞变形坏死，启动机体非特异性和特异性免疫反应，释放炎症因子乃至产生炎症因子风暴，进而导致重要脏器的功能障碍。目前研究发现，多种免疫细胞（NK、巨噬细胞、树突状细胞、杀伤 T 细胞、Th 细胞及 B 细胞等）及炎症因子（IL-1β、TNF-α、IL-4、IFN-γ 等）均参与流感致病过程，造成不可逆损伤。近年来，自噬在流感病毒复制过程中的作用逐渐被发现。有研究[40]发现，通过 circ-GATAD2A 的过表达抑制了自噬，进而促进 H1N1 的复制，提示 circ-GATAD2A 可能是抑制病毒感染的潜在药物靶点。所以研究者们致力于将自噬作为目标靶点，发现了许多抗 H1N1 病毒的药物。一项来自曹彬教授团队的基础研究[41]发现，重症甲型 H1N1 流感病毒感染小鼠可诱导小鼠胸腺损伤萎缩，提示这可能是临床中所见重症患者外周血淋巴细胞数减少的原因。

（三）国内外防治甲型流感的研究比较

流感病毒侵袭机体后，除了病毒直接作用于机体造成的损害，机体的过度免疫应答所造成的炎性损伤也起到重要的作用。因此抗流感不仅要抑制病毒复制，更要注意阻断相关炎症因子在免疫细胞间传递并缓解机体过度免疫反应。现有的西医学治疗更多地针对抗流感病毒药物的研发，针对靶向病毒复制的各个环节。新型抗病毒药物直接阻断流感病毒的RNA复制，改变了单一神经氨酸酶抑制剂治疗选择的局限，迎来了抗流感病毒RNA聚合酶时代。中医治疗流感，抓住核心病因病机，在辨证论治思想指导下，不论对任何类型流感，均能随证治之。

（四）中西医结合诊疗方案的更新

2020年10月，国家卫生健康委员会及中医药管理局联合发布了新版流行性感冒诊疗方案，新版方案中增加了流感与新冠肺炎的鉴别诊断，进一步规范了流感抗病毒药物使用方法。中医方面，进一步完善了中医轻症辨证治疗方案，增加了“风寒束表”“表寒里热”辨证，分别推荐了麻黄汤、大青龙汤治疗。在新冠肺炎的救治过程中，曹彬教授团队[42]率先提出了新冠肺炎病毒导致的脓毒血症概念，新版方案中也引入了脓毒症，提出了流感病毒感染人体后，严重者可诱发细胞因子风暴，导致感染中毒症。而刘清泉教授[43]认为脓毒症之“毒”包括致病微生物、病原体及其产生的毒素等，此为外来之毒，入里化热，变生热毒，煎灼血液。血瘀则津停化为痰浊，统称为内生之毒。治疗的关键在于解毒，当然扶正治疗应贯穿于始终，使脓毒症患者受益。新版诊疗方案认为根据病情轻重施以辨证施治，认为轻症“因热而生毒”，故重在清热；重症“因毒而生热”，故以解毒为先。

五、中医防治甲型流感的发展趋势及展望

（一）当前发展趋势与要求

甲型流感病毒极易发生抗原突变和（或）漂移致变异，从而引起急性呼吸道传染病全球大流行，其严重的致死率、遗留的远期健康问题，对我国乃至全球公共卫生安全造成了极大的威胁。中医药的积极参与，充分发挥中医药的有效抗病毒作用，能够有效减少流感发病率、缩短病程、提高临床疗效、降低危重症率和死亡率等，取得较为明显的社会和经济效益。

（二）未来重点研究方向与应对措施

既往的实验研究中还存在以下问题：偏重于抗病毒药物的筛选以及免疫调节研究，对于病毒感染免疫病理损伤研究不足；偏重于药物对免疫功能的增强作用，而药物对呼吸道

病毒感染启动的炎症修复方面研究不足；对于中药抗流感具体的作用环节还不够具体，对药物有效成分、机制方面的研究不多；目前可应用于临床的药物还相对缺乏，实验研究与临床用药脱节。同时，重症患者的用药频次和给药途径是关乎中医药临床实践能够顺利推行的关键，现代医学的改进，如空肠管的置入，为中医给药提供新的途径。因此在以后的研究中，需要通过现代实验技术的应用，不断深入和完善中药抗病毒机制，保证最大限度地提取抗病毒药物活性成分，同时在治疗过程中明确治疗机制，保证复方中药活性成分的相互作用，完善给药途径，从而充分发挥中药治疗的最大优势。

撰稿人：刘　萌　王玉光

参考文献

[1] 中华人民共和国国家卫生健康委员会. 流行性感冒诊疗方案（2020 年版）[Z].

[2] 刘清泉. 中医药在甲型 H1N1 流感防治中的作用 [J]. 中国中医药现代远程教育，2010，8（17）：168-171.

[3] 梁腾霄，吴畏，解红霞，等. 甲型 H1N1 流感的中医证候特点 [J]. 中医杂志，2011，52（5）：392-339.

[4] 张国梁，刁连硕，董莉莉，等. 63 例甲型 H1N1 流感中医临床症状和证候特点初步探讨 [J]. 中医药临床杂志，2011，23（1）：13-14.

[5] 姚自凤，崔杰，朱永芝. 200 例甲型 H1N1 流感中医证候临床观察 [J]. 光明中医，2015，30（10）：2148-2149.

[6] 郭亚丽，马月霞，刘建，等. 北京地区 2014 年冬季甲型流感 151 例中医证候调查分析 [J]. 环球中医药，2015，8（11）：1350-1353.

[7] 周平安，姜良铎. 流感的中医诊疗特点 [J]. 中国中医急症，1999（1）：3.

[8] 姚自凤，崔杰，朱永芝. 200 例甲型 H1N1 流感中医证候临床观察 [J]. 光明中医，2015，30（10）：2148-2149.

[9] 罗丹，连博，张磊，等. 北京地区 2016—2017 年冬春季流感样病例中医病证特征观察与分析 [J]. 北京中医药，2018，37（1）：19-22.

[10] 王珏云，李晨浩，李云，等. 2019 年冬季 502 例流行性感冒中医证候特征分析 [J]. 中医杂志，2021，62（8）：696-699.

[11] 王晓才，赵洪杰，董晓根，等. 甲型流感中医证候与体质类型的相关性分析 [J]. 中医杂志，2016，57（2）：149-153.

[12] 王融冰，李兴旺，陈晓蓉，等. 975 例流行性感冒患者中医病证特征分析 [J]. 中医杂志，2015，56（7）：579-582.

[13] 刘琳，徐向东，裴晓璐，等. 疏解清透法治疗流行性感冒临床疗效初步研究 [J]. 北京中医药，2019，38（12）：1215-1218.

[14] 张晓雷，沙茵茵，马家驹，等. 周平安教授清肠保肺法治疗流行性感冒探析 [J]. 环球中医药，2016，9（1）：60-62.

[15] 陈腾飞，刘清泉．谈中医药对于2017—2018年冬季流感的防治思路——《流行性感冒诊疗方案（2018版）》中医解读［J］．世界中医药，2018，13（2）：271-273，277.

[16] 邓九零，陶玉龙，何玉琼，等．板蓝根抗流感病毒活性成分及其作用机制研究进展［J］．中国中药杂志，2021，46（8）：2029-2036.

[17] 许会芹．板蓝根抗病毒有效部位协同作用及其免疫信号通路机制研究［D］．南京中医药大学，2019.

[18] 邱玲玲，肖莹，支星，等．Box-Behnken响应曲面法筛选金银花中抗流感病毒活性成分研究［J］．中国现代中药，2016，18（11）：1454-1457.

[19] 齐有胜，孙毅坤，刘为萍．单味中药抗流感病毒研究进展［J］．中国实验方剂学杂志．2017，23（14）：210-217.

[20] 陈远彬，何冰，林琳，等．流感双解方治疗轻型流感病毒性肺炎26例临床观察［J］．中医杂志，2017，58（2）：128-132.

[21] 周雅萍，李国春，关晓伟．流感双解方抑制甲型H1N1流感病毒的体外实验研究［J］．中国医药导报，2020，17（12）：28-31.

[22] 练天生．加味银翘方治疗甲型H1N1流感病毒感染与奥司他韦等效性随机平行对照研究［J］．实用中医内科杂志，2017，31（10）：14-17.

[23] 随晶晶，王素丽，叶毅，等．蜜炼川贝枇杷膏体外抗甲型H1N1流感病毒的作用研究［J］．中药药理与临床，2020，36（2）：158-161.

[24] 贾新华，韩佳，张心月，等．基于文献回顾的流行性感冒防治用药规律研究［J］．中国中医药科技，2015，22（1）：108-109.

[25] 陈琪，吴莹，齐晓宇，等．中医成药治疗甲型H1N1流感研究进展［J］．现代生物医学进展，2016，19（16）：3793-3796.

[26] 高燕菁，王融冰．中医药治疗流感的研究进展［J］．临床药物治疗杂志，2018，16（1）：17-20.

[27] 梅漫雪，吴志光，冯劲立，等．桑翘解热汤联合磷酸奥司他韦治疗甲型H1N1流感（风热犯卫型）临床观察［J］．四川中医，2020，38（9）：58-60.

[28] 肖国龙，肖良华，邓鹏，等．喜炎平注射液联合帕拉米韦在急诊治疗甲型H1N1流感病毒所致病毒性肺炎的临床疗效研究［J］．当代医学，2020，26（27）：136-137.

[29] 王东雁，高峰，田有忠，等．中西医结合治疗甲型H1N1流感病毒性肺炎的临床研究［J］．中国中西医结合急救杂志，2020，27（4）：422-426.

[30] 罗豫川，胡克，鲁丽．奥司他韦胶囊联合金叶败毒颗粒治疗甲型H1N1流感的疗效研究［J］．河北医学，2020，26（3）：379-384.

[31] 刘巍．银翘散合麻杏石甘汤加减配合磷酸奥司他韦治疗甲型H1N1流感临床研究［J］．医药论坛杂志，2019，40（2）：35-37.

[32] 宋延平，王向阳，薛敬东，等．清解防感颗粒预防甲型H1N1流感临床研究［J］．陕西中医，2019，40（7）：886-889.

[33] Wang Y，Zhong W，Salam A，et al. Phase 2a，open-label，dose-escalating，multi-center pharmacokinetic study of favipiravir（T-705）in combination with oseltamivir in patients with severe influenza［J］．EBioMedicine，2020，62：103-125

[34] Wang Y M，Fan G H，Salam A，et al.Comparative effectiveness of combined favipiravir and oseltamivir therapy versus oseltamivir monotherapy in critically ill patients with influenza virus infection［J］. J Infect Dis，2020，221（10）：1688-1698.

[35] Hayden F G，Sugaya N，Hirotsu N，et al. Baloxavir marboxil for uncomplicated influenza in adults and adolescents［J］．N Engl J Med，2018，379（10）：913-923.

[36] Ison M G，Portsmouth S，Yoshida Y，et al.Phase 3 trial of baloxavir marboxil in high-risk influenza patients

(CAPSTONE-2 Study) [J]. Open Forum Infect Dis, 2018, 5: S764.

[37] Finberg R W, Lanno R, Anderson D, et al.Phase 2b study of pimodivir (JNJ-63623872) as monotherapy or in combination with oseltamivir for treatment of acute uncomplicated seasonal influenza A: TOPAZ Trial [J]. J Infect Dis, 2019, 219 (7): 1026.

[38] Monto A S, Pichichero M E, Blanckenberg S J, et al.Zanamivir prophylaxis: An effective strategy for the prevention of influenza types A and B within households [J]. J Infect Dis, 2002, 186 (11): 1582-1588.

[39] Ikematsu H, Hayden F G, Kawaguchi K, et al. Baloxavir marboxil for prophylaxis against influenza in household contacts [J]. N Engl J Med, 2020, 383 (4): 309-320.

[40] Yu T, Ding Y, Zhang Y, et al. Circular RNA GATAD2A promotes H1N1 replication through inhibiting autophagy [J]. Vet Microbiol, 2019, 231: 238-245.

[41] 王阳，张须龙，李枫棣，等. 重症甲型 H1N1 流感病毒感染诱导小鼠胸腺凋亡萎缩 [J]. 中国免疫学杂志，2020，36 (14): 1676-1679.

[42] Gu X Y, Zhou F, Wang Y M, et al.Respiratory viral sepsis: epidemiology, pathophysiology, diagnosis and treatment [J]. Eur Respir Rev, 2020, 29 (157): 200038.

[43] 刘清泉，张伟，姜良铎. 瘀毒伤络、阻络病机与脓毒症 [J]. 中国中医药现代远程教育，2010，8 (17): 199-200.

中医药防治病毒性肝炎研究

一、中医对病毒性肝炎的认识

病毒性肝炎（viral hepatitis）根据病原学可以分为甲、乙、丙、丁、戊五型，病程有急性、慢性和轻重不同。

（一）病因

中医学认为，病毒性肝炎的主要病因是湿邪，可以经不洁饮食、性接触等途径水平传播，也可经母婴垂直传播。根据病毒特性和人体体质的不同，可以长期潜伏体内成为伏邪，待正气较虚或与七情、饮食等因素形成合邪致病；也可感而即病。慢性乙型肝炎和丙型肝炎可形成伏邪，而甲型和戊型肝炎多为感而即病。不同的肝炎病毒从中医定性方面有所不同，但共性为“湿邪”。

（二）病机演变

《金匮要略》对本病的病机进行了高度概括：“脾色必黄，瘀热以行。”本病的病位主要在于脾胃，涉及肝胆三焦。慢性病毒性肝炎常见“伏邪”。《黄帝内经·灵枢·天年》曰：“人生十岁，五脏始定。”这与慢性乙型肝炎母婴传播多造成免疫耐受有一定的关系。《黄帝内经·灵枢·贼风》曰：“此皆尝有所伤于湿气，藏于血脉之中，分肉之间，久留而不去。”说明长期潜伏体内而不发病的邪气性质多为“湿气”。

湿邪中于人体，若脾肾阳虚、气化不利则偏于寒化；若肝肾阴虚，阳明热盛则偏于热化。寒湿之邪可痹阻气机，湿热之邪有热重和湿重的不同。急性病毒性肝炎中邪较浅，经过合理治疗大多患者可恢复健康，预后良好。慢性病毒性肝炎邪伏较深，本虚标实，病程日久，湿热之邪伤耗人体气阴，再兼气滞、血瘀、痰浊、食积等，往往虚损生积，后期形成癥积、鼓胀等病。

（三）病证分型

病毒性肝炎的分型首先按照病原学分类，再分急性、慢性和轻型、重型，如此方可准确把握病情预后与治法的不同。病毒性肝炎中医证候一般分为湿热中阻、气滞血瘀、肝肾阴虚、脾肾阳虚等型。对病毒性肝炎的中医辨证分型不宜过繁，分清寒热虚实，勿犯“虚虚实实”之戒至关重要。

（四）治法治则

《金匮要略》曰：“黄家所得，从湿得之。”通过扶正祛邪，解除湿邪是治疗病毒性肝炎的基本治则。病毒性肝炎的治法则非常复杂，驱邪之法以清热解毒利湿最常用，扶正之法则有疏肝健脾益肾、益气养血等。病毒性肝炎的病机常虚实夹杂，故一般需补泻兼施。对于兼夹的正虚、食积、气滞、血瘀等必须兼顾，另外过用苦寒可伤及阳气，过用温燥又伤气阴，均值得注意。

二、现代医学对病毒性肝炎的认识现状

病毒性肝炎是由多种肝炎病毒引起的以肝脏损害为主的一组全身性传染病。目前按病原学明确分类的有甲型、乙型、丙型、丁型、戊型五型肝炎病毒。各型病毒性肝炎临床表现相似，以疲乏、食欲减退、厌油、肝功能异常为主，部分病例出现黄疸[1]。

（一）病原学研究及流行病学

1. 甲型肝炎病毒

甲型肝炎病毒（HAV）属于微小 RNA 病毒科嗜肝 RNA 病毒属。HAV 属于微小 RNA 病毒科小 RNA 科肠道病毒属 72 型。甲型肝炎无病毒携带状态，传染源为急性期患者和隐性感染者，通过粪 – 口传播。感染或疫苗接种后有持久免疫力。抗 –HAV 阴性者均为易感人群。

2. 乙型肝炎病毒

乙型肝炎病毒（HBV）是一种 DNA 病毒，属嗜肝 DNA 病毒科。HBV 基因组结构有不完全的环状双链 DNA 组成，长链（负链）约 3200 碱基对，短链（正链）相当于长链的 50%～80%。乙型肝炎的传染源主要是急、慢性乙型肝炎患者和病毒携带者，慢性患者和病毒携带者作为传染源意义重大。可经血液、体液、母婴、性接触等传播。抗 –HBs 阴性者均为易感人群。

3. 丙型肝炎病毒

丙型肝炎病毒（HCV）归于黄病毒科肝炎病毒属。HCV 基因组为单股正链 RNA，由

约 9.6×10^6 个核苷酸组成。丙型肝炎的传染源是急、慢性患者和无症状病毒携带者，慢性患者和病毒携带者有更重要的传染源意义。可经输血及血制品、注射、针刺、器官移植、骨髓移植、血液透析、性接触等传播。人类对 HCV 普遍易感，抗 –HCV 并非保护性抗体，感染后对不同病毒株无保护性免疫。

4. 丁型肝炎病毒

丁型肝炎病毒（HDV）是一种缺陷病毒，需要有 HBV 或其他嗜肝 DNA 病毒辅佐。传染源和传播途径与乙型肝炎相似，多与 HBV 以重叠感染或同时感染形式存在。

5. 戊型肝炎病毒

戊型肝炎病毒（HEV）是 α 病毒亚组成员。传染源和传播途径与甲型肝炎相似。

（二）发病机制

1. 甲型肝炎

HAV 经口由肠道随血流进入肝细胞内复制，再由胆汁排出体外。HAV 引起肝细胞损伤的机制尚未完全明了，目前认为，由于 HAV 大量增殖，使肝细胞轻微破坏，随后细胞免疫特别是细胞毒性 T 细胞对感染 HAV 的肝细胞的攻击起着主要作用。

2. 乙型肝炎

乙型肝炎发病机制目前尚未完全明了。HBV 侵入人体后，通过肝细胞膜上的受体进入肝细胞后即开始复制，肝细胞病变主要取决于机体的免疫应答，尤其是细胞免疫应答。免疫应答既可清除病毒，亦可导致肝细胞损伤，甚至诱导病毒变异[2, 3]。

3. 丙型肝炎

HCV 进入体内后，引起病毒血症，目前认为 HCV 致肝细胞损伤有下列因素的参与：① HCV 直接杀伤作用；②宿主免疫因素；③自身免疫；④细胞凋亡。HCV 感染后，50% ~ 80% 患者转为慢性[4]。

4. 丁型肝炎

丁型肝炎的发病机制还未完全阐明，目前认为 HDV 本身及其表达产物对肝细胞有直接作用，但尚缺乏确切证据。

5. 戊型肝炎

戊型肝炎的发病机制尚不清楚，可能与甲型肝炎相似。细胞免疫是引起肝细胞损伤的主要原因[5]。

（三）临床治疗情况

病毒性肝炎分为急性肝炎、慢性肝炎、肝炎肝硬化、肝衰竭和淤胆型肝炎，各型病毒都可引起急性肝炎，除 HAV 外，其他肝炎病毒均可导致慢性肝炎。成年急性乙型肝炎约 10% 转为慢性，丙型超过 50%、丁型约 70% 转为慢性。各型肝炎的治疗应区别对待[6]。

1. 一般治疗

注意适当休息和合理饮食。有明显症状时应卧床休息，恢复期可适当运动；饮食应以高蛋白、低脂肪、高维生素食物为主。

2. 抗炎保肝利胆

可以应用抗炎保肝利胆药物，常用的药物有甘草酸制剂、多烯磷脂酰胆碱、谷胱甘肽、硫普罗宁、熊去氧胆酸、腺苷蛋氨酸等。

3. 抗病毒治疗

慢性乙型肝炎选用干扰素或核苷（酸）类似物，目前推荐一线药物包括恩替卡韦（ETV）、富马酸替诺福韦酯（TDF）、富马酸丙酚替诺福韦片（TAF）。丙型肝炎抗病毒可选用聚乙二醇干扰素 α 联合利巴韦林或直接抗病毒药物（DAAS）。

4. 人工肝支持系统

适用于各种原因引起的肝衰竭早、中期及晚期肝衰竭肝移植前等待供体。

5. 并发症治疗

对于肝硬化或肝衰竭者，积极防治肝性脑病、上消化道出血、继发感染、肝肾综合征等并发症。

6. 肝移植

肝移植是晚期肝病、肝衰竭患者的有效治疗手段。

（四）预防控制情况

严格管理肝炎患者和病毒携带者，尤其是 HBV 携带者中的育龄期和妊娠妇女，做好母婴阻断。切断传播途径，防止病从口入，加强血制品管理，美容美发、口腔治疗等用具按规定消毒。甲型肝炎、乙型肝炎、戊型肝炎可以通过接种疫苗预防。

三、中医药防治病毒性肝炎的研究进展

（一）单药或单体成分研究

1. 制五味子

五味子能收敛固涩、益气生津、补肾宁心，其生物活性成分主要有多糖、木脂素（五味子甲素、五味子乙素等）、多酚，有抗炎、调节免疫、护肝、抗氧化、抗肿瘤等多种功效。陈青山[7]研究发现五味子乙素能减少肝纤维化大鼠肝组织内 α-SMA、Col Ⅰ表达，提高超氧化物歧化酶、谷胱甘肽过氧化物酶的活性，降低 TNF-α、TGF-β、IL-1β、IL-6 等炎性因子的水平，表明五味子通过抑制肝星状细胞活化、增殖，降低胶原纤维含量，减轻氧化应激程度，减轻炎症反应发挥抗肝纤维化作用。

2. 丹参

丹参性苦微寒，归心、肝经，具有活血调经、祛瘀止痛、凉血消痈、除烦安神的作用。有报道脂多糖刺激后的大鼠肝星状细胞经丹参酮ⅡA处理后，肝星状细胞中TNF-α、IL-1、IL-6基因表达明显减少，且肝星状细胞病理活动明显减弱，提示丹参酮ⅡA能降低TNF-α、IL-1、IL-6的生物学活性[8]。

3. 发酵虫草菌粉

冬虫夏草具有补肾益肺、止血化痰的功效，因其产量稀缺，现采用发酵虫草菌粉产品替代。多由分离天然虫草得到的菌株经人工培育发酵出菌丝体制成，其主要化学成分及功效与天然虫草类似，化学成分主要有核苷类、氨基酸、碱基、多糖、甾醇类等。傅缨等[9]也通过动物实验研究证明发酵虫草菌粉能降低TIMP-1，升高MMP-1，有助于基质降解。

4. 松花粉

松花粉能收敛止血、燥湿敛疮，在《神农本草》中被列为“上品”。朱良等[10]证实了中、高剂量松花粉总黄酮对急性肝损伤小鼠肝组织中超氧化物歧化酶活性有增强作用，增强小鼠体内氧化应激反应，进而发挥护肝作用。

（二）中成药研究

1. 鳖甲煎丸

鳖甲煎丸出自《金匮要略》，活血化瘀、祛痰行水、益气滋阴于一体，攻补兼施。原方治疗癥瘕、疟母等疾病。现代发现鳖甲煎丸可用于慢性乙型肝炎、肝纤维化、肝硬化、肝癌等慢性肝病[11]。鳖甲煎丸能够发挥降低血清肝纤维化指标（HA、PC-Ⅲ、LN、Ⅳ-C）的作用[12, 13]，降低脾脏厚度，减小脾静脉内径和门静脉内径[14]，治疗慢性乙肝早期肝硬化可明显降低炎性因子水平，改善肝功能及肝纤维化[15]。

2. 大黄蛰虫丸

大黄蛰虫丸出自《金匮要略》，有活血化瘀、扶助正气之功效，主治虚劳内有干血之证[16]。现代常用于肝病，如肝脾肿大、肝硬化、肝癌等瘀血内结者[17]。闻海军等[18-22]在抗病毒基础上配合大黄蛰虫丸治疗慢性乙型肝炎，结果表明患者肝功能指标、肝纤维化水平均明显改善，免疫功能紊乱得到较好的调节。

3. 复方鳖甲软肝片

复方鳖甲软肝片作为抗肝纤维化的代表药之一，有益气养血、化瘀解毒等功效，可对肝脏起到保护作用[23, 24]。现代药理研究显示，复方鳖甲软肝片能抑制纤维增生刺激因子，使肝纤维化指标降低，门脉宽度和脾脏厚度缩小，阻止肝纤维化，逆转肝硬化[25-27]。

4. 安络化纤丸

安络化纤丸具有软坚散结、凉血活血、健脾养肝之功。安络化纤丸在抗肝纤维化治疗中具有改善作用，能有效减轻患者症状，促进肝功能及组织恢复，其机制可能与调控血清肝纤维化指标、改善氧化应激有关[28]。动物实验证实，安络化纤丸可分解胶原、抑制增生、促进纤维组织降解，且可抗病毒、减轻炎症反应、保护肝细胞免受炎症损伤，同时能调节免疫功能、避免过度免疫反应损伤肝组织，能降低急性肝损伤大鼠转氨酶、能够逆转 CCl_4 诱导的大鼠肝纤维化[29]。

5. 扶正化瘀胶囊

扶正化瘀胶囊具有活血化瘀、益肾滋阴、养肝解毒的功效[30]。扶正化瘀胶囊能抑制促纤维化因子 MMP-2 及 MMP-9 的活性，减少 HIF-1α 及其受体 VEGF 的表达，抑制肝窦毛细血管化，减轻肝纤维化程度[31]。郑惠民等[32-35]联合使用恩替卡韦及扶正化瘀胶囊治疗慢性乙型肝炎肝纤维化患者，可有效降低肝纤维化指标，改善患者的肝功能，不良反应少，安全性高。

（三）复方研究

1. 复方六月雪

复方六月雪由六月青、白花蛇舌草和栀子花根等组成，是通过长期民间临床观察而拟定的治疗急慢性乙型肝炎的验方，具有清热解毒、利湿退黄和促进肝功能恢复等功效[36]。体外研究发现复方六月雪具有抗乙肝病毒的作用[37]。

2. 清肝排毒饮

清肝排毒饮是由柴胡、甘草、大青叶、芍药等组成的中药复方，具有清热解毒、疏肝利胆作用。研究表明，慢性乙型肝炎患者常规治疗基础上加用清肝排毒饮治疗，可以明显升高患者 IFN-γ 水平，提示其可能通过调节 IFN-γ 参与慢性乙型肝炎发病过程；加用清肝排毒饮治疗较单用西医治疗可有效改善慢性乙型肝炎患者肝功能，促进肝细胞修复；清肝排毒饮还可辅助抗病毒药物调节慢性乙型肝炎患者 T 细胞免疫[38]。

3. 化浊抗纤保肝汤

化浊抗纤保肝汤由红景天、黄芩及绞股蓝等中药组成，具有保肝散结、解毒化浊的功效。采用化浊抗纤保肝汤治疗慢性乙型肝炎肝纤维化效果显著，可明显改善肝功能，降低肝脏炎症反应，减轻纤维化程度，并可有效提高患者的免疫功能[39]。

四、国内外研究对比和发展

（一）基础理论

近年来，国内外在肝炎病毒病原学研究取得了显著成果，包括病原结构、致病机制等方面，研发了抑制 HBV DNA 聚合酶逆转录酶和引导酶活性的核苷类似物，通过持续抑制 HBV 复制改善乙肝患者的长期预后；针对丙肝病毒非结构蛋白（丝氨酸蛋白酶 NS3，NS4A，病毒复制、组合相关的 NS5A，病毒 RNA 依赖型 RNA 聚合酶 NS5B）的直接抗病毒药物，使丙型肝炎获得治愈。病原学研究也是疫苗研发的基础，尤其在戊型肝炎疫苗研发中发挥了重要作用。

中医对于病毒性肝炎的基础理论集中在急慢性病毒性肝炎常见证素的确立、病毒性肝炎中医辨证分型标准及中医证候规律研究。同时采用现代研究方法，探讨中医药的作用机制，为明确中医药的作用靶位、优势奠定基础。

（二）临床药物研究

国外在乙肝、丙肝抗病毒药物研究方面取得非常显著的成效。抗乙肝病毒药物拉米夫定于 1998 年最早上市，目前恩替卡韦、替诺福韦酯、丙酚替诺福韦被美国肝病学会、欧洲肝病学会、亚太肝病学会、中华医学会肝病学分会制定的各个指南推荐为一线治疗药物。聚乙二醇干扰素治疗为临床治愈提供了更大可能。丙肝直接抗病毒药物的成功上市，尤其是泛基因型药物如索磷布韦 / 维帕他韦、格卡瑞韦 / 哌仑他韦、索磷布韦 / 达拉他韦等药物的广泛应用，简化了治疗方案，无肝硬化患者持续病毒学应答 12 周达到 91% ~ 100%[40-43]。

中医在归纳古代文献及前人经验的基础上，根据慢性病毒性肝炎的临床表现，辨证论治，采取疏肝理气、健脾化湿、清热利湿、活血化瘀等治法，在改善临床症状和生化指标等方面获得良好疗效。在抗病毒治疗的基础上，中医抗肝纤维化取得了重要进展。然而中医抗纤维化治疗尚未获得西方国家广泛认可，仍有必要根据现代医学研究方法，严格中药质量标准，保证药物成分的稳定性、一致性，同时严格开展临床研究，以国际公认的疗效标准为研究终点开展临床研究。“十二五”“十三五”期间，国家重点资助了扶正化瘀胶囊（片）、鳖甲软肝片、安络化纤丸等中成药开展临床研究，结果表明，在抗病毒基础上进行中药抗纤维化治疗，肝纤维化逆转有效率显著提高[44-48]。

（三）国际最新研究进展

全球范围内各型肝炎的流行趋势发生了深刻变化。成人甲肝发病率呈相对升高趋势，静脉吸毒者、男同性恋者、疫区旅行人员是高危因素，需重视对此类特殊人群的预防。不同基因型的戊肝病毒传播途径不同，基因 3、4 型可发生人 – 人传播，主要限于输血和器官移植[49]。戊肝疫苗预防目前只在中国获批，厦门大学和厦门万泰沧海生物技术有限公司联合研发的戊肝疫苗 HEV 239（Hecolin）是全球首个上市的戊肝疫苗，对基因 1 型和 4 型具有保护力。戊型肝炎的疫苗研发仍是热点[50]。在乙型肝炎领域，抗病毒治疗新机制、抗病毒治疗新药研究、核苷类似物治疗后复发问题、抗病毒治疗与肝纤维化和肝癌、乙肝相关肝癌预测模型等都是当前研究的热点问题[51]。

五、趋势与展望

近二十余年来，经过科学家们和医务人员努力，随着社会卫生状况、个人卫生条件好转，各种病毒性肝炎的发病率、临床治愈率大幅提升，以乙型肝炎、丙型肝炎为代表的病毒性肝炎已经成为可治愈的传染性病毒性肝炎，甚至丙型肝炎应用蛋白酶抑制剂经过 8 ~ 12 周的抗病毒治疗后，大部分基因型患者能够获得临床痊愈。乙型肝炎在经过人群大规模疫苗接种后，病毒感染明显下降，中国的人群病毒携带者率平均降至 7% 以下甚至更低，由此带来的全社会效益非常明显。但是值得提出的是，由于人类活动交往日益频繁，儿童和成人新感染人群基数仍较大，各种病毒性肝炎在全国范围还有较多散发病例，甲型肝炎和戊型肝炎在局部地区仍有小范围流行，不容轻视。

中医药在病毒性肝炎的临床治疗、康复保健方面发挥着重要和不可替代的作用，抗病毒疗效是中医药的不足，而在保肝护肝、抗纤维化、抗肝硬化、调节机体免疫功能等方面有重要意义。中西医结合治疗病毒性肝炎是趋势也具有联合优势，合理运用中医、西医及二者的协调整合是临床医师的重要选择，对稳定病情、控制复发、减缓肝功能衰竭、减少肝癌发生等作用日益显现。

撰稿人：汪晓军　勾春燕　李　丽　杨华升　靳　华　王雪婧　尹　玲

参考文献

[1] 李兰娟，任红．传染病学［M］．9 版．北京：人民卫生出版社，2018：25-48.
[2] 王贵强，王福生，庄辉，等．慢性乙型肝炎防治指南（2019 年版）［J］．临床肝胆病杂志，2019，35（12）：2648-2669.
[3] 王贵强，王福生，成军，等．慢性乙型肝炎防治指南（2015 年更新版）［J］．临床肝胆病杂志，2015，31（12）：1941-1960.
[4] 魏来，段钟平，王贵强．丙型肝炎防治指南（2019 年版）［J］．实用肝脏病杂志，2020，23（1）：33-52.
[5] 王麟，王玲，庄辉．戊型肝炎流行病学及治疗进展［J］．国际流行病学传染病学杂志，2017，44（1）：1-4.
[6] 李砚，汤善宏．《2018 年欧洲肝病学会 HEV 感染临床实践指南》摘译［J］．临床肝胆病杂志，2018，34（7）：1410-1414.
[7] 陈青山．基于转录组学和靶点数据库的五味子乙素抗肝纤维化作用相关分子机制研究［D］．第二军医大学，2017.
[8] Liu Y W，Huang Y T. Inhibitory effect of tanshinone IIA on rat hepaticstellate cells［J］．PLoS One，2014，9（7）：e103229.

[9] 傅缨，熊耀斌，资晓飞. 发酵虫草菌粉抗大鼠肝纤维化作用及机理研究［J］. 2014，49（5）：383-385.

[10] 朱良，裴植仁. 松花粉总黄酮对四氯化碳所致小鼠急性肝损伤的保护作用［J］. 时珍国医国药，2010，21（8）：1903-1904.

[11] 刘思鸿，李莎莎，侯酉娟，等.《金匮要略》鳖甲煎丸临床应用的古今文献研究［J］. 中国实验方剂学杂志，2020，26（6）：12-17.

[12] 任愉嫱，蒋燕. 鳖甲煎丸治疗慢性乙型肝炎肝纤维化临床疗效的 Meta 分析［J］. 现代中药研究与实践，2018，32（1）：71-75.

[13] 赵琪，朱清静. 鳖甲煎丸降低肝纤维化指标的 Meta 分析［J］. 湖南中医杂志，2017，33（8）：155-158.

[14] 缪京翔. 鳖甲煎丸治疗 24 例乙肝后肝纤维化疗效观察［J］. 实用中西医结合临床，2010，10（2）：29-30.

[15] 胡卫敏，郭方. 鳖甲煎丸治疗慢性乙型肝炎早期肝硬化效果观察［J］. 现代中西医结合杂志，2020，29（35）：3944-3948.

[16] 洪钰蕾，黄利坚. 金匮大黄蛰虫丸的现代临床应用及医案例举［J］. 按摩与康复医学，2021，12（4）：87-90.

[17] 黄露，刘旭东，李品桦，等. 大黄蛰虫丸在肝脏疾病中的研究进展［J］. 中国中西医结合消化杂志，2021，29（5）：364-366.

[18] 闻海军. 加味大黄蛰虫丸联合 IFN-α 对慢性病毒性乙型肝炎的疗效［J］. 检验医学与临床，2017，14（22）：3420-3422.

[19] 朱淑琴，苏日嘎. 大黄蛰虫丸联合恩替卡韦治疗慢性乙型肝炎肝硬化的临床研究［J］. 临床医药文献电子杂志，2017，4（15）：2914-2916.

[20] 陈先翰，唐嘉华，唐梅文，等. 大黄蛰虫丸联合恩替卡韦片治疗慢性乙肝瘀血阻络证患者临床观察［J］. 现代医学与健康研究电子杂志，2019，3（22）：9-11.

[21] 陈宏斌. 恩替卡韦联合大黄蛰虫丸治疗乙型肝炎肝纤维化的临床效果［J］. 临床医学研究与实践志，2018，3（5）：133-134.

[22] 刘宁，何肖洁，张玉花，等. 大黄蛰虫丸联合恩替卡韦治疗青年乙肝肝纤维化患者的疗效观察［J］. 世界最新医学信息文摘，2019，19（21）：16-17，134.

[23] 马小勇，席蓉蓉，房荣. 复方鳖甲软肝片辅助治疗慢性丙型肝炎纤维化疗效观察［J］. 湖南中医药大学学报，2017，37（8）：887-890.

[24] 汪泽，李显勇，王国俊，等. 复方鳖甲软肝片联合恩替卡韦片对慢性乙型肝炎瘀血阻络证型患者肝功能及胆红素的影响［J］. 中国药房，2017，28（14）：1962-1965.

[25] 李伟红. 复方鳖甲软肝片对慢性乙型肝炎瘀血阻络证患者肝功能及炎性因子的影响［J］. 陕西中医，2018，39（3）：325-327.

[26] 龙志玲，邵泽勇，伍锡刚，等. 前列地尔联合复方鳖甲软肝片治疗慢性乙型肝炎肝硬化的疗效观察［J］. 现代药物与临床，2018，33（1）：134-138.

[27] 卓光伟，李得祥. 复方鳖甲软肝片治疗慢性丙型肝炎的效果观察［J］. 现代诊断与治疗，2020，31（14）：2197-2199.

[28] 王玉军. 安络化纤丸治疗肝纤维化的病例对照研究［J］. 中国合理用药探索，2020，17（6）：49-55.

[29] 卢玮，高玉华，王珍子，等. 安络化纤丸对肝纤维化大鼠转化生长因子 β1 及相应信号通路的影响［J］. 中华肝脏病杂志，2017，25（4）：257-262.

[30] 刘雪冰，吴玉潇，刘谢，等. 扶正化瘀胶囊对肝纤维化患者细胞因子的调控作用［J］. 中西医结合肝病杂志，2020，30（4）：367-369.

[31] Chen J M，Hu Y H，Chen L，et al. The effect and mechanisms of Fuzheng Huayu formula against chronic liver diseases［J］. Biomed Pharmacother，2019，114：108846.

[32] 郑惠民．恩替卡韦联合扶正化瘀胶囊治疗慢性乙型肝炎肝纤维化患者的临床观察［J］．中国医药指南，2020，18（36）：137-139.

[33] 马骁，廖庆英，何璇，等．扶正化瘀胶囊联合恩替卡韦治疗慢性乙型肝炎肝纤维化的系统评价［J］．中国医院用药评价与分析，2019，19（12）：1413-1419.

[34] 夏小芳，吴建，龚玲，等．扶正化瘀胶囊联合恩替卡韦对慢性乙型肝炎患者肝纤维化程度的影响［J］．中西医结合肝病杂志，2019，29（6）：500-501.

[35] 王杜娟．恩替卡韦分散片联合扶正化瘀胶囊对慢性乙型肝炎肝纤维化的应用评价［J］．当代医学，2019，25（19）：161-163.

[36] 欧灿纯，张士军，付书婕，等．复方六月雪对鸭乙型肝炎的保护作用研究［J］．时珍国医国药，2010，21（10）：2528-2529.

[37] 杨霞芳，荣延平，蒋伟哲，等．复方六月雪在体外对 HBsAg 和 HBeAg 的抑制作用［J］．广西医科大学学报，2004，21（4）：511-512.

[38] 周灏．清肝排毒饮对慢性乙型肝炎患者 IFN、IL-4 影响的临床研究［D］．安徽中医药大学，2019.

[39] 王万娥，朱长权，李晶，等．化浊抗纤保肝汤治疗慢性乙型肝炎肝纤维化的临床研究［J］．中国医药用药评价与分析，2020，20（10）：1189-1192.

[40] 陈韬，王晓晶，习东，等．2020 年感染病学领域研究新进展［J］．中华医学信息导报，2021，36（4）：3-5，7.

[41] Goh Z Y，Ren E C，Ko H L. Intracellular interferon signalling pathways as potential regulators of covalently closed circular DNA in the treatment of chronic hepatitis B［J］．World J Gastroenterol，2021，27（14）：1369-1391.

[42] Moorman A C，de Perio M A，Goldschmidt R，et al. Testing and clinical management of health care personnel potentially exposed to hepatitis C virus - CDC guidance，United States，2020［J］．MMWR Recomm Rep，2020，69（6）：1-8.

[43] Teng W，Liu Y C，Jeng W J，et al . Tertiary prevention of HCC in chronic hepatitis B or C infected patients［J］．Cancers（Basel），2021，13（7）：1729.

[44] 刘成海，李正鑫．抗肝纤维化治疗的进展与思考［J］．中西医结合肝病杂志，2019，29（4）：293-296.

[45] 刘成海，赵志敏，吕靖．中医对肝纤维化逆转的认识与治疗［J］．临床肝胆病杂志，2019，35（4）：728-733.

[46] 徐列明，刘平，沈锡中，等．肝纤维化中西医结合诊疗指南（2019 年版）［J］．中国中西医结合杂志，2019，39（11）：1286-1295.

[47] 刘成海，幸鹭，赵志敏．基于病证结合的肝硬化诊治理论探讨与临床实践［J］．世界中医药，2020，15（19）：2831-2834，2842.

[48] 池晓玲，萧焕明．病毒性肝炎防治新形势下对中医药防治肝纤维化的思考［J］．临床肝胆病杂志，2018，34（4）：694-697.

[49] 王婉如，高雪峰，杨军，等．戊肝疫苗临床研究的新进展［J］．中国生物制品学杂志，2020，33（4）：470-475.

[50] Christopeit M，Schmidt-Hieber M，Sprute R，et al . Prophylaxis，diagnosis and therapy of infections in patients undergoing high-dose chemotherapy and autologous haematopoietic stem cell transplantation. 2020 update of the recommendations of the Infectious Diseases Working Party（AGIHO）of the German Society of Hematology and Medical Oncology（DGHO）［J］．Ann Hematol，2021，100（2）：321-336.

[51] Terrault N A，Lok A S F，McMahon B J，et al. Update on prevention，diagnosis，and treatment of chronic hepatitis B：AASLD 2018 hepatitis B guidance［J］．Hepatology，2018，67（4）：1560-1599.

中医药防治病毒性脑炎研究

一、概述

（一）病原学与流行趋势

病毒性脑炎（viral encephalitis，VE）[1-3]是由病毒侵犯脑实质引起的急性或慢性炎症性疾病，当炎症同时累及脑膜时表现为病毒性脑膜脑炎，是常见的中枢神经系统原发性感染性疾病，每年发病率为3.5/10万~7.4/10万，病死率和致残率均较高。病毒进入中枢神经系统后既可以引起急性脑炎和（或）脑膜炎综合征，又可在体内形成潜伏状态，造成复发性炎症，还可以在脑组织中形成持续感染状态，造成亚急性或慢性炎症。能够导致病毒性脑炎的病毒种类多种多样，全球各国病原分布情况不同，临床表现以及预后差异很大，报道约有130多种病毒可以引起脑炎病变。其中以单纯疱疹病毒性脑炎最常见，此外还包括其他疱疹病毒脑炎、肠道病毒脑炎、虫媒病毒脑炎、麻疹病毒脑炎、腮腺炎病毒脑炎、风疹病毒脑炎、狂犬病毒脑炎、急性艾滋病（HIV）相关脑炎等。单纯疱疹病毒性脑炎在散发性脑炎中最为多见，约为全世界脑炎病例的5%~10%，其中儿童患者所占比例约为33%[4]。据分析，登革病毒[5, 6]和西尼罗河病毒将是今后全球范围内病毒性脑炎的重要致病因素，且主要易感人群为儿童，西尼罗河病毒感染病例主要分布于非洲、中东、东南亚、欧洲、美洲及澳大利亚。

同时，一些新发疾病的出现给人类带来挑战。如1999年马来西亚学者首次分离出尼帕病毒以后，几乎每年都出现感染暴发，疫情主要发生在南亚和东南亚国家[7, 8]。尼帕病毒主要引起脑炎综合征，病死率高，人感染尼帕病毒病死率可高达40%~75%，最高达91%[9-12]。约60%患者的病情进展迅速，部分患者表现为反复神经功能障碍的复发性脑炎[13]，约20%的患者会出现持续性神经系统后遗症[9]。尼帕病毒脑炎与西尼罗河病毒脑炎一样，是我国需要随时保持警惕的输入性疾病。而2011年我国学者发现一种新型布尼亚病毒感染导致的发热伴血小板减少综合征（severe fever with thromboycytopenia symdrome，SFTS）[14-17]，病死率高，该病也可以导致病毒性脑炎，研究表明合并脑炎 / 脑病的患者的比例达 27.5%，出现脑炎 / 脑病患者的病死率（43.3%）显著高于未出现脑炎 / 脑病的患者（12.7%），多项研究表明中枢神经系统病变是导致死亡的独立风险因素。SFTS 当前仍然是严重威胁我国人民健康尤其是丘陵地带农村地区人民健康的疾病，是需要予以关注的疾病。

（二）传染源和传播途径

由于病原体的差异，病毒性脑炎的传染源和传播途径[1, 3]差异也很大。患者、隐性感染者、病原携带者、受感染的动物均可以成为传染源。呼吸道、接触传播和蚊虫叮咬传播都可以导致病毒性脑炎。病毒可以通过多种途径进入中枢神经系统：①病毒直接侵入中枢神经系统，例如单纯疱疹病毒可经嗅神经侵入脑部，狂犬病毒可经周围神经的逆行轴浆运输系统直接侵入神经系统；②病毒可经皮肤及呼吸道、消化道、生殖道黏膜或直接经血液等途径进入人体，局部复制后形成病毒血症，最后通过血 – 脑屏障引起中枢神经系统的感染；③病毒可直接侵犯组织细胞导致异常免疫反应，通过诱发炎症介质释放使神经元死亡。

（三）诊断

脑炎以临床诊断为主，诊断标准如下[18]：精神状态改变（如意识水平下降或改变、精神行为异常或性格改变）持续≥ 24 小时合并以下 2 或 3 个特征：①发病前或后 72 小时内发热≥ 38℃；②癫痫发作无法完全归因于已有的癫痫发作疾病；③新发的局灶性神经系统表现；④脑脊液（CSF）成人白细胞计数≥ 5 个 /μL，新生儿≥ 20 个 /μL，婴幼儿≥ 10 个 /μL；⑤神经影像学可见新发（急性期出现）提示脑炎的脑实质异常；⑥与脑炎相符合的脑电图异常，并且无法归因于其他原因；⑦识别特定病原体——根据临床表现、初始实验室检查结果和其他流行病学情况（例如，发病时节、地理区域或暴露），指导对特定病毒的检测。并排除由其他原因引起的脑病。

（四）治疗

病毒性脑炎尚无特效治疗方法，以对症支持治疗为主，部分脑炎可以早期使用抗病毒药物，如利巴韦林，但目前抗病毒治疗疗效并不满意。重症患者需要在 ICU 监护治疗：退热、保证水电解质平衡和营养供给，控制惊厥发作，处理颅内压增高和呼吸、循环功能障碍等对症支持治疗。其他治疗包括应用激素、丙种球蛋白、高压氧、营养神经、中医中药治疗及康复训练等[3]。

二、中医对病毒性脑炎的认识

（一）中医病名

中医学对疾病的认识多从疾病的临床表现出发进行命名，针对病毒性脑炎的命名也是如此。根据此类疾病的临床特点，在明清之前，本病多散见于“痉证”“中风”“惊风”“痫病”等记载中，明清时期的温病学理论较全面地概括了病毒性脑炎的病因病机及临床诊治，且能提供预后的判断，故后世中医学者多用温病学理论来研究病毒性脑炎。认为本病多归属于“暑温”“暑瘟”“暑厥”“暑痫”“湿温”“伏暑”或“疫痉”等范畴。以“暑”作为命名要素之一的病名，也反映了这一类疾病在暑热季节尤其是7～9月份多发的特征，实际上多是基于对病毒性脑炎中的流行性乙型脑炎的认识而进行的命名。然而病毒性脑炎的病原学牵涉范围很广，在不同地域、不同季节可能是由不同的病原体感染所致，因其病原学的差异，临床表现及预后差异很大，同样中医症状学特征、证候、病因病机及分型也存在差异，在临证实践中当有所区别。从传染性以及脑炎具有抽搐、意识障碍等临床表现的特点，笔者认为采用“疫痉”作为中医病名更为合理。

（二）中医病因病机

历代医家多认为本病常由暑热或湿热之邪侵袭人体，出现邪热炽盛，炼液成痰，痰热互结，或风火相煽，上扰清窍，内闭心包所致，风、火、痰、瘀等邪气袭扰脑窍是本病的主要病机。

近年来有学者通过临床观察，认为病毒性脑炎的病因病机可概括为机体阴阳失调，而又感受外感六淫或瘟疫时邪，感邪之后，病邪由表及里，郁积日久，化热化火，热盛灼津耗血，瘀血内生，火盛动风，风盛生痰，热、痰、瘀互结，上犯清窍，窍机不利，神明不能自主而致[19]。也有学者认为本病为机体阴阳失调、温邪外生、正虚邪侵所致，总的病理因素为痰、湿、热相互影响，相互转化，上犯脑窍，引发脑炎[20]。有学者注意动态分析，认为病毒性脑炎发病初期与时令感冒相似，多为火、热之邪为病，临床症状为发热、恶寒、头痛、无汗等，疾病传变迅速，若不缓解，由卫分传入气分，多见高热、汗出、口渴等症状；进一步发展，可见卫气同病、热炽气分等证候；若疾病深入，热入营血，气营两燔，属重症、急症、危症，临床可见神昏、发热、出血、发斑等[21]。有专家从“痰瘀”论治本病，认为外感六淫或瘟疫时邪等诸邪余毒未清，久入血络，热、痰、瘀互结，阻塞脑窍，神明受扰，为发病之标；肾精不足，心肾失交，髓海空虚，神明失养，为致病之本；病理性质以标实或虚实夹杂为主，治疗上以开窍化痰通瘀为基本法则，佐以补肾填髓、交通心肾[22]。

探究众说纷纭之原因，除中医理论认识存在差异性之外，也与不同医家所处时代社会背景以及当时处置的疫情究竟是何种病原体感染有关。比如针对流行性乙型脑炎与手足口病合并脑炎的病因病机认识存在差异，是完全正常且可以理解的。然而，虽然因病原不同，不同病毒性脑炎之间存在差异，但是同为病脑，共性是首位的。综合历代医家以及在病原体指导下的临床实践经验，笔者认为病毒性脑炎的病因病机可以整体归纳为，人体正气虚损或不甚虚损，疫毒侵入人体犯及脑窍，深入肌肉脉络，波及脾胃肠，逆传心包，累及心、肺、肝、肾等。病性以瘟疫热毒为首，次为湿毒，或热重湿少，或湿重热少，或湿热并重。以热、毒、湿、风、痰、瘀、虚为主要病理因素。

（三）中医治则治法

历代医家在病毒性脑炎的辨证论治上存在一定差异，有以伤寒学派阳明病立论，有以温病学派的卫气营血和三焦传变理论进行辨证，亦有医家以伏邪论治。但在治疗上基本是以清热、解毒、透邪、熄风、涤痰、开窍等法为主，兼以凉血、补气、滋阴等法为辅。薛伯寿教授则是在卫气营血辨证的基础上，重“截断扭转”、重时令，善用升降散为主治疗本病[23]。这些都是在基于审证求因的中医辨证论治理论指导下进行的诊断和治疗。在当前以病原学引领下的诊治体系中，在当前条件下，倾向于形成一套传统中医学与现代医学体系融合的救治策略，发挥各自优势，提高救治水平，此外虽然当前针对根本病因病原体的治疗效果不佳，但这仍然是医学界重要的努力方向。

三、中医药防治病毒性脑炎研究进展

（一）临床研究进展

1. 药物研究

中医针对病毒性脑炎的药物临床研究可以分为两类。首先是以基本方药辨证论治加减为主的研究，近年来文献研究发现方剂主要集中于菖蒲郁金汤[24–29]、白虎汤[30, 31]、清瘟败毒饮[32]等，其中尤其以菖蒲郁金汤为主方的研究较多。其次是以中成药为研究对象，主要集中于中药注射液，如醒脑静注射液[33–36]、喜炎平注射液[37, 38]、血必净注射液[39, 40]等，此外清开灵注射液与痰热清注射液以往有较多的病毒性脑炎研究，但近年来相关研究少见[41–43]；也有口服中成药的研究，主要包括安宫牛黄丸[44–46]、柴石退热颗粒[47]、抗病毒口服液[48]、六味地黄丸[49]等文献。

2. 评价指标

中医药研究的主要观察指标多集中于中医症状积分、改善临床症状与体征、缩短病程等方面。如以白虎汤加清热透邪、滋阴凉血之品治疗本病，患者的白细胞数及淋巴细胞比率、脑脊液的压力及蛋白定量、中医症状积分均有明显改善，且能更快地改善主要临床症状及体征，具有缩短病程的优势[19]。又如以清瘟败毒饮加化痰开窍之品治疗本病痰热壅盛型患者，能够降低患者发热程度、缩短发热周期，促进昏迷患者苏醒，改善疾病预后[50]。

3. 针灸疗法

针灸疗法是中医治疗病毒性脑炎的一个重要方向。研究表明，在常规治疗的基础上，早期联合针刺疗法也有显著的疗效。如针刺百会、风府、哑门、涌泉等穴位加穴位注射鼠神经生长因子治疗小儿重症病毒性脑炎昏迷[51]，或联用醒脑开窍针刺法早期治疗病毒性脑炎并伴有高热昏迷或意识障碍的患儿，可有效提高患儿治疗后清醒率[52]。

4. 中医康复护理

中医康复护理的干预越来越被重视。多项研究证明[53-56]，对于重症病毒性脑炎患儿，康复护理能显著提高其运动功能的恢复水平，并且在感觉功能恢复方面存在着明显的效果。

5. 系统综述及 Meta 分析

近年来，对于中医药治疗病毒性脑炎的系统评价或 Meta 分析研究逐渐增多。有研究者开展了双黄连注射液治疗多种疾病的 Meta 分析，其中有报告双黄连注射液治疗病毒性脑炎的研究[57]。有关于醒脑静注射液治疗病毒性脑炎的荟萃分析在国际上发表，但是文中指出只能找到非常低质量的证据，显示出加用醒脑静可以提高治愈率的结果[58]。有关于喜炎平注射液联合阿糖腺苷治疗儿童病毒性脑炎治疗的 Meta 分析，认为可以提高治愈率和有效率，但同样存在纳入研究质量较低的问题[59]。

总体而言，中医药治疗病毒性脑炎的临床研究多采用加载性试验，缺少随机对照盲法的临床研究，整体研究质量不高，仍然缺乏高质量的循证医学证据。

（二）基础研究进展

中医针对病毒性脑炎的基础研究，根据研究对象的差别可以分为两类，首先是基于文献和临床观察的理论研究，其次是针对某种药物治疗作用机制的研究。

1. 中医理论研究

针对病毒性脑炎的中医理论研究，有学者基于文献研究和证素辨证理论，通过数据整理，提取证素、证候信息，分析病毒性脑炎的证素分布及组合规律，共提取病毒性脑炎证素 22 个，其中病性证素 11 个，证候类型有 34 个，其中邪犯卫气、邪犯气营、气营两燔、气阴两虚、痰浊闭窍 5 种证型频率大于 5%[60]。基于临床症状、体征的回顾性分析，研究了临床常见证型，同时结合病程因素，提出病毒性脑炎遵循卫气营血的温病理论由外至内、从表及里进行发展的传变规律[61]。这些研究与以往流行性乙型脑炎、流行性腮腺炎合并脑炎脑膜炎症候群、手足口病并发中枢神经系统感染[62-64]也都有类似的结论。也有针对不同病原体导致感染的中医证候研究，如有学者认为柯萨奇病毒所致的病毒性脑炎患者，中医证型以实证为主；而埃可病毒患者因长期消耗，正气本虚，所致病毒性脑炎中医证型以虚证为主，认为病毒性脑炎发病初期，中医证型易虚易实，中期虚实夹杂，后期以虚证和虚实夹杂证居多[65]。

笔者所在团队搜集了 20 世纪民国中西汇通时期关于疫病和脑炎相关的文献，正在进行相关文献梳理，力图通过对这一特殊时期中西医探索的研究寻找脑炎中西医研究的切入点，期望有所突破。

2. 作用机制研究

近年来，在中医治疗病毒性脑炎作用机制方面的研究有所增多，不同研究团队研究药物与病原体有所差异。如复方中药对感染森林脑炎病毒小鼠血液炎性因子的影响及相关性分析[66]，发现复方中药可以通过抑制 TLR-2 的表达来下调感染森林脑炎小鼠的炎症反应。有研究观察扶正祛邪方联合更昔洛韦对病毒性脑炎疗效，发现治疗后观察组血清中血清神经元特异性烯醇化酶（neuronspecifeenolase，NSE）、血清钙结合蛋白 S-100β（S-100β）、IL-6、TNF-α 水平显著低于对照组[67]。有研究表明菖蒲郁金汤辅助治疗重症病毒性脑炎可促进患者神经功能的恢复，降低 S-100β 蛋白、NSE、β-内啡肽（β-EP）水平，加快临床症状的消失[68]。喜炎平注射液是以往研究中对重症手足口病有效的药物，有学者使用 EV71 小鼠模型研究了喜炎平注射液的作用机制，发现其作用机制与对中性粒细胞和 T 淋巴细胞的直接免疫调节活性有关，通过提高宿主免疫力起到治疗作用[69]。此外，针对柴石退热颗粒治疗乙脑的作用机制研究比较深入和系统[70-74]。

针对中医治疗病毒性脑炎的机制研究存在很多困难，涉及病毒种类、动物模型、细胞模型、观察指标等，虽然常见的解释包括中医作用多靶点的问题，但也不可否认，对于疾病发病机制认知的欠缺也阻碍了有效药物的研发。目前的研究多局限于对于某类在临床观察中显示初步疗效的药物进行一定的基础研究，尚不能带来突破性进展，临床意义有限。

四、西医领域防治病毒性脑炎的进展

（一）西医病毒性脑炎研究进展

1. 实验室检查研究进展

嗜神经病毒是感染性脑炎主要病因，多数病毒性脑炎需要依靠血清学（CSF 或者血清抗病毒抗体）和聚合酶链反应（PCR）确诊，多重 PCR 结合核酸侵入反应及纳米金显色技术在检测多重靶点上具有较明显的优势。相比其他，PCR 更具有临床试验价值，是病毒性脑炎病因检测的理想技术[75]。宏基因组下一代测序（metagenomics next-generation sequencing，mNGS）技术直接针对样本中所有核酸进行无偏性测序，结合病原微生物数据库及特定算法，检测样本中含有的可能病原微生物序列。当怀疑病毒感染，尤其对 CSF 及血液标本，或临床表现复杂，无特定怀疑方向时，需要同时对样本中的 DNA 和 RNA 进行测序[76]。对于常见的中枢神经系统感染病原体，脑脊液 NGS 具有重要的诊断价值。NGS 也可用于发现未知的新型病原体，近年来发现了数种新型的嗜神经病原微生物，特别是新型病毒[77]。脑脊液细胞学是对脑脊液中的细胞进行形态学分类和性质判断的检查方法，对中枢神经系统感染的诊断具有重要意义[78]。

2. 影像学进展

疑似脑炎的患者应接受神经影像学检查，60%~70% 的脑炎患者神经影像学检查结果异常，30% ~ 50% 在就诊时即出现结果异常[79]。MRI 是首选的神经影像学检查，因为其诊断脑炎的敏感性和特异性强于 CT[80-82]。随着 MRI 成像技术的发展，新的成像序列不断涌现，对病毒性脑炎病灶的诊断及预后评价有重要价值[83-85]。MRI 表现根据病毒病因会有所不同。但是除了单纯疱疹病毒性脑炎的颞叶定位[86, 87]，大多数表现对特定病原体的敏感性或特异性不是很高。

3. 电生理进展

脑电图可以反映出大脑细胞的功能，是预测脑损伤的重要指标之一，对于协助诊断和评估预后有一定价值，目前已广泛用于病毒性脑炎的临床诊断中。脑电图可能有助于鉴别脑炎与非惊厥性癫痫发作[88]，疑似脑炎的患者应尽快进行脑电图检查。87%~96% 脑炎患儿的脑电图异常，大多是非特异性的[89]。脑电图表现范围很广，可能表现为广泛性慢波，也可能表现为特定病因的典型表现。有研究证实，伴意识障碍的异常率为 100%[90]。

4. 治疗及预后评价研究

大多数病毒性脑炎没有特异性治疗方法，给予经验性抗微生物治疗和支持治疗是儿童和青少年病毒性脑炎的治疗基础。如果识别出特定病原体或诊断其他疾病，则可改变经验性治疗。支持治疗是脑炎治疗的关键部分，最初的支持治疗措施可能包括稳定心肺功能和治疗癫痫发作。在此基础上，有研究表明[91]可以配合高压氧以改善脑水肿。也可采取连续性血液净化（CBP）治疗，能有效减轻症状，降低死亡率，对于药物难以控制的惊厥持续状态采用 CBP 治疗 3 ~ 5 天，可较快缓解症状、改善预后[92]。更昔洛韦联合丙种球蛋白治疗儿童重症病毒性脑炎，能有效降低机体炎症反应[93]。或使用静脉免疫球蛋白（IVIG）治疗可改善神经症状及缩短平均住院时间[94]。

预后评价：近年的研究发现，NSE、髓鞘碱性蛋白（mydin basic protein，MBP）、S-100 蛋白[95, 96]与病毒性脑炎病情进展有密切关系，联合脑电图检查可显著提高病毒性脑炎的诊断准确率及对病情严重程度评估的准确率[97]。评价重症病毒性脑炎预后，格拉斯哥昏迷评分量表（GCS）与长程脑电图二者联合既能减少 GCS 评分的主观误差，又能进一步提高长程脑电图的敏感性，预后评估的应用价值更高[98-101]。24 h 动态脑电图对判断病毒性脑炎严重程度及预测预后的应用价值优于常规脑电图，延长描记时间可增加阳性率[102]。振幅整合脑电图通过振幅整合压缩技术，短时间判断患者在一段时期内的脑功能变化情况，准确反映脑组织缺氧后组织病变的严重程度，优于脑电图[103]，为重症病毒性脑炎评估预后提供方向。

（二）西医病毒性脑炎研究发展趋势

病毒性脑炎的精准诊断和个体化治疗是西医未来的发展趋势。基于 mNGS 的病因鉴定正在加速临床转化与应用，将病毒性脑炎的诊断带入“测序”时代[77]。随着人工智能在医学领域的发展，比如脑膜炎人工智能辅助诊断决策系统、脑脊液细胞学智能报告系统及脑脊液 mNGS 精准医学智能诊断系统等技术，为临床诊断、脑脊液细胞学诊断、病原学诊断及药物敏感性诊断方面提供了快速、准确的新型武器，为病毒性脑炎的诊断和未来的治疗方面提供了新的手段。

五、病毒性脑炎中医研究发展趋势与展望

对于病毒性脑炎的中医诊疗研究，其病因病机及辨证分型基本达成了共识。“治未病”是中医的特色，也是中医的优势，也应贯穿在病毒性脑炎的诊疗中。临床往往会出现病毒感染延误诊治而出现脑病的情况，建立病毒性脑炎的“中医预警机制”——“未病先防，已病防传”可以作为研究的方向。同时在临床诊疗中如何解决传染病院中医力量相对薄弱的现状，及如何顺利推动中西医结合治疗的开展，现代化的远程会诊模式不失为一种有效的尝试。对于重症脑炎的研究，尤其是气营两燔，蒙蔽心窍，甚至进入 ICU 救治的患者，中医药如何有效救治也是临床面临的难题，因此中西医如何有效结合是未来提高疗效的研究目标之一。

从近年来的研究看，对病毒性脑炎的治疗以中西医结合为主，针药结合、康复护理与常规治疗结合的研究将是未来一段时间的研究方向。随着中医疫病学学科的建设和完善，中医治疗病毒性脑炎的有效方药筛选将越来越被重视。虽然中医药研究存在困难，尤其由于技术和伦理学方面的困难使得中医开展随机双盲对照的临床研究存在困难，但也仍然是需要努力的方向，以及通过开展大规模的真实世界研究进行补充，希望未来能够获得关于中医药治疗病毒性脑炎的高质量证据。再则一些新发突发的病毒性脑炎疾病，由于没有特效药物治疗，而中医药具有一套完整的体系，可以在第一时间通过辨证论治等方法提出有效的治疗方案，提高临床救治成功率、改善预后，也为特效药物研发、疫苗研发等赢得时间。同时运用现代科学技术研究病毒性脑炎发病机制，筛选有效中医方药及中医药作用机制的相关研究仍然是未来的研究重点。

撰稿人：张　伟　李　佳　郑博文　马成杰　田　雯
高　旭　田　霞　陈志海　李　鑫　王融冰

参考文献

[1] 钟南山，马小军，徐英春. 临床路径释义·感染性疾病分册[M]. 北京：中国协和医科大学出版社，2018：437–442.

[2] 卢洪洲，张永信，张志勇. 临床感染疾病治疗学[M]. 上海：上海交通大学出版社，2011：394–415.

[3] 冯绵烨，娄燕. 病毒性脑炎的诊治研究进展[J]. 中华诊断学电子杂志，2019，7（1）：66–70.

[4] Kenneth L T.Acute Viral Encephalitis[J]. N Engl J Med，2018，379：557–566.

[5] Nunes P C，Sampaio S A，da Costa N R，et al.Dengue severity associated with age and a new lineage of dengue virus type 2 during an outbreak in Rio De Janeiro[J]. J Med Virol，2016，88（7）：1130–1136.

[6] Dietrich E A，Langevin S A，Huang C Y，et al.West Nile virus temperature sensitivity and avian virulenee are modulated by NS1–2B polymorphisms[J]. PLoS Negl TropDis，2016，10（8）：e0004938.

[7] Luby S P，Hossain M J，Gurley E S，et al.Recurrent zoonotic transmission of Nipah virus into humans，Bangladesh，2001–2007[J]. Emerg Infect Dis，2009，15：1229.

[8] Luby S P.The pandemic potential of Nipah virus[J]. Antiviral Res，2013，100（1）：38–43.

[9] Ang B S P，Lim T C C，Wang L. Nipah virus infection[J]. J Clin Microbiol，2018，56（6）：e01875–17.

[10] Goh K J，Tan C T，Chew N K，et al.Clinical features of Nipah virus encephalitis among pig farmers in Malaysia[J]. N Engl J Med，2000，342（17）：1229–1235.

[11] Hossain M J，Gurley E S，Montgomery J M，et al.Clinical presentation of Nipah virus infection in Bangladesh[J]. Clin Infect Dis，2008，46（7）：977–984.

[12] Arunkumar G，Chandni R，Mourya D T，et al.Outbreak investigation of Nipah virus disease in Kerala，India，2018[J]. J Infect Dis，2019，219（12）：1867–1878.

[13] Tan C T，Goh K J，Wong K T，et al.Relapsed and late–onset Nipah encephalitis[J]. Ann Neurol，2002，51（6）：703–708.

[14] Yu X J，Liang M F，Zhang S Y，et al.Fever with thrombocytopenia associated with a novel bunyavirus in China[J]. N Engl J Med，2011，21（16）：1523–1532.

[15] Xu Y，Shao M，Liu N，et al. Clinical feature of severe fever with thrombocytopenia syndrome（SFTS）–associated encephalitis/encephalopathy：A retrospective study[J]. BMC Infect Dis，2021，21（1）：904.

[16] Cui N，Liu R，Lu Q B，et al.Severe fever with thrombocytopenia syndrome bunyavirus–related human encephalitis[J]. J Infect.2015，70（1）：52–59.

[17] Park S Y，Kwon J S，Kim J Y，et al.Severe fever with thrombocytopenia syndrome–associated encephalopathy/encephalitis[J]. Clin Microbiol Infect，2018，24（4）：432.e1–432.e4.

[18] Venkatesan A，Tunkel A R，Bloch K C，et al. Case definitions，diagnostic algorithms，and priorities in encephalitis：Consensus statement of the international encephalitis consortium[J]. Clin Infect Dis，2013，57（8）：1114–1128.

[19] 羊田. 白虎汤加味治疗病毒性脑炎气分证临床疗效观察[D]. 河南中医药大学，2018.

[20] 贾刘云，孟毅，王森，等. 病毒性脑炎的病因病机探讨[J]. 中医研究，2016，29（10）：9–11.

[21] 杨振威. 高利辨治病毒性脑炎经验[J]. 中国中医药信息杂志，2015，27（7）：118–119.

[22] 沈月红，汪娅蓓，汪永胜. 符为民教授开窍化痰通瘀法治疗病毒性脑炎后遗症经验[J]. 浙江中医药大

学学报，2017，41（8）：682-684.
［23］田宇丹，薛燕星．薛伯寿治疗小儿病毒性脑炎［J］．长春中医药大学学报，2018，34（6）：1103-1105.
［24］高亮，陈瑞，邱爽，等．甘露醇联合菖蒲郁金汤治疗小儿重症病毒性脑炎临床研究［J］．中西医结合研究，2021，13（4）：234-236，240.
［25］缪亚秀，柯进，戴其军．菖蒲郁金汤治疗病毒性脑炎［J］．中医学报，2021，36（2）：414-419.
［26］汤飞飞，付爱学．菖蒲郁金汤联合大剂量丙种球蛋白治疗小儿重症病毒性脑炎的疗效分析［J］．中医临床研究，2020，12（26）：90-93.
［27］冯刚．菖蒲郁金汤辅助治疗重症病毒性脑炎对神经功能、S100B、NSE 的影响［J］．中华中医药学刊，2019，37（7）：1744-1746.
［28］李金萍，唐俊．菖蒲郁金汤联合丙种球蛋白治疗小儿病毒性脑炎疗效观察［J］．中医学报，2018，33（8）：1519-1523.
［29］张伟，胡玉莲，袁征．菖蒲郁金汤联合大剂量丙种球蛋白治疗小儿重症病毒性脑炎临床研究［J］．中医学报，2017，32（7）：1305-1308.
［30］赵婷婷．白虎汤加味联合神经节苷脂治疗小儿病毒性脑炎的效果［J］．临床合理用药杂志，2021，14（5）：131-133.
［31］屠思远，王晓琳，胡静，等．白虎汤合方治疗传染病的优势及温病学思考［J］．时珍国医国药，2019，30（2）：424-426.
［32］李莉．加味清瘟败毒饮治疗病毒性脑炎（痰热壅盛型）的临床疗效观察［D］．河南中医药大学，2016.
［33］王伟．醒脑静联合更昔洛韦对病毒性脑炎神经功能及后遗症发生率的影响［J］．国际感染病学（电子版），2019，8（4）：129-130.
［34］杜宝媛，曹焕珍．醒脑静注射液联合奥卡西平对病毒性脑炎后癫痫患儿脑电图变化的影响［J］．临床研究，2018，26（12）：126-128.
［35］韩丽梅，张杰，齐旭升．醒脑静注射液联合单磷酸阿糖腺苷治疗重症病毒性脑炎的临床疗效分析［J］．山西医药杂志，2018，47（21）：2597-2598.
［36］张斯佳，赵海苹，罗玉敏．醒脑静注射液在神经系统疾病中的临床应用现状［J］．中西医结合心脑血管病杂志，2017，15（21）：2720-2723
［37］胡凤阳．喜炎平注射液治疗小儿病毒性脑炎临床观察［J］．中国中西医结合儿科学，2018，10（5）：439-441.
［38］郜东梅．喜炎平联合阿糖腺苷治疗儿童病毒性脑炎疗效 Meta 分析［J］．辽宁中医药大学学报，2020，22（4）：143-148.
［39］薛炬君，陈曦．更昔洛韦联合血必净治疗病毒性脑炎的疗效观察［J］．中国卫生标准管理，2016，7（6）：137-138.
［40］孙雪江．更昔洛韦联合血必净治疗病毒性脑炎的疗效观察［J］．中西医结合心血管病电子杂志，2014，2（14）：86-87.
［41］黄丽红，刘继红．诚力康联合清开灵注射液治疗单纯疱疹病毒性脑炎 31 例临床分析［J］．中国社区医师（医学专业），2010，12（33）：171-172.
［42］秦毓霖．阿糖腺苷、痰热清治疗小儿病毒性脑炎疗效观察［J］．中华全科医学，2012，10（5）：743，768.
［43］刘志勇，赵丽娜，孟毅，等．基于文献对病毒性脑炎用药规律研究［J］．中国中医急症，2016，25（4）：598-600.
［44］赵春华，付迎新，赵淑清．安宫牛黄丸联合阿昔洛韦治疗儿童病毒性脑炎的临床研究［J］．现代药物与临床，2020，35（5）：909-913.
［45］庞善坤．安宫牛黄丸联合治疗小儿病毒性脑炎的临床观察［J］．中国合理用药探索，2019，16（6）：

110–112.
[46] 刘静. 安宫牛黄丸的临床应用进展 [J]. 现代中医药，2019，39（4）：142–146.
[47] 董梦久，牟艳杰，蚪文. 142 例流行性乙型脑炎临床观察分析 [J]. 湖北中医杂志，2012，34（1）：3–4.
[48] 李耘，董梦久，刘志勇，等. 抗病毒口服液治疗流行性乙型脑炎临床观察 [J]. 中华中医药杂志，2014，29（6）：2058–2060.
[49] 程率芳，崔应麟，杨小红，等. 六味地黄丸在病毒性脑炎患儿治疗中的应用效果观察 [J]. 山东医药，2017，57（18）：63–65.
[50] 李莉. 加味清瘟败毒饮治疗病毒性脑炎（痰热壅盛型）的临床疗效观察 [D]. 河南中医药大学，2016：25–26
[51] 王艳丽，段佳丽，李尉萌，等. 早期针刺加穴位注射联合西药治疗小儿重症病毒性脑炎昏迷 30 例 [J]. 中医研究，2018，31（9）：45–47.
[52] 王彦军，胡长芳，李清，等. 醒脑开窍针刺法早期治疗小儿病毒性脑炎 70 例 [J]. 江西中医药大学学报，2017，29（2）：61–62.
[53] 吴勇，赵梦婕. 康复护理在小儿重症病毒性脑炎护理中的应用 [J]. 心理医生，2017，23（32）：219–220.
[54] 薛莹冰. 康复护理干预对重症病毒性脑炎患儿运动功能恢复的影响 [J]. 现代医用影像学，2017，26（3）：868–869.
[55] 邹莉，毕天虹. 康复护理在小儿重症病毒性脑炎护理中的应用效果分析 [J]. 中医临床研究，2018（3）：48–49.
[56] 葛静. 情志护理联合早期康复用于病毒性脑炎患儿运动功能障碍恢复的效果分析 [J]. 反射疗法与康复医学，2020，29（12）：184–186.
[57] 杨树谊. 基于 Meta 分析和数据挖掘的双黄连注射剂临床评价研究 [D]. 北京中医药大学，2016.
[58] Cao H J，Liang S B，Zhou W，et al. Evaluation of the adjunctive effect of Xing Nao Jing Injection for viral encephalitis：A systematic review and meta–analysis of randomized controlled trials [J]. Medicine（Baltimore），2019，98（15）：e15181.
[59] 郃东梅. 喜炎平联合阿糖腺苷治疗儿童病毒性脑炎疗效 Meta 分析 [J]. 辽宁中医药大学学报，2020，22（4）：143–148.
[60] 王倩. 基于文献的病毒性脑炎中医证素分布及组合规律研究 [D]. 河南中医药大学，2017：20–23.
[61] 王森. 病毒性脑炎中医证候特征研究 [D]. 河南中医药大学，2017：26.
[62] 田霞，张明香，韩永辉，等. 2013 年济南市流行性乙型脑炎 85 例中医证候研究 [J]. 中国现代医生，2014，52（18）：100–102.
[63] 田霞，张明香，颜迎春，等. 流行性腮腺炎合并脑炎脑膜炎症候群的中医证候分析 [J]. 中外健康文摘，2014（6）：38–39.
[64] 张伟，林连升，王融冰，等. 手足口病并发中枢神经系统感染 327 例中医证候及核心病机分析 [J]. 环球中医药，2012，5（7）：512–516.
[65] 刘志勇，赵丽娜，孟毅，等. 病毒性脑炎中医证型分布规律研究 [J]. 辽宁中医杂志，2016，43（3）：534–536.
[66] 张瑜. 复方中药对感染森林脑炎病毒小鼠血液炎性因子的影响及相关性分析 [J]. 中医药信息，2019，36（4）：5–9.
[67] 王席玲，段永伟，朱陵群，等. 扶正祛邪方联合更昔洛韦对病毒性脑炎疗效、神经功能与脑血流的作用 [J]. 世界中医药，2021，16（13）：2015–2018.
[68] 冯刚. 菖蒲郁金汤辅助治疗重症病毒性脑炎对神经功能、S100B、NSE 的影响 [J]. 中华中医药学刊，2019，37（7）：1744–1746.

［69］Li M，Yang X，Guan C，et al. Andrographolide sulfonate reduces mortality in Enterovirus 71 infected mice by modulating immunity［J］. Int Immunopharmacol，2018，55：142-150.
［70］刘志勇，孟毅，常学辉，等. 柴石退热颗粒降低乙脑损伤及干扰氧化应激机制的实验研究［J］. 辽宁中医杂志，2018，45（8）：1768-1770.
［71］刘志勇，孟毅，常学辉，等. 柴石退热颗粒对人工感染乙脑病毒乳鼠的治疗作用［J］. 辽宁中医杂志，2017，44（9）：1966-1968.
［72］刘志勇，孟毅，常学辉，等. 柴石退热颗粒对乙型脑炎感染 BHK-21 细胞的抑制作用［J］. 辽宁中医杂志，2017，44（7）：1469-1471.
［73］刘志勇，孟毅，常学辉，等. 柴石退热颗粒对流行性乙型脑炎模型乳鼠行为学及细胞因子的影响［J］. 中医学报，2016，31（9）：1345-1348.
［74］陈俊. 柴石退热颗粒对乙型脑炎病毒体外感染 BHK 细胞的影响及流行性乙型脑炎辨证规律的研究［D］. 湖北中医药大学，2014.
［75］Gergely L，Mónika P，Gyula J，et al.Nanoparticle displacement assay with electrochemical nanopore-based sensors［J］. Electrochem commun，2016（71）：13-17.
［76］陈唯军，金荣华，李振军，等. 高通量宏基因组测序技术检测病原微生物的临床应用规范化专家共识［J］. 中华检验医学杂志，2020，43（12）：1181-1195.
［77］关鸿志，宋红梅，崔丽英. 开启脑炎诊疗的精准医学之门［J］. 中华儿科杂志，2017，55（11）：801-804.
［78］中华医学会神经病学分会感染性疾病与脑脊液细胞学学组. 脑脊液细胞学临床规范应用专家共识［J］. 中华神经科杂志，2020，53（11）：875-881.
［79］Bykowski J，Kruk P，Gold J J，et al.Acute pediatric encephalitis neuroimaging：single-institution series as part of the California encephalitis project［J］. Pediatr Neurol，2015，52：606.
［80］吴宗跃. CT 和 MRI 诊断小儿病毒性脑炎的价值观察［J］. 中国 CT 和 MRI 杂志，2021，19（1）：25-27.
［81］孔延亮，黄勇，胡重灵，等. 病毒性脑炎的 CT 和 MRI 诊断价值研究及对比分析［J］. 中国 CT 和 MRI 杂志，2016，14（12）：7-9.
［82］宁建东. 小儿病毒性脑炎 MRI 诊断及应用价值评定［J］. 中国 CT 和 MRI 杂志，2017，15（8）：50-51.
［83］董晓峰. 小儿病毒性脑炎的临床特点及诊治［J］. 临床医学研究与实践，2017，2（6）：118-119.
［84］侯淑华. CT 及磁共振诊断中枢神经系统感染的临床研究［J］. 系统医学，2017，2（6）：81-84.
［85］王超，耿彩虹. 动态脑电图与常规脑电图在病毒性脑炎诊断中的效果分析［J］. 重庆医学，2017，15：278-280.
［86］Granerod J，Davies N W，Mukonoweshuro W，et al.Neuroimaging in encephalitis：Analysis of imaging findings and interobserver agreement［J］. Clin Radiol，2016，71：1050-1058.
［87］Saberi A，Roudbary S A，Ghayeghran A，et al.Diagnosis of meningitis caused by pathogenic microorganisms using magnetic resonance imaging：A systematic review［J］. Basic Clin Neurosci，2018，9（2）：73-86.
［88］单广振，陈伟，郑娟. 抗 γ-氨基丁酸 B 型受体脑炎患者的临床及脑电图特征分析［J/CD］. 中华诊断学电子杂志，2017，5（3）：203-207.
［89］Pillai S C，Hacohen Y，Tantsis E，et al.Infectious and autoantibody-associated encephalitis：Clinical features and long-term outcome［J］. Pediatrics，2015，135（4）：e974-e984.
［90］杨志晓，陈国洪，王媛. 影响小儿重症病毒性脑炎预后的相关危险因素分析［J］. 中国实用神经疾病杂志. 2016，19（4）：61-63.
［91］张曦文. 高压氧配合治疗病毒性脑炎的临床疗效评价［J］. 中国医药指南，2016，14(13)：178-179.
［92］孙恒斌，余天浩，张宙. 连续性血液净化治疗在重症病毒性脑炎伴发癫痫持续状态患者的疗效观察［J］. 临床神经病学杂志，2016，29（5）：363-365.

[93] 高颂轶，党清华，高小倩，等．更昔洛韦分别联合神经节苷脂和丙种球蛋白治疗小儿病毒性脑炎的临床疗效研究［J］．药物评价研究，2017，40（3）：373–376.

[94] Iro M A，Martin N G，Absoud M，et al.Intravenous immunoglobulin for the treatment of childhood encephalitis［J］. Cochrane Database Syst Rev，2017，10（10）：CD011367.

[95] 李经猷，张杜燕，李洁敏．病毒性脑炎患儿血清神经元特异性烯醇化酶检测的临床意义［J］．中国实用医药，2016（2）：34–35.

[96] 冷红春．S–100 蛋白、NSE 及 MBP 在病毒性脑炎患儿中的检测意义［J］．中国妇幼保健，2017，32（3）：501–504.

[97] 谢秋桂，周旭．脑电图联合血清 NSE、MBP 对病毒性脑炎的诊断及病情评估价值［J］．标记免疫分析与临床，2018，25（9）：1297–1300.

[98] 陈锋，张芙蓉，孙继民，等．亚低温对重症病毒性脑炎患儿血清及脑脊液 NSE、S100B 蛋白表达的影响［J］. 华中科技大学学报（医学版），2017，46（3）：291–294.

[99] 蒋绍清，谭少宏，叶泽忠．头部亚低温联合微泵输注咪达唑仑辅助治疗儿童重症病毒性脑炎临床研究［J］. 儿科药学杂志，2019，25（4）：20–23.

[100] 曾静，汪峰，刘星辰，等．动态脑电监测对急危重症脑血管病的预后评估［J］. 临床荟萃，2016，31（2）：221–223.

[101] 蒋颖，毛可适，岳春贤，等．长程脑电图和 Glasgow 昏迷量表评分对重症脑功能损伤患者预后的预测价值［J］．临床神经病学杂志，2018，31（4）：257–259.

[102] 郭育英，廖海燕，谢彩云，等．脑电图监测在病毒性脑炎诊断及预后中的应用价值［J］．海南医学，2018，29（9）：1303–1304.

[103] 徐海清，宋春杰，钱展，等．振幅整合脑电图在评估重型颅脑外伤性昏迷患者预后中的作用［J］．中华行为医学与脑科学杂志，2018，27（9）：820–824.

中医药防治登革热研究

一、概述

登革热（dengue fever，DF）是由登革病毒引起的急性发热性虫媒传染病；临床表现特点为：突起发热，头身疼痛，极度疲乏，充血性皮疹，白细胞、血小板减少等。登革病毒（dengue virus，DENV）归属于黄病毒科中的黄病毒属，其基因组为单股正链 RNA。人类是 DENV 最重要的自然宿主，主要由蚊媒中的雌性埃及伊蚊及白纹伊蚊通过叮咬吸血传播，各年龄组普遍易感[1]。登格病毒 5 种血清型（DENV1～5）有着不同的流行模式及临床表型；其中，DENV5 主要在森林地区传播，暂未在人类社会形成流行[2, 3]。

DENV 进入宿主体内后首先在单核－吞噬细胞系统启动病毒扩增，然后进入血液循环，形成第一次病毒血症；接着，DENV 扩散至网状内皮系统和淋巴组织内增殖，随后再次进入血液循环，形成第二次病毒血症[4]。DENV 的潜伏期约 4～6 天（或 3～14 天）；绝大部分人在首次感染时只产生病毒血症而无临床症状。高滴度病毒血症出现在临床发热前 2 天至发热后 7 天内，仅此时宿主能感染未染病的蚊媒，但被感染的蚊媒终生带有传染性，并可经卵传予后代。因此，蚊媒的地域分布及季节性繁殖在很大程度上决定了 DENV 的传播范围及发病高峰，登革热也主要流行于蚊虫繁殖较旺盛的热带－亚热带沿海等地区，但随着人类活动的全球化，有逐渐蔓延至温带内陆，并出现全球性播散的趋势[5]。截至目前，DENV 在非洲、美洲、地中海东部、东南亚及西太平洋地区的 100 多个国家存在地方性流行；在流行时期，推测人群感染率波动在 40%～50% 之间，甚至高达 80%～90%；WHO 估测 DENV 全球感染率为 5000 万人 / 年，因重症住院者为 50 万人 / 年[1]。由此可见，DENV 已经成为全球性的重大公共卫生问题。

对于登革热的治疗，目前尚无特效抗病毒药。该病为全身性感染，临床症状及转归受多种"病原－宿主"因素（如病毒毒株、宿主基因及宿主免疫反应）影响，传统上可分为"轻症、重症"。轻症登革热的病程呈自限性，一般预后良好，主症见突发高热、骨痛、皮疹等；热峰可达39～40℃，持续5～7天，可呈双相热型；痛症可见于头部、眼球球后、背部、肌肉关节及骨骼等；皮疹可见斑丘疹或类风疹，可伴团状小出血点及瘙痒感。重症登革热包括登革出血热及登革休克综合征，以严重出血、休克、脏器损害为主症；以支持治疗为主，治疗及时者恢复较快，但休克时间较长者的病死率较高[1, 6]。2018年的《中国登革热临床诊断和治疗指南》（以下简称“中国指南”）与国内多本医学教材的分期方法基本一致，即将DENV感染后的临床症状分为三期（发热期、极期和恢复期）；多数登革热病例为轻症，只表现发热期和恢复期，仅少数重症病例进入极期[4, 6]。

中医古籍并无“登革热”之名。根据本病“发病急骤、传变迅速、易于流行”的致病特征，以及“发热、痛症、皮疹、出血”的临床主症，认为可归类于中医学“温病、温疫、疫疹、疫毒”之范畴；参照外感热病常用的卫气营血辨证及三焦辨证对本病进行辨证论治可取得良好的临床疗效。

二、中医对登革热的认识

（一）病因病机

流行病学调查发现登革热的临床表型受到地域、季节、患者年龄及体质基础等因素影响，提示本病的发病及传变与“病邪的偏性”和“体质的偏颇”关系密切。据报道，不同地区的病例均有“发热急、传变快、易动血伤神”的共性，部分病例起病即有显著呕逆、腹泻等胃肠道症状。一般来说，出疹、热退提示邪气外达；但有一部分病例在疹出或热退以后进展为重症，或萎靡倦怠，或狂躁昏蒙，考虑病机为毒邪攻势峻猛、邪气内陷，或动气伤神，或阳气暴脱；提示本病有“热极”伴或不伴“湿盛（毒）”之机转。李际强等曾报道本病可有“伏暑秋发”的起病模式，指在2014年广州当地登革热疫情防控期间，部分病例虽病起于深秋天凉之时，却仍见“高热、周身酸痛、舌苔厚腻”等症[7]。唐彬等结合2019年云南当地夏秋季节登革热疫情，指出登革热发病是“内外合邪的结局”，并强调“体质”对发病病性趋向的影响；“外邪”即登革热疫毒，有“湿热疫、暑燥疫”两种病性，“内伤”指当地民众的饮食习惯致体内湿热内蕴、脾气不充；最终导致疾病的转归出现独特的“气血两伤”特征[8]。在黄丽霞对2012—2018年新加坡地区夏秋季节登革热病例的分析中，同样提到了内外合邪的看法；认为当地疫情流行与五运六气之“太阴湿土、太阳寒水、少阳相火、少阴君火”有关，指出当地登革热病邪带有“火、湿、寒”三性，推测其发病与“体质外寒内热者外感湿热邪气”有关[9]。岭南名老中医、温病学家刘仕昌教授认为本病在病因上符合两种经典外感疫邪的性质：一是“湿热疫邪”，其性湿热秽浊；二是“暑燥疫邪”，其性暑燥淫热；因岭南地理环境及居民生活饮食习惯等因素，以前者多见。

湿热疫疠之邪来势迅猛，起病常直犯膜原、困阻中焦脾胃，临证以湿遏热伏于内为主候，常缺少表证内传的过程，有湿重于热、热重于湿或湿热并重之偏颇，主症见发热恶寒或寒热交作、肢困酸痛、纳差吐泻等，疾病后期常见气虚纳呆、湿盛阳微等症。暑燥疫疠之邪攻冲暴戾，起病常内侵脏腑、外窜经络，易化热入血、灼伤血络，形成气血两燔、热毒充斥周身表里上下之候，特征性的主症可见骨节烦疼、烦躁神昏、斑疹出血等，疾病后期常见气血津液亏虚、余热留恋等症。

（二）辨证论治

中国指南[6]对应登革热的“发热期、极期和恢复期”将本病分为 4 个证型（三期四型法）：①发热期辨为“温热郁湿、卫气同病证”，主症见发热恶寒、身痛倦怠、呕恶腹泻等，治予甘露消毒丹、达原饮等加减；②极期之一辨为“毒瘀交结、扰营动血证”，主症见发热、烦躁、皮疹出血等，舌红苔黄欠津、脉洪大或沉细滑数，治予清瘟败毒饮加减；③极期之二辨为“暑湿伤阳、气不摄血证”，主症见发热、疲倦、皮疹出血等，舌暗苔腻、脉细弱无力，治予附子理中汤合黄土汤加减；④恢复期辨为“余邪未尽、气阴两伤证”，主症见乏力倦怠态、纳呆，治予竹叶石膏汤合生脉饮加减。陈瑞对 2014 年广州地区夏秋季节起病的共 1776 例登革热病例进行汇总分析，发现当地病例的临床主证多属“湿热郁遏、卫气同病证”“邪遏膜原证”“瘀毒交结、扰营动血证”及“余邪未净证”，少见“暑湿伤阳、气不摄血证”；文中进一步分析，地处岭南、气候潮湿的广州地区在 2014 年雨水量尤多，因此当年的疫情以“湿热疫”为病多见[10]。“邪遏膜原证”病机为湿热疫从肌肤膜理侵入膜原，主症见往来寒热、热势缠绵、头痛而重、肢体沉重酸楚；因湿热之邪易犯脾胃、大小肠、三焦等脏腑，而致纳呆、胸脘满闷、呕逆、呕吐等症；治疗上应以疏利透达化湿为法，可予达原饮加减。

广州市第八人民医院根据当地病例的临床特征，使用一种“二期三型法”辨治登革热：①发热期，湿热疫者，辨为卫气同病型，治予“登革热一号方”；②发热期，暑燥疫者，辨为气血两燔型，治予清瘟败毒饮加减；③恢复期，辨为余热未清型，治予竹叶石膏汤加减[11]。其中，“登革热一号方”为该院协定方，方义含益气健脾、淡渗利湿、清热凉气之意，颇具区域特色；具体组方为：党参、青蒿、薏苡仁、白蔻仁、厚朴、半夏、滑石、大青叶、野菊花、白茅根、板蓝根、水牛角及甘草。

孙涛等对 2017 年 8—10 月收治于浙江某院的 229 例登革热病例进行证型分析[12]。报道归纳该次流行病例的主症为“发热、乏力、纳差、头痛及肌肉关节酸痛，舌苔白厚腻或干黄，脉濡数或滑数”，辨证为“气分热盛证”，认为该疫情的病因为“暑燥、湿热”；病例中尚有“气阴两伤、气血两燔、气营两燔、湿热稽留及脾虚不运”等证，但不占主流。茹清静等认为江浙地区登革热发病的特征与该地地处湿热、民众嗜食肥甘而致内生湿热有关，结合当地病例的特点，他们提出了“两期四型”的辨证论治法。两期即急性发热期及恢复期。在急性发热期，湿热之体外感疫毒邪气，按湿热的偏重进一步分为“湿热并重证”与“热重于湿证”。在恢复期，病邪势退而未尽，热盛者倾向于耗伤气血津液，湿盛者倾向于邪气缠绵，因此，恢复期进一步分为“余邪未尽、气阴两伤证”与“湿热稽留、脾虚不运证”[13]。

综上所述，登革热符合中医“疫病”特征，其病性随地区、气候、体质等因素变化。因此，临证时不必墨守成规于某种“协定方案”，而应灵活运用外感病的辨证体系。在本病辨治策略方面，注意首辨病邪的性质和变化，再辨病程进展、审察正伤程度；在疾病后期、邪去正弱之时，亦可运用更适用于内伤病的其他辨证体系，不必拘泥。邪实阶段治以清化透泄为主，正虚阶段治以益气养阴固脱为主，在疾病全阶段均应谨遵“救得一分津液，留有一分生机”的诫言[14]。

三、研究进展

最早的符合登革热疫情特征的文字记载可见于秦朝，本病在多个大陆多次流行，直至20世纪40年代才成功分离得到DENV毒株[15]。近年国内外在相关药物的研发领域取得一定进展，但由于DENV的致病机制有其特殊性及复杂性，目前尚未获得临床意义上的突破。

（一）病原学研究

登革病毒是有脂质包膜的球形病毒，直径45~55nm，基因组由单股正链RNA组成，全长约11KB，包括编码3个结构蛋白（C蛋白、M蛋白和E蛋白）和7个非结构蛋白（NS1、NS2a、NS2b、NS3、NS4a、NS4b和NS5）的基因。E蛋白是DENV最主要的结构蛋白，与病毒的血凝活性及中和活性有关。NS1蛋白为DENV非结构蛋白中的糖蛋白，大量存在于感染细胞的表面，可作为早期诊断的特异性指标[16]。DENV按其抗原性可分为4种血清型：DENV1、DENV2、DENV3和DENV4。其中感染DENV2重症率及病死率均较高，传播范围最广，我国主要流行DENV1。每种血清型都会引起独特的免疫反应，其基因组相似度约65%[17]。2007年有研究报道在马来西亚可能存在第5种血清型[18]，但至今未获WHO认可。利用DENV基因系统树，可将每种血清型的病毒分为不同基因型，一般以核苷酸序列差异6%作为DENV基因分型的标准[19]。根据E基因的不同，DENV1分为5个基因型、DENV2分为6个基因型、DENV3分为5个基因型[20]、DENV4分为2个基因型[21]。不同国家和地区流行的DENV有基因型和序列地域特异性，可作为登革热病原溯源的主要依据[22]，在追踪疾病传播轨迹中发挥重要作用。

（二）登革病毒的致病机制研究

DENV对宿主主要产生两类性质的损害，一是病毒对细胞正常生理功能的直接影响，二是病毒所诱发的免疫反应对机体的间接影响；宿主发病后的临床见症与以下几种机制相关：①临床病情与病毒载量呈正相关。② DENV 可能通过直接抑制骨髓而致白细胞及血小板减少，与临床出血症状相关。③宿主机体针对 DENV 产生数种抗体，包括红细胞凝集抑制抗体、中和抗体和非中和抗体（补体结合抗体）；其中，补体结合抗体可激活补体系统（C3a 及 C5a）及凝血系统，导致血浆渗漏并诱发出血和休克；DENV 所含有的 RNA 可编码 3 种结构蛋白及 7 种非结构蛋白，非结构蛋白中的 NS1 是 DENV 的重要致病蛋白，而宿主针对该蛋白产生的抗 NS1 蛋白抗体与重症登革热的发病有关。④宿主首次感染 DENV 某血清型并恢复后可拥有对该血清型的持久免疫，而且多个血清型之间存在短期的交叉免疫，但是二次感染异血清型 DENV 时，执行记忆性免疫应答的抗体存在功能障碍；这种非中和性抗体一方面使 DENV 更容易侵袭细胞而导致免疫逃逸，即抗体依赖感染增强作用（antibody-dependent enhancement，ADE），另一方面可诱导产生大量细胞因子（TNF-α、IFN-γ 及趋化因子等），甚至诱发细胞因子风暴[1, 23]。临床资料显示，重症病例多数是 DENV 二次感染者，推测与 ADE 效应有关。可想而知，ADE 效应必然影响疫苗的研发与应用。2015 年注册的首支 DENV 疫苗（CYD-TDV 疫苗）因此遭遇“滑铁卢”[24]，为 DENV 疫苗发展带来了更多未知数。

（三）登革疫苗研究进展

登革热迄今为止没有特效药，疫苗是遏制病毒感染的最有效手段。一个理想的疫苗应当能够产生有效的保护性免疫应答，包括体液免疫和（或）细胞免疫应答。然而，正如前述的可能致病机制以及可能尚未明确的机制，使得登革病毒疫苗研究困难重重，充满了挑战。下面主要介绍进入临床试验的几种疫苗。

1. 减毒活疫苗[25]

1993 年，泰国玛希隆大学与赛诺菲巴斯德公司签署合作协议，共同研发登革热四价减毒活疫苗。在 1980—1995 年，WHO 历时 15 年先后投入 250 万美元完成了从研发到临床试验的一系列工作，然而最终以失败告终。后来，美国国防部下属的沃尔特里德陆军研究所（WRAIR）和葛兰素史克公司也用相同技术研发了减毒活疫苗 TDENV LAV，临床试验中出现免疫应答不平衡、效价不理想，以及出现发热、病毒血症等不良反应，最终葛兰素史克公司退出，WRAIR 则将此作为补强剂。

2. 亚单位疫苗[26]

默沙东公司开发的 V180 疫苗，以包膜 E 蛋白的胞外区作为抗原，因胞外区序列占 E 蛋白总序列的 80%，因此又被称为 DNV-80E 疫苗。E 蛋白是登革病毒最重要的抗体靶点，含丰富的中和抗原表位和血清特异性表位，可诱导中和性抗体，因此被广泛用于亚单位疫苗设计。4 种血清型登革病毒的 V180 蛋白在果蝇 S2 细胞表达纯化后，与 SSCOMATRIX™ 佐剂和 NS1 蛋白混合形成 V180 疫苗，分别于第 0、1、2、3 月共 4 次接种无登革病毒感染史的健康人群。该疫苗可诱导产生针对4种血清型的中和抗体和细胞免疫，但无论是单价免疫还是四价免疫，所产生的中和性抗体均出现了免疫应答不均衡，即受试者产生的DENV1、DENV2中和性抗体总是高于DENV3、DENV4型。该项目临床试验从2012年正式启动，2014年完成临床Ⅰ期研究，后续未见该疫苗的进一步研究报道。近年针对登革病毒不同抗原蛋白设计的DNA亚单位疫苗有新的进展[27]，包括针对NS1/NS3/NS5设计的DNA重组疫苗可以诱导较宽谱系的T细胞应答、等价E蛋白二聚体疫苗剔除了前M蛋白与E蛋白的融合环，有效规避了ADE交叉反应风险，通过登革病毒中和抗体反向寻找中和性表位均取得较理想效果，有待后期临床试验验证[28]。

3. 灭活纯化疫苗

美国国防部WRAIR和葛兰素史克公司并联合巴西卫生部下属的奥斯瓦尔多·科鲁斯基金会（Fiocruz）和免疫生物技术研究所（Bio-Manguinhos）共同开发了灭活纯化疫苗TDENV PIV。该疫苗主要成分为灭活纯化的登革病毒，配合佐剂进行接种，只接种2次，间隔4周。2012年，分别在美国和波多黎各（分别代表了登革热的低流行地区和高流行地区）启动了该疫苗的临床试验。原计划在2018年公布试验结果，但至今仍未见报道。该疫苗致命缺点是免疫原性较低，改进佐剂后在猴子实验获得较好效果[29]。

4. 嵌合型减毒活疫苗[30]

采用基因重组技术，以黄热病毒基因组为基本骨架，将PrM、E蛋白基因置换成登革病毒相应的蛋白基因，获得登革病毒嵌合型减毒活疫苗。赛诺菲巴斯德公司的CYD-TDV、日本武田公司的DENVax和美国国立卫生研究院过敏与传染病研究所的TV003均属于该类疫苗。到目前为止，该疫苗在墨西哥、菲律宾、巴西等11个国家被批准上市，然而，2017年菲律宾发生了十几例儿童接种该疫苗后出现重症登革热甚至不幸死亡的事件，给疫苗研制者当头一棒。随后的研究表明，该疫苗仅对有登革病毒感染史的人群适用，对无感染史人群有加重感染后病情的风险[31]。2017年12月，赛诺菲巴斯德主动提议相关批准国家不再继续使用该疫苗。2019年5月，美国食品药品监督管理局批准该疫苗可以用于有登革病毒感染史的9～16岁青少年[32]。虽然对2000—2017年公开发表的疫苗临床试验数据进行系统Meta分析证实赛诺菲疫苗没有保护效果[33]，鉴于近年来全球登革热疫情的严峻性，WHO推荐在登革热流行地区对经病毒学鉴定有明确登革病毒感染史人群可以条件限制性接种[34]。

美国过敏与传染病研究所的TV003疫苗于2011年启动临床试验，目前在巴西进行大规模临床试验，在泰国和孟加拉国进行Ⅱ期试验。近期临床试验结果显示良好免疫原性和安全性[35]。日本武田公司的DENVax（TDV，TAK-003）疫苗于2010年正式启动临床试验，2017年11月公布的Ⅱ期结果显示2～17岁青少年儿童接种后应答效果持续18个月，在2018年完成临床Ⅲ期试验，临床试验结果显示该疫苗具有良好免疫原性和安全性[36]。

（四）抗病毒治疗研究

在病因治疗方面，抗 DENV 药物的研发与其他病毒抑制剂的研发思路相似，切入点为阻断病毒与靶器官受体结合，或抑制病毒多聚酶、蛋白酶、衣壳蛋白、病毒复制相关宿主因子等。研究发现数种化合物（如 scequinadoline A、石蒜碱及其类似物等）对体外 DENV 感染模型有效，但尚缺乏体内研究证据[37]。逆转录酶抑制剂阿兹夫定（azvudine）能抑制艾滋病毒的体内逆转录及复制；该药在体外细胞模型中对 DENV 也展现出了良好的抑制作用，但在 DENV 感染的 BaBb/c 小鼠体内未能达到预期效果[38]。

（五）中医防治研究

中医药防治登革热的基础研究也取得了一定进展。在体外模型研究中，李建等发现菘蓝大青叶的水溶成分对 DENV 存在抑制作用[39]。随后，高博筛选出菘蓝大青叶提取物所含的一种新单体（暂名 GB-7，属苯甲醚类化合物），并发现该单体对 DENV2 在体内、外模型中均有良好的抑制作用[40]。汪芳等发现大戟科石栗属乔木植物石栗所含的罗汉松型二萜可抑制 DENV 的体外复制，但尚未有进一步的研究报道[41]。往后还需要更多“实验室接轨临床”的研究，以充分验证、发挥及发展中医药防治登革热的优势。

王趁等[42]通过对文献整理发现，文献报道频率最高的前 5 种驱蚊植物分别为油棕、假藿香、香茅、丁香罗勒、印楝。范汝艳等[42]的调查研究表明，菊科的青蒿、艾草、大蒿，茄科的烟草，樟科的山鸡椒是西双版纳哈尼族使用频率最多的驱蚊植物，且有相关研究表明其化学成分具有驱蚊活性。周西等[43]在临床观察中发现佩戴中药驱蚊香囊前 7 天具有显著的驱蚊效果，其自制驱蚊香囊成分为：薄荷脑 50g、冰片 50g、艾叶 500g、樟脑 50g、石菖蒲 300g、藿香叶 200g，将上述中草药捣碎混合而成。随身佩戴香囊具有方便、不受活动场所限制的优点。

四、国内外研究比较

（一）西医防治登革热的思路

防控登革热最直接的手段为切断蚊媒传播途径，目前应用的防蚊、灭蚊、蚊子绝育等方案均取得较好成效。至于已被感染者，目前尚无特效疗法。2011 年 WHO 修订的《登革热及登革出血热防控指南（修订版）》（以下简称“WHO 指南”）及中国指南均指出登革热的诊疗原则为“早发现、早诊断、早防蚊隔离、早治疗”，以对症、支持治疗为主要手段[1, 6]。本病的临床表现复杂，与其他多种病毒性出血热疾病难以鉴别。而且，本病依赖病原学检查，可致临床确诊滞后。但 DENV 感染后的病情发展存在一定的规律性，熟悉本病的临床规律，尤其是注意识别重症登革热的预警信号，对临床诊疗决策有很强的指导意义。

前文提到传统上本病可按病情严重程度分为轻症及重症；然而，目前的临床资料及实验研究表明，所谓“轻症”“重症”不仅是临床上是否并发出血、休克等危重症的区别，两者病情走势的差异实际上源于 DENV 在宿主体内引起了不同类型的致病机制。因此，WHO 指南以感染 DENV 后的临床转归方式来对本病进行分类，并根据该分类指导临床监测及治疗决策[1]。具体包括：① DENV 隐性感染；②无特征性的发热（流感样症状）；③（典型）登革热不伴出血；④（典型）登革热伴出血；⑤登革出血热不伴休克；⑥登革出血热伴休克（即 DSS）；⑦登革附加综合征（expanded dengue syndrome，EDS）。其中，“登革热伴出血”及“登革出血热不伴休克”的主要区别在于后者存在“血浆渗漏”证据。EDS 可见于登革热及登革出血热病例，指病程中不典型的孤立性或多灶性脏器受损（肝、肾、脑、心等），其病机亦未明确。登革出血热或 DSS 因血浆渗漏继发休克或合并二重感染等情况时，临床上也常见继发性脏器损伤；但 EDS 的特征在于缺乏“血浆渗漏”的临床证据，意即 EDS 与登革出血热或 DSS 很可能存在不同的病理机制。以上分类方案看似烦琐，但为本病的临床诊疗提供了更广阔的视野，为将来的临床研究提供了有意义的基础指导。

在 WHO 指南中，贯穿本病诊疗过程的策略有以下两条主线：①在流行区域、流行季节发病或有明确接触史时，应考虑到感染 DENV 的可能，并尽早安排恰当的隔离措施及病原学确诊试验；②筛查重症的高危人群，识别重症的早期征象 / 预警征象，及时给予患者所需的支持治疗及对症治疗。另外，该指南还特别提及数种方便临床应用的鉴别诊断方法，即通过束臂试验、实验室检查（血细胞计数及红细胞比容、血浆蛋白及红细胞沉降率检测）及影像学检查（寻找腹腔或胸腔积液征象）来鉴别登革热与其他感染性发热疾病。本病的临床治疗在 WHO 指南及中国指南均有规范、详尽的介绍，本文不再赘述。

目前西医优先考虑的问题是发展和改进安全有效的登革疫苗。虽然赛诺菲巴斯德公司的疫苗研制失败，但其临床试验结果和失败经验给了我们更多启示，对今后登革疫苗研发有很好的借鉴意义。比如临床试验已经明确建立的噬斑抑制中和实验（PRNT）是今后评价疫苗中和性抗体的金标准[44]；一个理想的登革热保护性疫苗应该同时具备适度的天然免疫应答，包括中等强度的炎性因子（IL-6、IL-8、TNF-α、IFN-α/β）以及连接天然免疫和获得性免疫的趋化因子，B 细胞应答水平产生高效价、特异性、交叉反应性的中和性抗体[45]，T 细胞水平应答产生结构蛋白和非结构蛋白特异性的 Th1/CTL，分泌可控性炎性功能因子，IFN-γ 浓度高于 TNF-α。细胞因子释放水平和相关动力学谱直接影响疫苗保护性结局[46]。虽然登革疫苗进展困难重重，但世界各国仍然在前仆后继地进行相关研究，以期攻克这个难题。相关候选疫苗临床试验结果也令人期待。我国清华大学程功团队，军事医学科学院秦成峰、秦鄂德团队，首都医科大学安静团队，中科院金侠团队，陆军军医大学饶贤才团队和李晋涛团队等均致力于登革疫苗研究，也获得不少令人鼓舞的前期实验结果和令人期待的应用前景[47]。此外，生物技术的快速发展给媒介防控带来无限可能，未来蚊媒控制可能在以下几个方面取得突破[48]：昆虫合成生物学研究，整合合成基因和标记性状，降低传染能力，控制或清除某类有害种群；基于核酸酶系统 CRISPR–cas9 人工构建 DNA 系统，其具有极强自我繁殖能力，可以在某个种群或多种群间传播；基因工程编辑技术建立显性不足基因驱动系统，精准靶向某个害虫种群，而不是整类种群进行控制[49]。

（二）中西医结合管理登革热的建议

如前所述，登革热的西医治疗主要是对症支持治疗；但基于致病机制的特殊性，本病主症的“发热、痛症”并不建议积极使用解热镇痛药及糖皮质激素，而本病常见的“血小板下降、出血”也不建议积极补充血小板；意即本病的西医对症治疗手段相对有限。中药及中成药参与登革热病例的临床诊疗不受确诊时间限制，可贯穿“未病先防、既病防变及瘥后调理”等疾病全程，对临床上棘手的“发热、疼痛、出血、呕恶腹泻”等主症均有良好疗效。临证时应灵活辨证运用中医药。

在我国，本病常流行于夏秋湿热之时。《湿热病篇》有云：“湿热病属阳明太阴经者居多，中气实则病在阳明，中气虚则病在太阴。”由此推测，体质湿热之人可能对湿热疫毒类型的登革热病邪易感，故在未病先防时可考虑重点顾护脾土，调节起居作息及饮食，避免肥甘厚腻、酒湿、湿热雾露等。

已发病者，可参考上述中国指南的“三期四型法”[6]、广州市第八人民医院的“二期三型法”[11]，以及茹清静等提出的“两期四型法”[12]进行辨证论治。由张复春、杨智聪主编的《登革热》专著中，亦归纳有一套适用于登革热的辨证论治方案，含卫气同病、邪遏膜原、邪困中焦、气营（血）两燔、瘀毒交结、邪陷心包引动肝风、正气暴脱、余邪未净等 8 个证型，涵盖了本病多个时期的不同变证[14]。

肌肉、关节痛甚者，如证属湿困肌表，宜配伍秦艽、桑枝、薏苡仁等祛风通络、化湿止痛；如证属湿阻中焦，宜配伍木瓜、蚕砂等和胃化湿、通络止痛；如主症头痛如劈、骨节烦疼，证属气血两燔者，应以清气凉血解毒为则，予清瘟败毒饮加减。

血热出血者，如鼻衄、呕血、吐血、便血等，可予紫地合剂（紫珠、地稔）清热凉血、收敛止血，或予云南白药化瘀止血、活血解毒，或予云南红药活血散瘀止血。

高热不退者，如伴神昏烦躁，可予安宫牛黄丸清热解毒、镇惊开窍，或予醒脑静注射液（麝香、郁金、冰片、栀子）清热解毒、凉血活血、开窍醒脑；如伴惊厥抽搐，可予紫雪丹清热解毒、镇痉熄风、开窍定惊；如伴斑疹出血，可予热毒宁注射液（青蒿、银花、栀子）清热疏风解毒，或加减配伍化斑汤清热解毒、凉血养阴。

呕吐频繁者，如表证未解、热象不显、内伤湿滞显著，可予藿香正气丸解表化湿、理气和中；如湿热秽浊阻于中焦，可予黄连、苏叶代茶服，或于中药方剂中配伍竹茹、藿香、苏叶等，或予连朴饮清热化湿、理气和中。如吐泻（脱水）严重，见身热骤降、气短息微、四肢湿冷等正气暴脱之症，可予生脉饮合四逆散加减以益气固脱；其中，气阴两亏偏重者，可予生脉注射液（红参、麦冬、五味子）益气养阴、复脉固脱；气虚阳微显著者，可予参附注射液（红参、附片）回阳救逆、益气固脱。

本病后期尚有余湿、余热、气虚阳微、津血亏虚等症，可辨证予中药调理治疗，不再赘述。

五、发展趋势及展望

近年来，人们对登革病毒病因学的研究、血清学的分型和重症登革热的发生机制、预防、治疗等方面的研究不断完善。但由于登革病毒的复杂性，在防治登革热方面还存在不足。登革病毒的血清学分类现阶段包括五型，研发的疫苗必须要能对 5 种病毒型都提供保护，因此疫苗必须是五价的，且不同毒株产生的免疫干扰必须加以避免和克服，现尚无效果较好的疫苗，也无特效的抗病毒治疗药物，抗登革病毒的疫苗和药物的研发都存在挑战。鉴于此，需要不断的科学研究以弥补如此缺憾。中医对登革热的预防、治疗也积累了丰富的临床经验。预防方面虽无行之有效的疫苗，但采用艾叶驱蚊、内服中药等方法，确有预防登革热的流行的作用；治疗方面从辨证论治、中成药及中医传统疗法等处着眼，多样化、行之有效的治疗方式，使中医药在防治登革热中有着中流砥柱的作用。笔者通过文献研究发现，中医药防治登革热虽行之有效，但是相关临床试验却很少，且试验千秋各异：干预措施、实施细节各自不同（或描述不详细），对疗效的评价指标亦不统一。虽然中医指南对临床医生的诊疗产生了规范化作用，但其基于专家共识，缺少循证证据。我们依然期待高质量、大样本的临床研究对登革热的中医药预防及治疗进行试验和评估。

在防治病毒性疾病的领域上，现代医学和传统医学都有其独特优势，应取长补短。未来的中医药基础研究可考虑从西医发展瓶颈处尝试取得突破，比如调节机体免疫抗体的演化方向或功能，提高宿主免疫能力、降低易感性等。临床研究方面，可开展中医药治疗登革热的随机对照临床研究以验证中医药的临床疗效。从更细化的临床策略考虑，在登革热的西医治疗上，因发热不宜积极使用解热镇痛药或糖皮质激素、血小板减少症不宜积极输注血小板，对此，中医药可以发挥改善临床症状的优势。

撰稿人：吴智兵　邓楚欣　孙大中

参考文献

[1] World Health Organization. Regional Office for South-East Asia. Comprehensive Guideline for Prevention and Control of Dengue and Dengue Haemorrhagic Fever [M]. Revised and expanded edition. WHO Regional Office for South-East Asia, 2011.

[2] Mustafa M S, Rasotgi V, Jain S, et al. Discovery of fifth serotype of dengue virus (DENV-5): A new public health dilemma in dengue control [J]. Med J Armed Forces India, 2015, 71 (1): 67-70. DOI: 10.1016/j.mjafi.2014.09.11.

[3] Bhatt P, Sabeena S P, Varma M, et al. Current understanding of the pathogenesis of dengue virus infection [J]. Curr Microbiol, 2020, 24. DOI: 10.1007/s00284-020-02284-w.

[4] 陈灏珠，林果为，王吉耀. 实用内科学 [M]. 北京：人民卫生出版社，2013：409-413.

[5] 韩辉，伍波，李海山，等. 2020 年 10 月全球传染病疫情概要 [J]. 疾病监测，2020，35 (11)：970-972.

[6] 中华医学会感染病学分会，中华医学会热带病与寄生虫学分会，中华中医药学会急诊分会. 中国登革热临床诊断和治疗指南 [J]. 传染病信息，2018，31 (5)：385-392.

[7] 李际强，谷孝芝，刘云涛，等. 从 2014 年广州登革热诊疗实践谈中医药治疗登革热的体会 [J]. 江苏中医药，2015，47 (7)：16-18.

[8] 唐彬，盛维双，陈乔林，等. 云南登革热中医病因病机特点分析 [J]. 中国中医急症，2020，29 (5)：861-866.

[9] 黄丽霞. 登革热发病与新加坡气候因素、五运六气格局的关系研究 [D]. 广州中医药大学，2019.

[10] 陈瑞. 登革热的临床特征与中医证候特点研究 [D]. 广州中医药大学，2015.

[11] 黄仕营. 登革热湿热证动物模型构建及清热祛湿法作用机理探讨研究 [D]. 广州中医药大学，2010.

[12] 孙涛，茹清静，徐鑫陵，等. 229 例登革热中医证候特点与病因病机分析 [J]. 中国中医急症，2019，28 (1)：77-80.

[13] 徐鑫陵，茹清静，孙涛. 茹清静分两期四型辨治登革热经验 [J]. 浙江中西医结合杂志，2019，29 (3)：173-175，180.

[14] 张复春，杨智聪. 登革热 [M]. 北京：科学出版社，2008：140-146.

[15] Gubler D J. Dengue/dengue haemorrhagic fever: History and current status [J]. Novartis Found Symp, 2006, 277: 3-16. DOI: 10.1002/0470058005.ch2.

[16] Noble C G, Chen Y, Dong H, et al. Strategies for development of dengue virus inhibitors [J]. Antiviral Research, 2010, 85 (3): 450-462.

[17] Holmes E C. Molecular epidemiology and evolution of emerging infectious diseases [J]. British Medical Bulletin, 1998, 54 (3): 533-543.

[18] Mustafa M S, Rasotgi V, Jain S, et al. Discovery of fifth serotype of dengue virus (DENV-5): A new public health dilemma in dengue control [J]. Medical Journal Armed Forces India, 2015, 71 (1): 67-70.

[19] Deubel V, Laille M, Hugnot J P, et al. Identification of dengue sequences by genomic amplification: Rapid diagnosis of dengue virus serotypes in peripheral blood [J]. Journal of Virological Methods, 1990, 30 (1): 41.

[20] Sun J, Wu D, Zhou H, et al. The epidemiological characteristics and genetic diversity of dengue virus during the third largest historical outbreak of dengue in Guangdong, China, in 2014 [J]. Journal of Infection, 2016, 72 (1):

80–90.

[21] Vicente C R, Pannuti C S, Urbano P R, et al. First phylogenetic analysis of dengue virus serotype 4 circulating in Espírito Santo state, Brazil, in 2013 and 2014 [J]. Epidemiology and Infection, 2018, 146 (1): 100–106.

[22] Messina J P, Brady O J, Scott T W, et al. Global spread of dengue virus types: Mapping the 70 year history [J]. Trends in Microbiology, 2014, 22 (3): 138–146.

[23] Dorigatti I, Donnelly C A, Laydon D J, et al. Refined efficacy estimates of the Sanofi Pasteur dengue vaccine CYD–TDV using machine learning [J]. Nature Communications, 2018, 9 (1): 3644–3649.

[24] Larson H J, Hartigan–Go K, de Figueiredo A. Vaccine confidence plummets in the Philippines following dengue vaccine scare: Why it matters to pandemic preparedness [J]. Hum Vaccin Immunother, 2019, 15 (3): 625–627. DOI: 10.1080/21645515.2018.1522468.

[25] Marimuthu P, Ravinder J. Trends in clinical trials of dengue vaccine [J]. Perspectives in Clinical Research, 2016, 7 (4): 161–164.

[26] Prompetchara E, Ketloy C, Thomas S J, et al. Dengue vaccine: Global development update [J]. Asian Pacific Journal of Allergy and Immunology, 2019, 38 (3): 178–185.

[27] Slon–Campos J L, Dejnirattisai W, Jagger B W, et al. A protective Zika virus E–dimer–based subunit vaccine engineered to abrogate antibody–dependent enhancement of dengue infection [J]. Nature Immunology, 2019, 20 (10): 1291–1298.

[28] Kao Y S, Yu C Y, Huang H J, et al. Combination of modified NS1 and NS3 as a novel vaccine strategy against dengue virus infection [J]. J Immunol, 2019, 203 (7): 1909–1917.

[29] Fernandez S, Thomas S J, De La Barrera R, et al. An adjuvanted, tetravalent dengue virus purified inactivated vaccine candidate induces long–lasting and protective antibody responses against dengue challenge in rhesus macaques [J]. Am J Trop Med Hyg, 2015, 92 (4): 698–708.

[30] Wilder–Smith A, Hombach J, Ferguson N, et al. Deliberations of the strategic advisory group of experts on immunization on the use of CYD–TDV dengue vaccine [J]. The Lancet Infectious Diseases, 2019, 19 (1): e31–e38.

[31] Sridhar S, Luedtke A, Langevin E, et al. Effect of dengue serostatus on dengue vaccine safety and efficacy [J]. N Engl J Med, 2018, 379 (4): 327–340.

[32] Voelker R. Dengue vaccine gets the nod [J]. JAMA, 2019, 321 (21): 2066.

[33] Da S L, Tura B, Santos M. Systematic review of dengue vaccine efficacy [J]. BMC Infect Dis, 2019, 19 (1): 750.

[34] Torres J R, Falleiros–Arlant L H, Gessner B D, et al. Updated recommendations of the International Dengue Initiative expert group for CYD–TDV vaccine implementation in Latin America [J]. Vaccine, 2019, 37 (43): 6291–6298.

[35] Popper S J, Strouts F R, Lindow J C, et al. Early transcriptional responses after dengue vaccination mirror the response to natural infection and predict neutralizing antibody titers [J]. The Journal of Infectious Diseases, 2018, 218 (12): 1911–1921.

[36] Sáez–Llorens X, Tricou V, Yu D, et al. Immunogenicity and safety of one versus two doses of tetravalent dengue vaccine in healthy children aged 2–17 years in Asia and Latin America: 18–month interim data from a phase 2, randomised, placebo–controlled study [J]. The Lancet Infectious Diseases, 2018, 18 (2): 162–170.

[37] 梁晓莲，刘纤纤，李文莉，等. 生物碱类化合物抗病毒研究进展 [J]. 辽宁中医药大学学报，2021 (4): 51–57.

[38] 张春涛. 抗登革病毒药物体外筛选模型的建立及 FNC 抗登革病毒的活性研究 [D]. 大理大学，2018.

[39] 李建. 大青叶对登革病毒抑制活性筛选及其活性组分的分离 [D]. 福建农林大学，2013.

［40］高博. 天然产物对登革病毒抑制作用研究［D］. 福建农林大学，2015.

［41］汪芳，严欢，姚债文，等. 天然罗汉松二萜体外抗登革病毒活性研究［J］. 药学学报，2021，56（3）：793-798.

［42］范汝艳，苟祎，王趁，等. 西双版纳哈尼族驱蚊植物的民族植物学调查研究［J］. 广西植物，2019，39（3）：359-374.

［43］周西，张大春. 驱蚊香囊趋避蚊虫叮咬临床疗效观察［J］. 中医外治杂志，2016，25（3）：20-21.

［44］Screaton G，Mongkolsapaya J. Which Dengue vaccine approach is the most promising，and should we be concerned about enhanced disease after vaccination? The challenges of a dengue vaccine［J］. Cold Spring Harbor Perspectives in Biology，2018，10（6）：a29520.

［45］Popper S J，Strouts F R，Lindow J C，et al. Early transcriptional responses after dengue vaccination mirror the response to natural infection and predict neutralizing antibody titers［J］. J Infect Dis，2018，218（12）：1911-1921.

［46］Anderson K B，Endy T P，Thomas S J. The dynamic role of dengue cross-reactive immunity：Changing the approach to defining vaccine safety and efficacy［J］. Lancet Infect Dis，2018，18（10）：e333-e338.

［47］Yuan J，Yang J，Hu Z，et al. Safe staphylococcal platform for the development of multivalent nanoscale vesicles against viral infections［J］. Nano letters，2018，18（2）：725-733.

［48］Pixley K V，Falck-Zepeda J B，Giller K E，et al. Genome editing，gene drives，and synthetic biology：Will they contribute to disease-resistant crops，and who will benefit?［J］. Annu Rev Phytopathol，2019，57：165-188.

［49］Shapiro R S，Chavez A，Porter C，et al. A CRISPR-Cas9-based gene drive platform for genetic interaction analysis in Candida albicans［J］. Nat Microbiol，2018，3（1）：73-82.

中医药防治布鲁氏菌病研究

一、概述

（一）布鲁氏菌病简介

布鲁氏菌病（以下简称“布病”）是一种感染布鲁氏菌的人畜共患传染病。本病多发生于牧区，随着畜牧业的发展，已成为全球关注的公共卫生问题之一，人群普遍易感，羊、牛、猪、犬等病畜为传染源。人体感染后可造成多器官和组织损伤，表现为波状热、多汗、头痛、乏力、关节疼痛、神经痛等非特异性症状，极易造成误诊。

2012年，国务院办公厅在《国家中长期动物疫病防治规划（2012—2020年）》中提出了疫病阶段性防治目标。经过不懈努力，目前我国布病患病率呈现缓慢下降趋势，防控工作已初见成效[1]，但形势仍然严峻，北方地区仍为布病主要流行地区，南方地区疫情也有扩散趋势[2]，呈现疫区从牧区向半牧区、农村向城市蔓延以及流行形式以多发、分散、点状为主的流行病学新趋势[3]。

（二）中西医结合治疗概况和优势

抗菌治疗是目前布病的主要治疗方案。基于中医学“急则治其标，缓则治其本”和“因人制宜”的原则，采取个体化、具体化、多样化的中医治疗手段，“早期介入、全程使用”，不仅弥补了现代医学治疗手段较为单一的不足，在降低不良反应发生率和提高治愈率方面效果彰显。因此西医为主、中医为辅的治疗模式，已经编进传染病相关教材或专著中，得到医学界的普遍认可，有望在缩短病程、改善预后方面发挥独特优势。

二、中医对布鲁氏菌病的认识

（一）病名

中医古籍中虽没有布病的概念，但根据其“皆相染易，无问大小，症状相似”的发病特点，当属疫病。在此基础上，现代学者根据“发热、乏力、多汗、关节疼痛”等症状将其归于“湿温、痹证、虚损”等范畴。

（二）病因病机

中医认为，布病为外界湿热秽毒邪气从口鼻、皮肤乘虚侵犯人体而致。初起侵袭体表关节，壅遏卫气，进而深入中焦，伏于膜原，内迫营血，伤及肝脾，累及全身。急性期由于湿热毒邪蕴于肌表，壅遏卫气，则见发热恶寒、头身不适；深入中焦脾胃，气机升降受阻，热气蒸腾，腠理开泄，故见壮热烦渴、多汗；湿热留恋气分，内迫营血，则见斑疹甚至咳血、便血、尿血；上干清窍，则见头痛、神昏；湿热或夹风邪留滞关节，局部气血运行不畅，气滞水停，不通则痛，则见全身关节沉重、酸胀、麻木、红肿和固定或游走性疼痛，甚至可见关节积液和脓肿，活动明显受限；湿热蕴结于肝脾二脏，气血凝滞而致肝脾肿大，转为积证；湿热下注，在男子则见阴囊肿痛，在女子则发带下、少腹疼痛。病久机体元气耗伤而湿热未尽，疾病转为慢性期，热盛煎熬阴血，阴液无以濡养和滋润，故见乏力、低热不退、筋脉拘挛；湿性黏腻，湿热胶着之邪难以速去，阻于关节肌肉，故关节肌肉酸痛不适之感持续存在；湿热余邪未清，循经伤及诸脏，心气受损则见心悸、胸闷，伤及肺络则见咳嗽、咳痰，伤及肾络则见腰酸、水肿。

（三）辨证分型

2012 年，由卫生部印发的《布鲁氏菌病诊疗指南（试行）》中将布病归为湿热痹，包括湿热侵袭、湿浊痹阻和气虚络阻 3 个证型，但实际上本病辨证思路和证型分类远不止此。彭胜权按照湿热病卫气营血传变规律和病变部位，将布病分为湿热遏阻卫气、蕴蒸气分、阻滞筋脉、伤及营血等证[4]。李永清按照病位、病程发展阶段和邪正消长变化将其分为表证和里证，表证属于病变初期，表现为湿热毒盛、气机阻滞；里证属于病变进展期和后期，进展期病性为正盛邪实，表现为湿热阻滞，后期病性为邪实正虚，实者为血瘀阻滞，虚者为气阴两虚和阳气亏虚[5]。《传染病新治》一书中列举出湿热在卫、湿热恋气、邪阻脉络、邪热伏阴、湿热留伏、气阴两虚、寒湿凝聚、脉络瘀阻、肝肾亏虚、风湿热痹 10 个证型[6]，基本涵盖了现代文献中所涉及的布病中医分型。简言之，湿热内蕴证是急性期主要证型，慢性期辨证以辨气、血、阴、阳虚损为主，同时兼顾风、湿、瘀等邪实。

三、中医防治布鲁氏菌病的研究进展

（一）预防

1. 未病先防

布病属于中医学疫病范畴，防控重于治疗，主要包括避毒气和强正气两个方面。避毒气，即避开病畜以防感染布鲁氏菌，高风险人员作业时需加强个人防护、做好饮水和食物卫生。强正气：“正气存内，邪不可干。”布病急性期病机为湿热蕴毒，故注重顾护中焦脾胃是本病预防的重要原则，一来脾胃为后天之本，为机体提供水谷精微等营养支持；二来脾胃健运则水液代谢正常，湿去则热邪无以依附；三来呼吸道也是感染途径之一，“培土生金”，使得水谷精微上输于肺，肺气强壮则抗邪有力。

2. 既病防变

多西环素、庆大霉素、利福平等是治疗布病的常用抗菌药，大剂量使用可引起或加重肝肾功能损伤，因此提前介入肝肾功能保护措施可以缩短病程和提高对抗菌药的耐受性。研究表明，槐米、芦荟、大黄、丹参、穿心莲、银杏叶、黄芪、冬虫夏草等中药内含有的黄酮类、皂苷类、生物碱类、酚酸类、蒽醌类、萜类和多糖类成分，能通过不同的作用机制改善肝脏组织炎性反应和肾脏微循环[7]，小柴胡颗粒、六味地黄丸、芪苓益肝颗粒、尿毒清、海昆肾喜胶囊以及红花注射液、疏血通注射液等中成药和中药制剂也被证实有保肝护肾功效[7-9]。

（二）治疗

1. 中药及其制剂

（1）单味中药

中医药治疗慢性布病常用的中药主要有补虚扶正类、祛风胜湿类和活血化瘀类[10]。人参、黄芪、灵芝、党参、白术等补虚类中药具有增强内皮细胞吞噬能力以及促进造血功能，可特异性调节布病患者机体免疫功能。秦艽、青风藤、木瓜、五加皮、独活、防己等祛风胜湿类中药具有抗炎和镇痛作用，可用于缓解布病伴发症之骨关节肌肉疼痛和肿胀。久病入络，慢性布病患者常出现微循环障碍，活血化瘀类中药，如益母草、桃仁、红花、赤芍等，不仅具有抑制血小板聚集、解除微血管痉挛、改善血流动力学的作用，还能镇痛、抗菌、抗炎和调节体液及细胞免疫功能。

（2）中药汤剂

吴有性说：“大凡客邪，贵乎早逐，乘人气血未乱，肌肉未消，津液未耗。”故中医药治疗布病急性期以清热利湿解毒为要，三仁汤、藿朴夏苓汤、四妙汤、甘露消毒丹、宣痹汤、达原饮等方剂可供选择。对于急性期出现寒湿证的特殊病例，桂枝汤、附子汤、麻黄附子细辛汤亦是对证之方。慢性期病性虚实夹杂，治疗以益气养血、滋阴活血、祛风通络、清除余邪为主，常用方剂为人参养荣汤、秦艽鳖甲散、身痛逐瘀汤、独活寄生汤等。

（3）中成药

布病急、慢性期也可选择中成药辅助抗菌治疗。但问题在于，一些观察中成药如蠲痛丸、全归片、昆明海棠片治疗布病临床疗效的文献未成规模且过于陈旧，而相关书籍中推荐的中成药其临床疗效还有待于验证。兹列出部分药物进行参考[5, 11, 12]：急性期用药——加味玉露散、新癀片；慢性期用药——筋骨八仙丹、妙济丹、虎骨木瓜丸、天麻丸、舒筋活络丸、四藤片、增力再生丸、屏风安心胶囊。不难看出，中成药的使用主要是围绕发热和关节疼痛两大主症。

（4）中药提取物制剂

中药提取物制剂是按规范化的生产工艺制得的且符合一定质量标准的药剂形式。研究表明，复方甘草酸苷、喜炎平注射液、丹参注射液、黄芪注射液、生脉注射液等中药提取物制剂具有抗炎、抗菌和抗免疫应答的综合功效，与多西环素等抗菌药物联用时可提高临床疗效并降低布病患者发生胃肠道反应、肝肾功能损伤、皮疹、白细胞减少等不良反应的概率。

2. 其他疗法

（1）针灸和隔物灸

针刺和灸法都有疏通经络、扶正祛邪、调和阴阳的作用。研究表明，针灸及隔物灸能够提高慢性布病近期、远期疗效以及明显改善关节痛症状。

（2）穴位注射

穴位注射又称为水针疗法，是将小剂量水溶性药物注射于穴位内用以防治疾病的方法。常见药物如腺苷钴胺具有营养神经、修复创伤组织的功效，通过疼痛部位阿是穴注射于体内，能够持续刺激穴位，激发机体防御系统，发挥镇痛和修复作用。

（3）中药药浴、热奄包和离子导入

该疗法是利用热疗作用，促使中药药液通过皮肤吸收而作用于全身或局部，达到祛邪治病的目的，适用于骨关节型布病。所用之药性质辛香走窜，多为活血通络、祛风胜湿、行气止痛之品，如丹参、当归、鸡血藤、细辛、秦艽、乳香、没药等，藤类药的使用频率较高，也可用白酒或白醋趁热进行搅拌以增加透皮吸收，能有效缓解关节疼痛。

四、国内外防治布鲁氏菌病的研究比较

（一）诊疗指南 / 方案比较

目前各国治疗布病的参考版本依旧为 1986 年世界卫生组织（WHO）发布的布病治疗方案。在此基础上我国分别于 1986 年和 2008 年相继出版了《布鲁氏菌病防治手册》，在

后者版本中可见到详细的中医药治疗布病内容。随后卫生部于2012年发布了包含中医药治疗在内的《布鲁菌病诊疗指南（试行）》，而在2017年发布的由张文宏等牵头编写的《布鲁菌病诊疗专家共识》（以下简称《共识》）中却未提及中医药治疗。与WHO方案不同，《共识》中指出我国主张8岁以下布病儿童的治疗以复方新诺明为主，并以庆大霉素替代链霉素，更能确保儿童用药的安全性。

（二）国内外防治研究热点比较

国外学者认识到并已经着手研究中草药在布病治疗过程中存在的有效成分和机制。例如人参中的有效成分——人参皂苷Rg3能够抑制布鲁氏菌进入细胞内并将其清除，这是控制布病发生的主要机制。而其他草本植物如白头翁、沙芥、骆驼刺、桉树、大蒜和三颗针中所含的黄酮类化合物、花青素和鞣质等生物活性成分，可以有效地预防甚至治疗布病[13]。我国也有研究表明黄芪多糖能够通过促进巨噬细胞活化而达到增强其杀伤布鲁氏菌和抗布鲁氏菌细胞免疫应答的作用[14]，但相较于国外，类似的研究可谓是寥寥可数且是一隅之见，并未形成规模和公认。

（三）国内外疫苗研究现状比较

接种疫苗是预防人感染布鲁氏菌的途径之一，人用布鲁氏菌活疫苗包括104M和19-BA，以前者为主。我国于1965年正式使用104M进行划痕免疫，该疫苗有一定剩余毒力。多年实践表明，人用菌苗维持时间短，而多次接种又会出现皮肤高度过敏反应，并且无法鉴别体内抗体是源于接种后或自然感染，故不主张广泛接种。目前国内外与人用疫苗相关的临床试验和数据很少，但国外学者已经发现以沙门菌、志贺菌等作为载体开发布病亚单位疫苗具有良好的应用前景[15]。

五、布鲁氏菌病防治的发展趋势及展望

（一）中医药防治布病现状和分析

以“布鲁氏菌”“布病”“布氏杆菌”为检索词，检索中国知网数据库，学科范围设定为“中药学”“中医学”，仅得到100余篇文献。说明中医药治疗布病虽取得了一些成果，但整体应用局势并不可观，具体表现在如下两方面：其一在中医辨证分型方面，缺乏统一的辨证参考标准，少数文献参考2012年版《布鲁氏菌病诊疗指南（试行）》，绝大多数文献在此基础上辅以个人经验为主；其二在文献类型方面，以临床疗效观察类文献为主（占比超过65%），缺乏对中医药治疗布病作用机制的基础研究。

（二）中医药防治布病发展趋势

1. 西医为主、中医为辅代替纯西医治疗

除对症支持治疗外，抗菌治疗是贯穿布病急性期和慢性期的主要治疗方式，一线药物常用四环素类和利福霉素类，喹诺酮类、磺胺类、氨基糖苷类和三代头孢类药物亦可酌情选用，若存在睾丸炎、脊椎炎等并发症也可选择短期应用小剂量糖皮质激素或外科手术治疗。在此基础上，及早介入中医辨证论治，在防治肝肾损伤、改善预后方面优于纯西医治疗，特别是对布病急性期重症患者，辅以中药治疗可达到“四两拨千斤”的作用。两者应是战友，携手应战对敌，从而呈现出中西医结合 1+1 ＞ 2 的效果。

2. 中医药治疗手段多样化

中医药治疗布病手段多样化主要体现在缓解骨关节和肌肉疼痛方面。骨关节型是布病常见类型之一，严重者可侵犯脊柱甚至骨髓，是影响布病患者生活质量的主要因素。除内服中药汤剂外，针刺、灸法、熏洗、热敷、药浴在改善局部炎症和血液微循环方面有“简、便、廉、验”的独特优势，配合现代设备仪器的使用，能够最大限度减轻患者痛苦。

3. 对中药抗布鲁氏菌的研究深入化

尽管有研究证实，中药复方制剂可以明显改善布病患者炎症和免疫指标，但存在如下几个问题：其一，绝大多数研究以中西医结合疗法为主，故不能明确疗效结局是源自西医还是中医；其二，研究内容、方法较为陈旧或样本量偏小，其可信度有待于验证。而对于单味中药的研究也多是基于该药的药理学结合布病发病特点而做出的理论推导，缺乏与布病动物模型直接相关的针对性研究。因此对中药抗布鲁氏菌的研究应当进一步深化，加强科研攻关，重在筛选抗布病中药活性成分和作用靶点的基础研究，借此推动中药新药的研发。

（三）中医药防治布病策略

1. 更新并细化布病中医药诊疗指南 / 方案

迄今为止，我国并未出台独立的中医药防治布病诊疗指南或方案，最近的版本仍为 2012 年由卫生部发布的《布鲁氏菌病诊疗指南（试行）》中所涉及的部分中医内容，但对于指导临床具体实践仍存在一定局限性。疫病重在预防，可针对老年人、儿童、孕妇及畜牧业工人等易感人群采取相应的多样化预防措施，例如根据其湿热、气虚等偏颇体质，给予中药汤剂、中成药、中药代茶饮以及足浴、刮痧、佩戴香囊等内服、外用相结合的举措，以达到“防病于未然”的目的。在辨证论治方面，可开展大样本、多中心、多区域的布病中医证型调查，总结归纳出本病常见的或特殊的中医证型，有针对性地推荐具体的中医方药治疗方案。总之，中医药治疗布病诊疗指南应是包括病因、病机、临床表现、预防及治疗措施在内的一套完整的、具有临床实际指导意义的参考方案。

2. 成立高危地区中医药防治布病专家组，制定符合本地区的中医药布病防治指南

农牧区是布病发病的高危地区。最近的一项全国范围内的流行病学调查研究结果显示[16]，2015—2016年新疆、内蒙古、山西、黑龙江、河南依次是北方地区报告发病数从高到低的省份，南方地区的发病数省份依次为广东、湖北、云南、广西、湖南。在这些高发地区成立中医药防治布病专家组是十分有必要的，承担着本地区布病精准防控和疫情截断的重要责任，可结合本地区的气候条件以及布病发病特点和流行情况，因地、因时、因人制宜，随着疾病认识的深入和救治经验的积累，不断修订完善而形成本地区有参考价值的布病预防和辨证论治的基本原则。

撰稿人：牛　阳　王晓翠　呼延昕娜　马飞云　王晓羽　常帆远扬

参考文献

[1] 康育慧，崔咏梅，曹文君. 2011—2017年我国人间布鲁氏菌病发病的长期趋势和季节性研究［J］. 中国卫生统计，2018，35（6）：895-897.

[2] 施玉静，赖圣杰，陈秋兰，等. 我国南北方2015—2016年人间布鲁氏菌病流行特征分析［J］. 中华流行病学杂志，2017，38（4）：435-440.

[3] 周智. 传染病学［M］. 2版. 南京：江苏科学技术出版社，2018：111-114.

[4] 彭胜权. 温病学［M］. 北京：人民卫生出版社，2000：487-488.

[5] 李永清. 外感病证治［M］. 北京：中国中医药出版社，2013：295-298.

[6] 史昌河. 传染病新治［M］. 北京：中医古籍出版社，2015：319-321.

[7] 张建花. 肝损伤修复信号通路及中药的肝损伤保护作用研究最新进展［J］. 甘肃科技，2020，36（8）：154-159，104.

[8] 任倩倩，向少伟，许雯雯，等. 中医药治疗慢性肾衰竭的研究进展［J］. 实用中医内科杂志，2021，35（2）：49-51.

[9] 莫嘉浩，綦向军，许洪彬，等. 中药注射液治疗慢性肾功能不全的贝叶斯网状Meta分析［J］. 中国中药杂志，2021，46（2）：454-466.

[10] 和殿峰. 探析治疗慢性布氏菌病常用中药的药理作用［J］. 中国医药指南，2015，13（14）：296-297.

[11] 赵国荣. 感染科中西医诊疗套餐［M］. 北京：人民军医出版社，2013：249-250.

[12] 冷方南，吴大真，贺志光，等. 中国中成药优选［M］. 修订版. 北京：人民军医出版社，2014：20.

[13] Glowacka P，Zakowska D，Naylor K，et al. Brucella – virulence factors，pathogenesis and treatment［J］. Pol J Microbiol，2018，67（2）：151-161.

[14] 张雷芳. 黄芪多糖对布鲁氏菌感染巨噬细胞的调节作用［D］. 河北大学，2013.

[15] 韩文东，瞿涤. 布鲁氏菌及其疫苗的相关研究［J］. 中国比较医学杂志，2020，30（2）：114-120.

[16] 施玉静，赖圣杰，陈秋兰，等. 我国南北方2015—2016年人间布鲁氏菌病流行特征分析［J］. 中华流行病学杂志，2017，38（4）：435-440.

中医药防治儿童疫病（流行性感冒、手足口病）研究

儿童流行性感冒

一、概述

流行性感冒（influenza，flu），简称流感，是由流感病毒引起的一种急性呼吸道传染病。流行性感冒根据其病毒核蛋白和基质蛋白的不同，可分为甲、乙、丙、丁 4 种亚型，甲型和乙型流感病毒每年呈季节性流行，其中甲型流感病毒可引起全球大流行[1]。流感病毒经呼吸道飞沫传播，亦可经口腔、鼻腔、眼睛等黏膜直接或间接接触感染。2020 年版流感诊疗方案指出人群密集且密闭或通风不良的场所也可能通过气溶胶传播[2]。世界卫生组织调查显示全球每年儿童季节性流感的发生率高达 20%～30%，某些高流行季节年感染率可高达 50% 左右[3-5]。2017—2018 年中国大陆流感病例监测显示发病年龄集中在 15 岁以下群体，占总数的 65.41%[6]。北京市 2017—2018 年流感季节，0～4 岁和 5～14 岁 2 个年龄组流感发病率最高，分别为 33.0% 和 21.7%[7]。5 岁以下儿童感染流感病毒后出现重症和住院的风险较高[8]。流感易并发肺炎、心肌炎、脑炎等，重症患儿可出现多脏器功能衰竭、弥散性血管内凝血[9, 10]。估计全球每年约有数万名 5 岁以下儿童死于流感相关呼吸道疾病[11]。流感流行还可引起大量学龄期儿童缺课和父母缺勤，导致较高的死亡率，并可能造成沉重的社会和经济负担[12]。

儿童流感多突然起病，主要症状为发热，体温可达 39～40℃，可有畏寒、寒战，多伴头痛、全身肌肉酸痛、乏力、食欲减退等全身症状，常有咳嗽、咽痛、流涕或鼻塞、恶心、呕吐、腹泻等，儿童消化道症状多于成人，常见于乙型流感。婴幼儿流感的临床症状往往不典型。新生儿流感少见，但易合并肺炎，常有脓毒症表现，如嗜睡、拒奶、呼吸暂

停等。大多数无并发症的流感患儿症状在 3 ~ 7 天缓解，但咳嗽缓解和体力恢复常需 1 ~ 2 周。重症患儿病情发展迅速，体温常持续在 39℃以上，可快速进展为急性呼吸窘迫综合征、脓毒症、脓毒性休克、心力衰竭、肾衰竭，甚至多器官功能障碍。主要死亡原因是呼吸系统并发症和流感相关性脑病或脑炎。合并细菌感染增加流感病死率[13, 14]。

中医对流感的认识历史悠久，属于中医学“时行感冒”“瘟疫”“疫病”范畴。《黄帝内经》提到“热病”、《伤寒论》中提出“时行病”，有关疫病具有流行性的最早描述则见于唐代《诸病源候论》:“皆由一岁之内，节气不和，寒暑乖候，或有暴风疾雨。雾露不散，则民多疾疫。病无长少，率皆相似，如有鬼厉之气，故云疫疠病。”明代《温疫论》提到了疫病的易感人群和传播途径:“疫者感天地之疠气，此气之来，无论老少强弱，触之即病，邪自口鼻而入。”清代林佩琴在其《类证治裁·伤风》中提出了“时行感冒”一词，认为传染性、季节性是时行感冒区别于普通感冒的重要特征。

二、中医对儿童流感的认识

1. 中医学对流感病因病机的认识

众多医家认为，流感的发病不仅是由于感受外邪侵袭，还与机体抵抗能力下降有关，“邪盛而突发”与“正虚于一时”是不可或缺的两方面，任何可导致这种状态出现的因素都可以导致该疾病的发生，尤其是气候变化、寒暖骤变时更容易发病。而证候表现不一致的原因，是由不同病毒流行株病原学特点、气候环境、流行季节共同决定，即外感疫疠之气兼夹时令之气，共同致病。

流感本质为风热疫毒外感。吴力群[15]认为病因主要为风热邪毒。儿童流感属温病范畴，急性期按照温病卫、气、营、血的规律发展变化，传变迅速，因此，儿童重症流感临床多见。刘清泉[16]认为流感病因为风热疫毒，核心病机是风热毒邪，犯及肺卫。梁腾霄[17]认为其病因为热毒夹湿，病机特点为热毒夹湿侵犯肺卫，卫气同病，表证短暂，迅速入里。周平安、姜良铎[18]结合临床观察，发现北京地区流感高发多在冬春季节，认为冬季饮食偏肥甘厚味温补导致体内多热多燥，风热疫毒邪气外感的同时夹杂有寒邪之象多易形成表寒里热证型。

2. 中医学对儿童流感病证及病程的认识

流行性感冒潜伏期常为 1 ~ 4 天（平均 2 天），从潜伏期末到发病的急性期均有传染性。一般感染者在临床症状出现前 24 ~ 48 小时即可排出病毒，在发病后 24 小时内达到高峰[19]。成人和较大年龄儿童一般持续排毒 3 ~ 8 天（平均 5 天），低龄儿童发病时的排毒量与成人无显著差异，但排毒时间更长。与成人相比，婴幼儿病例长期排毒很常见，可达 3 周[20]。

文献中涉及儿童流感的辨证方法包括八纲、卫气营血、脏腑、六经、气血津液辨证等，共 62 个证型，总结归纳为 18 类，即风寒邪毒证、风热邪毒证、寒热交杂证、湿热邪毒证、毒邪壅肺证、邪毒犯胃证、痰热证、邪犯卫气证、毒炽气营证、三阳合病证、热毒炽盛证、毒入营血证、内闭外脱证、心阳虚衰证、邪陷厥阴证、正虚邪恋证、气阴两伤证、正虚邪陷证[44]。2020 年版流感诊疗方案辨证为：风热犯卫证；风寒束表证；表寒里热证；热毒袭肺证；毒热壅盛证；毒热内陷，内闭外脱证；气阴两虚，正气未复证。

3. 中医学对儿童流感辨证治法的认识

2020 年版流感诊疗方案中辨证治法分别为：

轻症辨证治疗方案：①风热犯卫证，予银翘散加减疏风解表、清热解毒；中成药可选儿童抗感颗粒、小儿豉翘清热颗粒。②风寒束表证，予麻黄汤加减辛温解表。③表寒里热证，予大青龙汤解表清里。④热毒袭肺证，予麻杏石甘汤加减清热解毒、宣肺化痰；中成药可选小儿肺热咳喘颗粒（口服液）等。

重症辨证治疗方案：①毒热壅盛证，予宣白承气汤加味解毒清热、通腑泻肺；②毒热内陷，内闭外脱证，予参附汤加减益气固脱、泻热开窍。

恢复期辨证治疗方案：气阴两虚，正气未复证，予沙参麦门冬汤加减益气养阴。儿童用药可参考成人治疗方案，并根据临床实际调整用药。

三、中医防治儿童流感近 5 年的研究进展

1. 中医药预防

（1）中药方剂

中药汤剂内服可调节机体状态、提高人体正气、驱邪外出，以达预防目的，临床多采用有清热、祛湿、扶正等功效的中药。赵小菊[21]观察 1500 名服用中药汤剂的学生流感发病率，以未服用中药汤剂学生为对照，观察 2 个月，结果显示观察组的流感样症状发病率（2.00%）低于对照组（5.20%）（$P < 0.05$），表明中药汤剂对流感具有较好的预防效果。章志红等[22]对 1633 名学生予自拟中药汤剂预防流感，结果显示中药预防组发病率（2.08%）明显低于不服汤药的对照组（5.08%）（$P < 0.01$），且未见明显不良反应，表明自拟中药汤剂能有效预防流感发生且无明显不良反应。除内服中药汤剂外，亦可采用中药袋泡茶饮以预防流感[23]。

中医药预防流感病毒感染可能与黏膜免疫相关，研究[24]表明中医药可改善呼吸道黏膜免疫状态，从而达到预防作用。栗昀等[25]采用流感病毒 H1N1/FM/1 感染雌性小鼠模型证实：与利巴韦林组比较，预防性中药（银翘散、玉屏风散、冰香散）对病毒载量及肺组织病理学有显著的抑制作用，使模型小鼠气管黏膜 OX-62 增加，其作用可能与其调节呼吸道黏膜免疫作用有关（包括气管黏膜树突状细胞数、CD80、CCR7、TLR2、TLR4、$CD4^+$、$CD8^+$ 等水平变化）。

（2）中药香囊

采用芳香类药物，如藿香、佩兰、薄荷等，通过佩戴、闻嗅，以达到芳香除秽、化浊避瘟的效果。嗅、吸其药气不仅可增强正气，还可避免疫气从口鼻而入。刘龙等[26]观察118 例儿童佩戴辟秽防感香囊的预防效果，结果显示用药组流感的患病率（26.27%）明显低于空白对照组（53.72%），其平均病程也明显低于对照组（$P < 0.01$）。蔡夫力[27]将当地 100 例儿童随机分为 2 组，试验组 50 例予佩戴中药香囊，对照组则不做处理，30 天更换一次，结果显示 2 组发病率差异有统计学意义（$P < 0.01$）。

2. 中医药治疗

（1）中药方剂

王君梅[28]观察奥司他韦联合银翘散治疗风热证流感患儿效果，结果显示与单用奥司他韦组比较，治疗组疗效显著，且能有效减少并发症发生率，安全性好。刘嘉芬等[29]观察奥司他韦联合柴葛解肌汤加减治疗热毒袭肺证的流感患儿，结果显示与单用奥司他韦对照比较，观察组总有效率 96.36%，高于对照组 85.45%（$P < 0.05$），不良反应发生率低于对照组（$P < 0.05$），体温开始 / 完全恢复正常及咳嗽、流涕等流感样症状消失时间均短于对照组（$P < 0.05$），表明柴葛解肌汤联合奥司他韦治疗儿童流感疗效肯定，能改善发热等症状且安全性好。朱建东等[30]观察麻杏石甘汤加减、王媛媛等[31]观察口服甘露消毒饮加减、张德云等[32]观察自拟中药（组成：苏叶、金银花、连翘、山栀、淡豆豉、薄荷、桔梗、炒苦杏仁、天花粉、甘草等），结果均表明中药治疗儿童流感能提高临床疗效，缩短流感症状时间。

（2）中成药

中成药治疗儿童流感在临床得到了广泛应用。马融等[33]以小儿金翘颗粒治疗轻型流感风热证儿童，对照组予磷酸奥司他韦颗粒，结果显示治疗组疾病临床痊愈中位时间非劣效于对照组，治疗组完全退热中位时间（42h）稍长于对照组（36h）（FAS 分析：$P < 0.05$；PPS 分析：$P > 0.05$），并发症、重症及危重症发生率，中医证候疗效（痊愈率）及不良反应发生率的组间比较差异均无统计学意义（$P > 0.05$），表明小儿金翘颗粒治疗儿童轻型流感与磷酸奥司他韦颗粒疗效相等。胡思源等[34]观察 240 例风热犯表证的流感患儿，对照组 120 例予口服抗感颗粒模拟剂及利巴韦林颗粒、治疗组 120 例予口服抗感颗粒及利巴韦林颗粒模拟剂，疗程 7 天。结果显示治疗组完全退热中位时间（32h）明显短于对照组（72h）（$P < 0.01$），临床痊愈中位时间（56h）明显短于对照组（80h），发热、咽痛 AUC 面积小于对照组（$P < 0.01$），治疗组总有效率（FAS、PPS 均为 100%）及愈显率（FAS 为 92.50%，PPS 为 93.40%）均高于对照组（FAS 分别为 91.67%、72.50%，PPS 分别为 91.26%、73.79%）（$P < 0.01$），表明抗感颗粒治疗小儿流感疗效优于利巴韦林颗粒。骆冠毅[35]观察小儿豉翘清热颗粒、方丽[36]观察小儿热速清颗粒、王勇等[37]观察连花清瘟胶囊、杨莉颖等[38]观察金振口服液，结果均显示以上中成药对儿童流感疗效较好。此外，

也有中药注射剂治疗儿童流感的文献报道，如喜炎平[39, 40]、热毒宁[41, 42]等，尤其在重症流感治疗[43]中显示出一定的效果。中药注射剂作为中药的特殊剂型，虽然在儿童流感轻症的使用中有一定的局限性，但对儿童流感重症危重症、流感合并并发症、虽为轻症但有较高转重风险，或口服药极度不配合等患儿的应用中可能存在潜在的优势，但是否能够有效提高疗效、缩短病程、减少并发症及重症的发生、降低病死率等，尚缺乏充分的循证依据，其具体的作用机制也有待进一步探讨[44]。

3. 其他

儿童流感的中医外治法主要有推拿、针灸、中药灌肠等。杨颖博[45]观察小儿推拿，郎伯旭等[46]观察针刺曲池、外关、合谷、尺泽等，王叶芳等[47]观察银翘散加减灌肠，结果均显示以上疗法对治疗儿童流感效果佳。

四、国内外防治儿童流感的研究比较

（一）预防的比较

1. 共同点

（1）一般预防措施

保持良好的个人卫生习惯，在流感流行季节，尽量避免去人群聚集场所，避免接触呼吸道感染患者；出现流感样症状后，要保持良好的呼吸道卫生习惯。当家长带有流感症状的患儿去医院就诊时，应同时做好患儿及自身的防护（如戴口罩），避免交叉感染。学校、托幼机构等集体单位中出现流感样病例时，患儿应居家隔离。

（2）鼓励接种疫苗

每年接种流感疫苗是预防流感最有效的手段，可以显著降低接种者罹患流感和发生严重并发症的风险。国外 Meta 分析显示，6 ~ 23 月龄儿童接种三价流感疫苗效果为 40%，24 ~ 59 月龄儿童为 60%，与国内研究结果类似[48, 49]。四价流感疫苗对 A 型流感和 B 型流感均具有不同程度的保护效果，但对 B 型流感的免疫原性优于三价疫苗[50]。流感疫苗对健康儿童的保护效果高于有基础疾患的儿童，对大龄儿童的保护效果优于低龄儿童[48]。9 岁以下儿童首次接种流感疫苗时，接种 2 剂次较 1 剂次能提供更好的保护作用[51]。

（3）药物预防

尽管疫苗接种是预防流感病毒感染最好的方法，但在流感暴发时，不能采用疫苗预防的人群和重点儿童人群可推荐采用药物预防。

2. 不同点

西医对符合预防性用药指征者，建议早期（尽量于暴露后 48h 内）服用奥司他韦，连续用至末次暴露后 7 ~ 10 天；未能于暴露后 48h 内用药者，仍建议预防给药[52]。中医药在预防儿童流感上主要提倡“未病先防，既病防变”的原则，强调辨证预防、“正气存内，

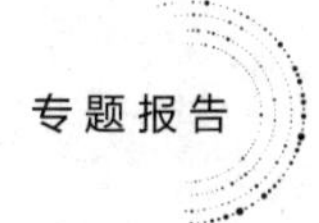

邪不可干”，予中药、香薰等方式预防，不仅从抗病毒角度预防，同样重视自体因素对发病的影响。具体用药举例见上文中医药预防部分。

（二）诊疗的比较

1. 共同点

中西医流感诊断均结合流行病学史、临床表现和病原学检查。诊断时注意与普通感冒、其他病原引起的呼吸道感染、新型冠状病毒感染、其他病毒感染相关性脑病和脑炎等进行鉴别。治疗方面，评估患儿的一般状况、疾病的严重程度、症状起始时间及当地流感流行状况等确定流感患儿治疗方案。重症或有重症流感高危因素的患儿在发病 48h 内尽早开始抗流感病毒药物治疗，早期治疗可获得更好的临床效果，但是在出现流感样症状 48h 后的治疗也有一定临床获益。合理使用对症治疗药物及抗菌药物。

2. 不同点

西医根据诊断标准的不同诊断为：流感样病例、临床诊断病例、确诊病例、重症病例和危重病例。中医在此基础上，在 2020 年流感诊疗方案中根据患者症状等分为轻症、重症和恢复期，并制订相应的治疗方案，详见上文中医学对儿童流感辨证治法的认识部分。

五、中医药防治儿童流感的发展趋势及展望

（一）中医药防治儿童流感的发展趋势与需求

1. 发展趋势

接种疫苗是预防流感病毒感染的主要手段，但流感病毒亚型多，易发生抗原漂移和转变，可能会导致疫苗株与每年的流行株不匹配，继而影响疫苗的预防效果。因此，针对已患病人群，早期应用抗病毒药物如奥司他韦、扎那米韦、帕拉米韦、巴洛沙韦等，是公认有效的治疗措施[53, 54]。目前，针对儿童轻型流感的抗病毒药物，仅限于奥司他韦，但也出现了耐药变异病毒株等问题。中医药发挥辨证施治的特有优势，在防治儿童流感方面取得较好的效果，成为防治儿童流感的研究热点。

2. 需求

（1）建设儿童流感监测平台与预警系统

我国流感监测已成日常，但并未查阅到有针对儿童流感的相关平台。可以通过建立多层次的监测及预警系统，进一步细化儿童流感的监测，为开展针对性防控措施提供科学依据。

（2）标准制定

中医药防治儿童流感的标准尚未健全，需要高证据级别的研究支持。加强中成药、非药物疗法的针对性和可操作性指导，完善干预疗程、操作频次等具体情况。

（3）临床研究

研究多为儿童流感发病后的诊疗策略，需要增加针对未病先防的研究；加强中医药防治儿童流感临床疗效评估，为临床抉择提供科学严谨的数据支撑。

（4）中医药现代化

需要进一步加强与西医的联系及海外交流，填补中医药方案海外应用案例的不足。

（二）中医药防治儿童流感的重点研究发展方向及策略

1. 重点研究发展方向

1）体现中医药未病先防，欲病救萌，既病防变的思路。将中医药预防方案融入日常保健，并在患儿疾病初期防止其由轻转重。

2）体现中医药在儿童流感治疗中的优势。探索最佳的中西医结合策略，规范中成药的使用并重视新药的开发与疗效评价。

3）体现中医药在瘥后调平中的价值。在流感康复期合理使用中医药，促进身体机能康复。

2. 策略

（1）开展基于循证的中医药防治儿童流感的理论及临床研究，促进中医药防治儿童流感标准化、精准化、高效化、国际化

文献中涉及儿童流感关于证型存在以下问题：①中医药特色是辨证论治，但许多临床文献报道未说明适应的证型；②证型名称繁多不统一；③辨证的标准不统一；④未体现“精准辨证”：甲型或乙型，初期或极期或恢复期，轻症或重症等。因此进一步开展基于循证的儿童流感中医证候学研究，进一步规范其证候名称、分类及辨证依据，对指导临床规范、合理、精准地进行中医辨证，有效提高中医药疗效具有重要意义。

检索最新指南发现，专门针对儿童流感的中医药防治指南较少，虽然有文献是针对儿童，但是基于专家经验制定，缺乏足够的循证依据，也无法反映近 10 年来中医药的发展；其他指南虽然有涉及中医药，但均以成人为主。儿童有独特的生理病理特点，在流感的证候表现、病机演变等方面均不同于成人，而现有的大部分指南未体现儿童中医药治疗特点，在用法用量方面也只有“儿童遵医嘱”类简单提示。因此以“循证为主、共识为辅、经验为鉴”为指导原则，制订专门针对儿童流感的中医药防治指南，对临床具有重大的现实意义。

中医药国际发展有以下路径：以海外平台为纽带，推动海外中医药防治儿童流感向本土化、规范化和主流化发展；科研领域加强内外部交流，联合举办大型学术交流活动，提高中医药全球学术影响；联合开展中西医防治儿童流感的国际医学前沿项目研究，协同产出标志性科研成果；加强与 WHO 等国际组织的合作交流，积极参与中医药国际标准制定和推广。

（2）充分利用现有流感监测及防治信息平台，在其基础上加入和完善中医药监测及防治模块，促进中医药防治流感信息化、数据化

我国应对流感的防治体系已全面铺开：哨点医院、流感监测网络实验室、中国国家流感中心、病毒病预防控制所、疾病预防控制中心等对流感进行着较为全面和实时的监测预防等。在临床实践中，中医药防治儿童流感参与度高、应用广泛，但并未查到针对中医药干预儿童流感的相关大数据，可以在现有防控监测体系基础上加入和完善中医药元素版块，中西医并行，中西医并重，中西医共享数据平台，使中医药防治儿童流感有自己的信息平台，有数据支撑。

手足口病

一、概述

（一）引言

手足口病（hand-foot-mouth disease，HFMD）是由肠道病毒（enterovirus，EV）感染引起的一种儿童常见传染病，主要症状为手足肌肤、口咽部疱疹。现代医学尚缺乏特效药物，临床主要是对症支持治疗。为进一步规范和加强儿童手足口病临床诊治工作，减少重症手足口病发生，降低病死率，在广泛阅读相关文献并经业内专家讨论的基础上撰写此报告。

（二）背景

手足口病是全球性疾病，最早发现于 1948 年[55]，在过去 15 年内主要以环太平洋地区病例报告为主。多位国内外学者的研究表明，我国手足口病的发病率、死亡率位列全球首位[56-64]。发病率为 37.01/10 万 ~ 205.06/10 万，近年报告病死率在 6.46/10 万 ~ 51.00/10 万之间。呈明显季节性流行趋势，南方一年有 2 个发病高峰（5 月和 10 月），北方通常为 1 个高峰（6 月）[65]。2008 年，安徽省阜阳市发生了较大规模的手足口病疫情，卫生部将手足口病纳入法定传染病管理；2020 年 9 月，手足口病在全国丙类传染病报告发病数中居第一位。

1. 病原体

肠道病毒主要致病血清型包括柯萨奇病毒（Coxsackie virus）A 组 4 ~ 7、9、10、16 型和 B 组 1 ~ 3、5 型，埃可病毒（ECHO virus）的部分血清型和肠道病毒 71 型（EV-71）等。有学者进行病原学的研究表明，CoxA16 和 EV-71 最为常见，重症及死亡病例多由 EV-71 所致，其中 C4 基因亚型为我国 1998 年以来的优势基因型[66]。近年亚洲地区 CoxA6、

CoxA10 有增多趋势，并与神经系统并发症和死亡率增加有关[67]。手足口病的优势病原体夏季以 CoxA10 和 CoxA16 为主，秋季以 CoxA6、CoxA10 和 CoxA16 为主[68]。肠道病毒各型之间无交叉免疫力。

2. 流行病学

患儿和隐性感染者为主要传染源，手足口病隐性感染率高。可通过感染者的粪便、咽喉分泌物、唾液和疱疹液等广泛传播。密切接触是手足口病重要的传播方式，通过接触被病毒污染的手、生活用品以及衣物等引起感染；还可通过呼吸道飞沫传播或消化道传播。婴幼儿和儿童普遍易感，以 5 岁以下儿童为主。

3. 发病机制

病毒感染人体后，主要与咽部和肠道上皮细胞表面相应的病毒受体结合，在胞浆内形成病毒颗粒并释放入血液，可进一步播散到皮肤及黏膜、神经系统、呼吸系统、心脏、肝脏、胰脏、肾上腺等，引起相应组织和器官发生一系列炎症反应。

4. 分期、分型

手足口病潜伏期多为 2～10 天，平均 3～5 天。1 期为出疹期（普通型），2 期为神经系统受累期（重型），3 期为心肺功能衰竭前期（危重型），4 期为心肺功能衰竭期（危重型），5 期为恢复期。

5. 临床症状

肠道病毒毒力的差异会影响症状和体征发展。症状明显的患儿多为 5 岁以下（90%）[65]。早期症状为低热、咳嗽和咽部不适和疼痛、食欲消失。最常见的症状是手（88%）、足（76%）、口腔（94%）、臀部（47%）等部位出现斑丘疹或疱疹，66% 出现发热[69，70]。手足口病是自限性疾病，大多数患儿预后良好，一般在 1 周内痊愈，无后遗症[67]；少数患儿发病后迅速累及神经系统，严重的并发症包括脑膜炎、脑炎（以脑干脑炎最为凶险）、急性弛缓性麻痹等，发展为循环衰竭、神经源性肺水肿者病死率高[71]。

二、中医学对手足口病的认识

（一）中医病名

根据手足口病患儿的症状和特征，大多将其归于中医学“温病、时疫”范畴;《手足口病诊疗指南（2018 年版）》将其归入“瘟疫、温热夹湿”范畴[72]。

（二）病因、病机、病性

中医认为本病的病因，外因为感受手足口病时邪，内因为小儿脏腑娇嫩，卫外功能不足。病机为邪蕴肺脾，外透肌肤，“温病得于天地之杂气，怫热在内，由内而达于外”，本病多发于湿热气候，小儿形气未充，抗御外邪的能力低下，易为疫邪侵袭而发病。病性方面，“湿热证属阳明太阴经居多，中气实则病在阳明，中气虚则病在太阴”，小儿稚阴未长，时邪侵犯易于枭张入里，化毒化火，并发变证。本病临床以实证、热证居多，若病情进一步发展，也可表现为虚证或虚实夹杂之证。

（三）辨证分型

根据《手足口病诊疗指南（2018年版）》，手足口病传变特点具有“卫气营血”的规律，“温邪犯肺，首先上受，逆传心包”。出疹期多为湿热蕴毒，郁结脾肺证，时邪疫毒侵入，肺气失宣，卫阳被遏，则发热、咳嗽；脾失健运，胃失和降，则纳差、呕吐；邪毒内郁，熏蒸肌表，则手足肌肤、口咽部疱疹、溃疡；舌质红，苔腻，脉数，指纹红紫，为湿热蒸盛之象。风动期多为毒热内壅，肝热惊风证，感邪较重或素体虚弱，热毒内盛伤及营血，则身热持续，疱疹稠密，舌暗红或红绛，苔黄腻或黄燥。若出现壮热不退、神昏、抽搐等，则为邪毒内陷厥阴心肝。“（风温）失治则入手厥阴心包络”，喘脱期多为邪闭心肺，气虚阳脱证，壮热，喘促，神昏，手足厥冷，大汗淋漓，面色苍白，口唇紫绀，舌质紫暗，脉细数或沉迟，或脉微欲绝，指纹紫暗。恢复期多为气阴不足，络脉不畅证，表现为乏力，纳差，或伴肢体痿软，或肢体麻木，舌淡红，苔薄腻，脉细，指纹色淡或青紫。

三、中医药防治手足口病近年研究成果

（一）基础研究

有学者开展手足口病发病与模型预测表明，气象因素与儿童手足口病的发生有密切的关系：手足口病发病情况与日平均气温有非线性关系和延迟性影响，且在不同的年龄段、不同城市经纬度这种影响不同。手足口病病例严重率高的城市主要集中在中国中部，高风险因素以高温和高湿度为特征[73]。在日平均气温高于18.5℃时应特别注意预防和控制手足口病[74]。手足口病的传播速率具有复杂的季节性：大峰值在初春，小峰值在秋季[75]。学校条件、春节时期、人口流量与气象因素对手足口病传播季节性有综合效应[21]。ARIMA模型能较好拟合广西地区手足口病月发病率数据[76]。模型SARIMA（1，1，1）（0，1，1）12能较好拟合河北省手足口病月发病率资料[77]。

（二）临床研究

1. 中药治疗

多种祛风、化湿、清热、解毒的方剂可运用到儿童手足口病的治疗中，有助于缓解手足口病患儿临床症状，提高治疗效果。出疹期应清热解毒，化湿透邪，基本方为甘露消毒丹，王士雄《温热经纬》[109]谓“此为治湿温时疫之主方也”，另可选用五倍子泻心

汤[78]、清解透表汤、银翘散[79]、消风散[80]、代天宣化导赤散[81]、宣肺运脾清瘟汤[82]等；持续发热、烦躁、口臭、口渴、大便秘结，加生石膏、酒大黄、大青叶；可供选择的中成药有小儿豉翘清热颗粒[83]、蒲地蓝消炎口服液[84]、蓝芩口服液[85]、金莲清热泡腾片[86]、抗病毒口服液[87, 88]、四季抗病毒合剂[89]、六神丸[90]、开喉剑喷雾剂[91]等；可供选择的注射制剂有热毒宁、痰热清、喜炎平、炎琥宁[90]、莪术油等[92]。风动期应解毒清热，息风定惊，基本方为清瘟败毒饮合羚角钩藤汤；高热持续，伴有神昏者加用安宫牛黄丸，伴有便秘者加用紫雪散；中成药可选用羚珠散[93]；注射制剂可选择醒脑静注射液。喘脱期应固脱开窍，清热解毒，基本方为参附汤、生脉散合安宫牛黄丸，另可选用己椒苈黄丸、葛根黄芩黄连汤、血府逐瘀汤等；注射制剂可选择参附注射液[90]。恢复期应益气通络，养阴健脾，基本方为生脉散合七味白术散，另可选用小续命汤[94]等。

2. 外治疗法

有学者开展外治法干预手足口病的研究表明，手足口病前三期在常规西医治疗或中药内服的基础上，联合中药外治疗法如外洗、灌肠、儿童推拿等，可有效改善症状。可供选择的方剂有苦柏洗剂[95]、参芥止痒散[96]、清疹洗剂[97]、苦黄散[98]等。恢复期采用针灸、推拿、位点加穴位药物注射治疗等，可以促进各脏器功能尤其是神经系统功能的早日恢复[99, 100]。

3. 中医护理

有学者开展中医特色护理干预手足口病的研究表明，对湿热蕴毒型手足口病患儿可给予三豆饮加味药膳[101]，加以情志调护，能够有效缩短患儿临床症状消失时间，对患儿预后改善具有重要的促进作用[102]。

四、国内外防治手足口病的研究比较

（一）预防的比较

1. 共同点

（1）一般预防措施

保持良好的个人卫生习惯：勤洗手，不喝生水或吃生冷食物；儿童玩具和常接触到的物品应定期进行清洁消毒；避免与手足口病患儿密切接触。加强医院感染控制：加强预检分诊，加强诊疗区域环境和物品的消毒，选择中效或高效消毒剂如含氯（溴）消毒剂等进行消毒。

（2）鼓励接种疫苗

有学者开展手足口病疫苗的研究表明，目前有 EV-A71 型灭活疫苗可用于 6 月龄~ 5 岁儿童预防EV-71感染所致的手足口病，但无法对其他型毒株提供明显有效[67]或长期[103]的交叉保护。基础免疫程序为 2 剂次，间隔 1 个月，鼓励在 12 月龄前完成接种。据 TSIR

模型估算婴幼儿中 EV-71 型疫苗接种率须达 96%，才能消除 EV-71 的持续循环。EV-71 疫苗覆盖率越高，EV-71 相关手足口病的发病数下降越显著[104]。

2. 不同点

中医药在预防手足口病上主要提倡“未病先防，既病防变”的原则，强调“顾护中焦脾胃，使脾胃运化正常”“正气存内，邪不可干”，更重视自体因素对发病的影响，其早期识别的理念也与现行诊疗指南一致。

（二）诊疗的比较

1. 共同点

在诊断方面，目前中西医通用实验室检查包括血常规及 C 反应蛋白、血生化、脑脊液、血气分析、病原学及血清学检查（血清白介素 -1β、白介素 -2、白介素 -6、白介素 -8、干扰素 -γ，肿瘤坏死因子 -α 等[105]）；影像学检查包括胸部影像学、颅脑 CT 和（或）MRI；必要时行心电图、脑电图、超声心动图检查。诊断时应结合流行病学史、临床表现和病原学检查做出诊断，并注意与其他儿童出疹性疾病、其他病毒所致脑炎或脑膜炎、脊髓灰质炎、肺炎等进行鉴别。重症病例应及时准确地识别。在治疗方面，针对症状均有做好口腔和皮肤护理，注意营养支持和维持水、电解质平衡，控制高热或清热疗法。

2. 不同点

在诊断方面，中医重视本病各证型演变规律，有学者在划分四期的基础上，开展证候学研究表明，从基线点到第 3 天主要为湿热交阻证、心脾积热证；第 3～5 天主要为邪犯肺卫证及肺胃热炽证；第 5～7 天主要为转愈及肺胃阴伤证[105]。并将血清细胞因子与中医证型关联，发现血清 TGF-β_1、TNF-α、IL-10 与手足口病 4 个证型（厥 / 脱证、湿热动风证、脾肺湿热证、气阴不足 / 余邪未尽）存在相关性，是手足口病感染辨证分型的较好指标[106]。西医强调儿童重症手足口病死亡的危险因素的早期识别，有学者开展有关危险因素的研究表明，女性、1～3 岁、EV-71 型感染、冬季发病、发热超过 3 天，意识障碍，一般情况虚弱、呕吐、全身无力、瞳孔光反射异常、反复咳嗽、呼吸急促、湿啰音，白色或粉红色泡沫痰，嘴唇或全身发绀，心动过速，心律失常，面色苍白，脉搏减弱等[107]可能与重症手足口病相关。

在治疗方面，西医现尚无特效抗肠道病毒药物，主要为对症支持治疗。对于普通型患儿，退热药物常用布洛芬或对乙酰氨基酚口服；惊厥病例常用咪达唑仑、地西泮、水合氯醛。中医从肺、脾两脏论治，以清热祛湿解毒为治疗原则。对于重型及危重型患儿，西医治疗优势较大，采用液体疗法、降颅压、血管活性药物、丙种球蛋白以及糖皮质激素、机械通气、血液净化、体外生命支持等[72]。常规疗法联合中医治疗可提高疗效，但在恢复期，中医治疗尤其是多种外治方法具有较大优势。

五、中医药防治手足口病的发展趋势及展望

（一）中医药防治手足口病的发展趋势与需求

1. 发展趋势

现今中医药发展已上升为国家战略，中医药防治手足口病是中医药服务能力的重要组成部分。中医药发挥辨证施治的特有优势，在没有特效药物的时候仍能有计可施，取得较好的效果。中医药在手足口病预防方面的报告较少，主要应用于手足口病的治疗：针对普通型患儿，中成药及外治疗法成为研究热点，主要发展方向为中西医结合治疗；针对重型及危重型患儿，逐渐有在西医治疗中加用中药的尝试。针对恢复期患儿，中医康复疗法逐渐受到重视。

2. 需求

（1）建设平台与预警系统

通过从城市网络和高维数据中挖掘动态信息，在疫情暴发前检测相应信号，防止手足口病暴发的灾难性转变；并建立多层次的预警系统，以达到区分暴发规模的目的。进一步进行我国南北方不同地区发病影响因素和模型研究，用于开展手足口病流行情况的短期预测，为开展针对性防控措施提供科学依据。

（2）标准制定

中医药防治手足口病的标准尚未健全，且治疗指南更新较慢，需要高证据级别的研究支持。加强中成药、非药物疗法的针对性和可操作性指导，完善干预疗程、操作频次等具体情况。

（3）临床研究

临床研究多为手足口病发病后的诊疗策略，需要增加针对未病先防的研究；加强中医药防治手足口病某一证型临床疗效评估，扩大覆盖范围以利于政府对该病标准的制定。

（4）中医药现代化

需要进一步加强与西医的联系及海外交流，填补中医药方案海外应用案例的不足。

（二）中医药防治手足口病的重点研究发展方向及策略

1. 重点研究发展方向

1）体现中医药未病先防，欲病救萌，既病防变的思路。将中医药预防方案融入日常保健，并在患儿疾病初期防止其由轻转重。

2）体现中医药在手足口病（普通型）治疗中的优势，探索合适的中西医结合策略，规范中成药的使用并重视新药的开发与疗效评价，提高外治疗法普及率。

3）体现中医药在瘥后调平中的价值。对于神经系统后遗症等，使用中医药促进身体

机能康复。

2. 策略

（1）强化科研

中医药主管部门及医疗机构应鼓励并组织临床医生加强对中医药防治手足口病的理论和技术研究，开展对不同人群、不同状态下的研究工作，增加针对干预方法、操作方式、治疗时间等变量的效果对比，进一步筛选疗效确切的中医药防治手足口病应用方案；定期开展学术会议以便交流和获得临床数据，及早剔除无效干预方式；制定“治未病”诊疗指南，指导临床工作。同时中医药主管部门应建立评价标准，构建以安全评价为基础、以效果评价为核心、以社会评价为标准的多角度效果评价体系。

（2）政策支持

政府要加大专项财政投入以提升医疗机构中医药防治手足口病的硬件和软件建设，如重点专科建设、治未病及康复科室建立等；调整医保政策，提高中医药疗法报销比，并探索多种形式的投入政策，发挥健康保险对医疗费用、长期护理等的保障功能。

（3）国际交流

2018 年，习近平总书记指出，要让中医药走向世界。中医药国际发展有以下路径：以海外平台为纽带，推动海外中医药防治手足口病向本土化、规范化和主流化发展；科研领域加强内外部交流，联合举办大型学术交流活动，提高中医药全球学术影响；联合开展中西医防治手足口病的国际医学前沿项目研究，协同产出标志性科研成果；加强与 WHO 等国际组织的合作交流，积极参与中医药国际标准制定和推广。

综上所述，中医药在手足口病患儿的治疗过程中起着重要的作用，中医药治疗手足口病有减轻患儿病痛、缩短病程、预防严重并发症和安全有效的优势。广大儿科临床医生应当给予此疾患及中医药诊疗足够重视。

撰稿人：吴力群　霍婧伟　王　静

参考文献

［1］李连达，张金艳，李贻奎，等．积极发挥中医药治疗流感的优势［J］．中医杂志，2009，50（11）：970-972.

［2］流行性感冒诊疗方案（2020 年版）［J］．中国病毒病杂志，2021，11（1）：1-5.

［3］中国疾病预防控制中心．我国进入今冬流感流行高峰季节［EB/OL］．［2020-11-20］．http: //www.chinacdc.cn/yyrdgz/201712/t20171226_157314.html.

［4］张慕丽，彭质斌，郑建东，等．中国儿童流感疾病负担和疫苗应用现状［J］．中华实用儿科临床杂志，

2019，34（2）：91–97.
［5］Cowling B J，Perera R A，Fang V J，et al. Incidence of influenza virus infections in children in Hong Kong in a 3–year randomized placebo–controlled vzccine study，2009—2021［J］. Clin Infect Dis，2014，59（4）：517–524. DOI：10.1093/cid/ciu356.
［6］杨静，陈涛，祝菲，等. 2017—2018 年度中国大陆流行性感冒病例报告情况分析［J］. 热带病与寄生虫学，2018，16（2）：63–66.
［7］张惺惺，吴双胜，王全意，等. 北京市 2017—2018 流行季流感感染率和发病率研究［J］. 国际病毒学杂志，2019，26（2）：73–76.
［8］Yu H J，Huang J G，Huai Y，et al.The substantial hospitalazation burden of influenza in central China：Surveillance for severe，acute respiratory infection，and influenza viruses，2010—2012［J］. Infuenza Other Respir Viruses，2014，8（1）：53–65.DIO：10.1111/irv.12205.
［9］秦强，申昆玲. 儿童流感防治进展［J］. 中华流行病学杂志，2018，39（8）：1060–1065.
［10］国家呼吸系统疾病临床医学研究中心，中华医学会儿科学分会呼吸学组. 儿童流感诊断与治疗专家共识（2020 年版）［J］. 中华实用儿科临床杂志，2020，35（17）：1281–1288.
［11］Iuliano A D，Roguski K M，Chang H H，et al.Estimates of global seasonal influenza–associated respiratory mortality：A modelling study［J］. Lancet，2018，391（1127）：1285–1300.DOI：10.1016/SO140–6736（17）33293–2.
［12］Yang J，Jit M，Leung K S，et al.The economic burden of influenza–associated outpatient visits and hospitalizations in China：A retrospective survey［J］. Infect Dis Poverty，2015，4：44.DOI：10.1186/s40249–015–0077–6.
［13］刘珺，王荃，钱素云，等. 流感病毒感染患儿 19 例死亡原因分析［J］. 中华实用儿科临床杂志，2019（2）：134–138.
［14］卢志威，郑跃杰. 深圳市 19 例重症流感死亡病例临床分析［J］. 中华实用儿科临床杂志 . 2019，34（2）：139–141.
［15］吴力群. 儿童流感的中成药治疗［J］. 临床药物治疗杂志，2018，16（1）：21–24.
［16］刘清泉. 中医药在甲型 H1N1 流感防治中的作用［J］. 中国中医药现代远程教育，2010，8（17）：168–171.
［17］梁腾霄，吴畏，解红霞，等. 甲型 H1N1 流感的中医证候特点［J］. 中医杂志，2011，52（5）：392–39.
［18］周平安，姜良铎. 流感的中医诊疗特点［J］. 中国中医急症，1999（1）：3.
［19］World Health Organization Writing Group，Bell D，Nicoll A，et al.Nonpharmaceutical interventions for pandemic influenza，international measures［J］. Emerg Infect Dis，2006，12（1）：81–87.DOI：10.3201/eid1201.051370.
［20］Lau L L，Ip D K，Nishiura H，et al.Heterogeneity in viral shedding among individuals with medically attended influenza A virus infection［J］. J Infect Dis，2013，207（8）：1281–1285.
［21］赵小菊. 中药汤剂预防中小学生流感效果评价［J］. 世界最新医学信息文摘，2016，16（78）：133.
［22］章志红，周先富，舒国萍. 自拟中药汤剂预防中小学生流感效果评价［J］. 海峡药学，2013，25（1）：100–101.
［23］邓彦. 辟秽解毒方预防北京地区季节性流感的多中心整群随机对照试验研究［D］. 北京中医药大学，2019.
［24］岳冬辉，毕岩，宋岩，等. 中医药预防流感与黏膜免疫相关性研究［J］. 中医药临床杂志，2015，27（12）：1655–1658.
［25］栗昀，谢雯芳，向燕，等. 预防性中药防治流感病毒作用及其免疫调节机制探讨［J］. 中国实验方剂学杂志，2015，21（21）：102–107.
［26］刘龙，岳小强，王丽娜，等. 辟秽防感香囊预防流行性感冒的疗效及其免疫调节机制［J］. 中西医结合

学报，2010，8（10）：949-954.

［27］蔡夫力．中药香囊（袋）预防小儿流感 50 例疗效观察［J］．中国医院药学杂志，1991（7）：44-45.

［28］王君梅．奥司他韦联合银翘散治疗儿童流感疗效观察［J］．世界最新医学信息文摘，2016，16（39）：106，109.

［29］刘嘉芬，阮景，张晓莹．柴葛解肌汤联合奥司他韦治疗儿童流行性感冒［J］．吉林中医药，2020，40(8)：1038-1040.

［30］朱建东，段昌丰，王桂玲．麻杏石甘汤加减佐治小儿流行性感冒疗效观察［J］．山西中医，2020，36（8）：48-49.

［31］王媛媛，徐雯，徐莉．甘露消毒饮加减治疗甲型流行性感冒临床观察［J］．内蒙古中医药，2017，36(12)：43-44.

［32］张德云，邓雪．辛温复辛凉法辅助治疗小儿流行性感冒的临床疗效探讨［J］．世界复合医学，2019，5(10)：137-139.

［33］马融，胡思源，许雅倩，等．小儿金翘颗粒治疗儿童轻型流行性感冒风热证多中心随机对照临床研究［J］．中医杂志，2020，61（14）：1242-1246.

［34］胡思源，李新民，耿福能，等．抗感颗粒治疗小儿流行性感冒 120 例多中心随机对照双盲临床研究［J］．中医杂志，2018，59（6）：486-489.

［35］骆冠毅，刘紫凝，徐嘉辉，等．小儿豉翘清热颗粒联合磷酸奥司他韦治疗小儿乙型流行性感冒［J］．江西医药，2019，54（10）：1250-1253.

［36］方丽．小儿热速清颗粒治疗儿童甲型流感风热犯卫证临床观察［J］．新中医，2018，50（4）：140-142.

［37］王勇，王艺霏，马骥，等．连花清瘟胶囊联合奥司他韦治疗儿童流感病毒感染疗效及对 NO、IFN-γ、IL-17 表达水平的影响［J］．中华中医药学刊，2020，38(1)：214-216.

［38］杨莉颖，陈慧，杨红丽，等．金振口服液治疗风热犯卫型小儿流行性感冒的临床观察［J］．中国社区医师，2019，35（23）：117，119.

［39］杜广亮．喜炎平联合磷酸奥司他韦治疗小儿流行性感冒的疗效观察［J］．山西医药杂志，2018，47(10)：1166-1168.

［40］朱本辉，李玉霞，谢鹤．喜炎平注射液佐治儿童流行性感冒疗效观察［J］．中国中西医结合儿科学，2018，10（3）：259-261.

［41］滑劲咏，高东培，刘静，等．热毒宁联合奥司他韦对小儿流感病毒感染治疗的实验室指标评价［J］．医药论坛杂志，2020，41（7）：61-64.

［42］祁海啸，周文娣，胡剑，等．奥司他韦联合热毒宁治疗儿童流行性感冒的疗效［J］．江苏医药，2017，43（23）：1710-1712.

［43］吕姗姗，王丽雪．奥司他韦联合热毒宁注射液治疗儿童重症流感的临床疗效观察［J］．名医，2019（2）：241.

［44］张喜莲，戎萍，闫海虹，等．中医药防治儿童流行性感冒研究进展［J］．北京中医药，2021，40（1）：22-26.

［45］杨颖博．中医儿科推拿与西医结合治疗流感的研究［J］．心血管外科杂志（电子版），2019，8（1）：68-69.

［46］郎伯旭，金灵青，刘斯尧，等．针刺配合常规疗法治疗早期甲型 H1N1 流感的疗效观察［J］．中华中医药学刊，2011，29（2）：411-412.

［47］王叶芳，胡婵婵．中药灌肠联合磷酸奥司他韦颗粒治疗小儿乙型流行性感冒风热犯卫证 43 例临床研究［J］．江苏中医药，2019，51（5）：48-50.

［48］Osterholm M T，Kelley N S，Sommer A，et al.Efficacy and effectiveness of influenza vaccines：A systematic review and meta-analysis［J］．Lancet Infect Dis，2012，12（1）：36-44.DOI：1016/S1473-3099（11）

70295-X.

[49] Fu C，He Q，Li Z，et al.Seasonal influenza vaccine effectiveness among children，2010—2012 [J]．Influenza Other Respir Virures，2013，7（6）：1168-1174.

[50] Kimiya T，Shinjoh M，Anzo M，et al.Effectiveness of inactivated quadrivalent influenza vaccine in the 2015/2016 season as assessed in both a test-negative case-control study design and a traditional case-control study design [J]．Eur J Pediatr，2018，177（7）：1009-1017.

[51] 国家免疫规划技术工作组流感疫苗工作组．中国流感疫苗预防接种技术指南（2019—2010）[J]．中华流行病学杂志，2019，40（11）：1333-1349.

[52] Committee on Infectious Diseases.Recommendations for prevention and control of influenza in children，2018-2019 [J]．Pediatrics，2018，142（4）：e20182367.

[53] Centers for Disease control and Prevention．Influenza anti-viral medications：Summary for clinicians [EB/OL]．（2018-12 -27）[2019-10-29]．https: //www.cdc.gov/flu/Professionals/antivirals/summary-clinicians.htm.

[54] 中华医学会呼吸病学分会，中华医学会儿科学分会．流行性感冒抗病毒药物治疗与预防应用中国专家共识 [J]．中华医学杂志，2016，96（2）：85-90.

[55] Esposito S，Principi N. Hand，foot and mouth disease：Current knowledge on clinical manifestations，epidemiology，aetiology and prevention [J]．European Journal of Clinical Microbiology & Infectious Diseases，2018，37（3）.

[56] Chan L G，Parashar U D，Lye M S，et al. Deaths of children during an outbreak of hand，foot，and mouth diseasein sarawak. malaysia：Clinical and pathological characteristics of the disease. For the Outbreak Study Group [J]．Clin Infect Dis，2000，31（3）：678-683.

[57] Fujimoto T，Chikahira M，Yoshida S，et al. Outbreak of central nervous system disease associated with handfoot，and mouth disease in Japan during the summer of 2000：Detection and molecular epidemiology of enterovinenterovirus 71 [J]．Microbiol Immunol，2002，46（9）：621-627.

[58] Chan K P，Goh K T. Chong C Y，et al. Epidemic hand，foot and mouth disease caused by human enterovirus 71，Singapore [J]．Emerg Infect Dis，2003，9（1）：78-85.

[59] Tu P V，Thao N T，Perera D，et al. Epidemiologic and virologic investigation of hand，foot，and mouth diseasesouthern Vietnam，2005 [J]．Emerg Infect Dis，2007，13（11）：1733-1741.

[60] Zhang Y，Tan X J，Wang H Y，et al. An outbreak of hand，foot，and mouth disease associated with subgenotypeC4 of human enterovirus 71 in Shandong，China [J]．J Clin Virol，2009，44（4）：262-267.

[61] Ma E，Chan K C，Cheng P，et al. The enterovirus 71 epidemic in 2008—Public health implications for Hong Kong [J]．Int J Infect Dis，2010，14（9）：c775-780.

[62] Ryu W S，Kang B，Hong J，et al. Clinical and etiological characteristics of enterovirus 71-related diseases during a recent 2-year period in Korea [J]．J Clin Microbiol，2010，48（7）：2490-2494.

[63] Zhang Y，Zhu Z，Yang W，et al. An emerging recombinant human enterovirus 71 responsible for the 2008 outbreak of hand foot and mouth disease in Fuyang city of China [J]．Virol J，2010，7：94.

[64] Seiff A. Cambodia unravels cause of mystery illness [J]．Lancet，2012，380（9838）：206.

[65] Xing W，Liao Q，Viboud C，et al. Hand，foot，and mouth disease in China，2008-12：An epidemiological study [J]．Lancet Infect Dis，2014，14（4）：308-318.

[66] Zhang Y，Wang J，Guo W，et al. Emergence and transmission pathways of rapidly evolving evolutionary branch C4a strains of human enterovirus 71 in the Central Plain of China [J]．PLoS One，2011，6（11）：e27895.

[67] Aswathyraj S，Arunkumar G，Alidjinou1 E K，et al. Hand，foot and mouth disease（HFMD）：Emerging epidemiology and the need for a vaccine strategy [J]．Med Microbiol Immunol，2016，205（5）：397-407.

[68] Xie J，Yang X H，Hu S Q，et al. Co-circulation of coxsackieviruses A-6，A-10，and A-16 causes hand，foot，

and mouth disease in Guangzhou city，China [J]. BMC Infectious Diseases 2020，20（1）.

[69] He S Z，Chen M Y，Xu X R，et al. Epidemics and aetiology of hand，foot and mouth disease in Xiamen，China from 2008 to 2015 [J]. Epidemiol Infect，2017，145（9）：1865–1874.

[70] Huang X，Wei H，Wu S，et al. Epidemiological and etiological characteristics of hand，foot，and mouth disease in Henan，China，2008–2013[J]. Sci Rep，2015，5：8904.

[71] Ooi M H，Wong S C，Podin Y，et al. Human enterovirus 71 disease in Sarawak，Malaysia：A prospective clinical，virological，and molecular epidemiological study[J]. Clin Infect Dis，2007，44（5）：646–656.

[72] 邓慧玲，高洁，黄学勇，等. 手足口病诊疗指南（2018 年版）[J]. 中华传染病杂志，2018，36（5）：257–263.

[73] Liu H，Song G X，He N，et al. Spatial–temporal variation and risk factor analysis of hand，foot，and mouth disease in children under 5 years old in Guangxi，China[J]. BMC Public Health，2019，19（5）.

[74] Qi H C，Chen Y，Xu D L，et al. Impact of meteorological factors on the incidence of childhood hand，foot，and mouth disease（HFMD）analyzed by DLNMs–based time series approach [J]. Infectious Diseases of Poverty，2018，7（1）.

[75] Zhao J J，Hu X Y. The complex transmission seasonality of hand，foot，and mouth disease and its driving factors [J]. BMC Infectious Diseases，2019，19（1）.

[76] 王彦文. 2010—2018 年桂林市手足口病流行特征及发病趋势预测研究 [D]. 广西医科大学，2019.

[77] 韩玲，王鸿，颜隆，等. 河北省手足口病发病趋势的时间序列分析 [J]. 中华中医药杂志，2019，34（12）：5904–5907

[78] 党伟利. 五倍子泻心汤加减治疗 43 例手足口病患儿的疗效分析 [J]. 现代医用影像学，2019，28（4）：953–954.

[79] 朱勃，景梅. 清解透表汤联合银翘散加减治疗儿童手足口病的效果 [J]. 临床医学研究与实践，2020，5（10）：121–122.

[80] 邵林. 消风散在儿童手足口病预防控制中的疗效观察 [J]. 名医，2019（7）：264.

[81] 杨潮. 代天宣化导赤散治疗小儿心脾积热型手足口病临床疗效观察 [D]. 成都中医药大学，2018.

[82] 张绚辉，黄海龙，赖丽金. 宣肺运脾清瘟汤联合利巴韦林治疗对手足口病（肺脾湿热证）患儿临床症状、T 细胞亚群、NK 细胞及血清炎症因子的影响 [J]. 四川中医，2019，37（2）：133–135.

[83] 王上，丁莉莉，陈娇磊，等. 儿童豉翘清热颗粒联合重组人干扰素 α–2b 喷雾剂治疗手足口病疗效观察 [J]. 健康之路，2018，17（9）：307.

[84] 荣潇，李刚，段建飞，等. 蒲地蓝消炎口服液对儿童手足口病免疫功能及炎性因子的影响 [J]. 中华中医药学刊，2019，37（3）：714–717.

[85] 王咏超，梁志顺. 蓝芩口服液治疗儿童手足口病的临床疗效 [J]. 临床合理用药杂志，2019，12（33）：112–113.

[86] 闫永彬，丁樱，韩姗姗. 金莲清热泡腾片治疗手足口病专家建议 [J]. 中医儿科杂志，2019，15（3）：93–96.

[87] 许明利，胡思源，林侃侃，等. 抗病毒口服液治疗手足口病的研究进展 [J]. 中国药物经济学，2020，15（1）：125–128.

[88] 徐强，刘虹，胡思源，等. 抗病毒口服液治疗儿童手足口病肺脾湿热证的随机对照、多中心临床研究 [J]. 药物评价研究，2019，42（5）：973–978.

[89] 罗世杰，董彬厂，金瑄，等. 四季抗病毒合剂治疗儿童普通型手足口病 40 例临床观察 [J]. 中医儿科杂志，2020，16（5）：45–48.

[90] 汪受传，王雷，尚莉丽. 中医儿科临床诊疗指南·手足口病（修订）[J]. 世界中医药，2016，11（4）：734–740.

[91] 郑华南．蒲地兰消炎口服液联合开喉剑喷雾剂治疗儿童手足口病临床研究［J］．新中医，2020，52（2）：104-106.
[92] 马秋月，景文展，刘珏，等．莪术油注射液治疗手足口病效果与安全性 Meta 分析［J］．国际病毒学杂志，2019（1）：54-59.
[93] 张繁锦．羚珠散辅助治疗儿童手足口病邪陷心肝证 79 例临床观察［J］．中医儿科杂志，2019，15（5）：56-58.
[94] 李前前，韩雪，葛国岚．小续命汤联合综合康复治疗重症手足口病恢复期疗效观察［J］．新中医，2018，50（12）：166-168.
[95] 陆怀虎．外感Ⅱ号合剂联合苦柏洗剂治疗儿童手足口病（普通型）的临床研究［D］．广西中医药大学，2019.
[96] 胡代平，程赵蓓，李名球．清解透表汤联合参芥止痒散熏洗治疗儿童手足口病的临床疗效及对其生活质量的影响［J］．时珍国医国药，2019，30（5）：1151-1153.
[97] 黎丽，蔡颖，李秀声．清疹洗剂外洗治疗儿童手足口病皮疹 41 例［J］．中国卫生标准管理，2019，10（1）：103-106.
[98] 李国清．甘露消毒丹加减联合苦黄散外洗治疗儿童手足口病的临床观察［J］．河北中医，2019，41（9）：1359-1363.
[99] 黄苑辉，林健瑶，邓文，等．小儿推拿疗法对手足口病患儿的临床疗效［J］．深圳中西医结合杂志，2018，28（21）：48-49.
[100] 唐国皓，李三松，张广宇，等．位点加穴位药物注射治疗手足口病合并单侧下肢急性弛缓性瘫痪的效果［J］．广东医学，2018，39（21）：3273-3276.
[101] 颜斐斐，林文璇，蒋雪薇，等．三豆饮加味药膳对湿热蕴毒型手足口病患儿临床疗效的影响［J］．护理研究，2019，33（18）：3203-3208.
[102] 胡丹丹．中西医结合护理儿童手足口病继发脑膜炎临床效果研究［J］．实用中西医结合临床，2020，20（7）：145-146.
[103] Mao Q，Cheng T，Zhu F，et al. The cross-neutralizing activity of enterovirus 71 subgenotype c4 vaccines in healthy Chinese infants and children［J］．PLoS One，2013，8（11）：e79599.
[104] Takahashi S，Liao Q，Van Boeckel T P，et al. Hand，foot，and mouth disease in China：Modeling epidemic dynamics of enterovirus serotypes and implications for vaccination［J］．PLoS Med，2016，13（2）：e1001958.
[105] Cai K，Wang Y Z，Guo Z Q，et al. Clinical characteristics and managements of severe hand，foot and mouth disease caused by enterovirus A71 and coxsackievirus A16 in Shanghai，China［J］．BMC Infectious Diseases，2019，19：285.
[106] 王有鹏．黑龙江地区儿童手足口病中医证候分型及证候演变规律的研究［D］．黑龙江中医药大学，2018.
[107] 金培斌，宋启明，朱双双．手足口病中医辨证分型与血清转化生长因子-β1、肿瘤坏死因子-α、白介素-10 相关性研究［J］．湖北中医杂志，2019，41（8）：17-19.
[108] Wang Y H，Zhao H，Ou R，et al. Epidemiological and clinical characteristics of severe hand-foot-and-mouth disease（HFMD）among children：A 6-year population-based study［J］．BMC Public Health，2020，20（1）.
[109] 王士雄．温热经纬［M］．北京：中国医药科技出版社，2011.

中医药防治艾滋病研究

一、概述

（一）引言

艾滋病，即获得性免疫缺陷综合征（acquired immunodeficiency syndrome，AIDS），为感染人类免疫缺陷病毒（human immunodeficiency virus，HIV）致使机体免疫功能缺陷，引起各种机会性感染和肿瘤发生，最终导致死亡的严重传染性疾病，已成为危害人类健康的全球重大公共卫生问题。高效联合抗反转录病毒治疗（high active antiretroviral therapy，HAART，俗称“鸡尾酒疗法”）方案使艾滋病传播和治疗在很大程度上得到控制。然而，伴随抗病毒药物而来的药物不良反应、耐药性甚至免疫应答失败，均致艾滋病治疗陷入瓶颈期。为弥补现代医学在艾滋病防治上存在的不足，我国将中医药纳入艾滋病防护中，在延长患者生命周期、提高生存质量、减轻药物毒副作用、改善病毒耐药等方面均具特色和优势，并在临床和基础研究中均取得一系列成果。中医药介入艾滋病治疗大多以复方中药研究为主，研究方法大多以临床观察为主，使得中药筛选与新药开发研究取得进展。中医其他疗法如艾灸、穴位贴敷等也积极参与艾滋病治疗。艾滋病临床试点覆盖范围也在逐步扩大，也有研究致力于通过现代科研技术从微观层面将艾滋病中医证候及疗效评价进行客观化，推进了中医理论研究的发展。中医药防治艾滋病未来应更加明确持续发展、重点发展和特色发展方向，与西医优势互补，继续发挥重要作用。

（二）背景

1. 流行病学

据 WHO 最新统计[1]，截至 2019 年年底，全球现存活 HIV/AIDS 患者 3800 万例，当年新发 HIV 感染者 170 万例，有 2540 万例正在接受 HAART 治疗，在继续推行综合、强化的干预措施基础上，提出“90-90-90”策略，即存活的HIV/AIDS患者90%被检测出，诊断的HIV/AIDS患者90%接受规范的HAART治疗，治疗的HIV/AIDS患者90%达到病毒被抑制，并规划到2020年将年新发感染人数控制在50万以下。截至2020年底，我国报告的现存活HIV/AIDS患者1010920例，当年新发现HIV/AIDS患者62167例（其中95%以上均是通过性途径感染），当年报告死亡18819例[2]。

2. 我国艾滋病治疗现状

目前国际上共有6大类30多种抗反转录病毒药物（包括复合制剂）：核苷类反转录酶抑制剂（NRTIs）、非核苷类反转录酶抑制剂（NNRTIs）、蛋白酶抑制剂（PIs）、整合酶抑制剂（INSTIs）、膜融合抑制剂及CCR5抑制剂。国内的抗反转录病毒药物有NRTIs、NNRTIs、PIs、INSTIs以及FIs5大类（包含复合制剂）[3]。随着HAART方案的不断优化，HIV病毒复制在很大程度上得到抑制，但治疗仍存在瓶颈。首先，抗病毒方案复杂，且联合用药相关的不良反应以及耐药株的出现，限制着抗病毒方案的执行。其次，感染者免疫细胞数量增幅不明显，甚至部分感染者出现免疫无应答。最后，目前暂无安全有效的疫苗用于艾滋病的预防和治疗。

3. 我国中医治疗情况、特色优势

中医药作为中国医疗不可或缺的一部分积极参与艾滋病治疗。艾滋病作为一种新发感染性疾病，其发病机制及临床表现与中医病、症、证联系密切[4]。现代医学在改善免疫学指标和临床症状方面存在欠缺，而中医药多靶点、网络式的特点为中医药治疗艾滋病提供更多的方法和途径，同时为艾滋病免疫重建提供新的支撑，中医药在提高患者免疫功能[5, 6]、改善临床症状、提高生活质量[7]、减轻抗病毒治疗不良反应方面优势显著[8]。

（三）传染源

人是艾滋病的唯一传染源，包括HIV感染者和艾滋病患者。HIV主要存在于传染源的血液、精液、阴道分泌物、胸腹水、脑脊液、羊水和乳汁等体液中。最大限度发现HIV感染者和患者是我国2017年颁布的《中国遏制与防治艾滋病“十三五”行动计划》总体要求中的工作目标之一[9]。HIV急性期感染者传播能力是无症状期感染者的26倍，约50%新发病例通过与处于HIV急性期和早期阶段的性伴侣接触而感染[10]。

（四）传播途径

艾滋病传播途径包括：经性接触（包括不安全的同性、异性和双性性接触）；经血液及血制品（包括共用针具静脉注射毒品、不安全规范的介入性医疗操作、文身等）；经母婴传播（包括宫内感染、分娩时和哺乳传播）。我国男男性接触感染率始终居高不下，成为艾滋病的重要传播途径[11, 12]。四川省凉山州属我国艾滋病高流行地区，性传播和注射吸毒是该地青少年感染HIV的主要途径，但近年来性接触传播比例呈现逐年快速上升趋势[13]。在艾滋病高发病区河南省，异性性传播已成为艾滋病传播的最主要途径[14]。

（五）易感人群

艾滋病易感人群主要有：男男同性性行为者、静脉注射毒品者、与HIV/AIDS患者有性接触者、多性伴人群、性传播感染群体。另外，津巴布韦一项对女性性工作者的流行病学调查显示，文化程度低者HIV感染风险更高[15]。此外，梅毒感染会导致短期的免疫抑制，可增加暴露导致HIV感染的可能性[16]。

（六）中医病名

中医学在历来记载中并无艾滋病相关病名，中医专家根据艾滋病的致病因素、发病机制、临床症状，结合中医理论，基于中医学辨证论治思想认为可将其归属于“疫病”“虚劳”“伏气温病”“阴阳易”等范畴[17, 18]。

二、中医学对艾滋病的认识

（一）中医学对艾滋病病因的认识

艾滋病属于中医温疫的范畴，是具有温热性、秽浊性或秽湿性、毒烈性的疠气或疫毒之邪。常与六淫、秽浊等其他外邪合而致病，七情、饮食、劳倦、体质等因素亦可影响病情变化。

（二）中医学对艾滋病病机的认识

艾滋病的病机以元气损伤为核心，邪气首先犯脾，很快波及心、肺、肝、肾，最终表现为元气的虚损，且艾滋病具有病程长、病情复杂、复合证候多，机会性感染频发、证候变化快，影响因素多、证候差异明显的特点，故证候演变多由实证向虚实夹杂证、虚证发展。

此外，艾滋病的病机特点与不同地域的地理环境、气候、水土、人们的生活饮食习惯等有较为密切的关系。如新疆等西北地区以“西北燥证”为主；广东等南方地区的患者病证以夹“湿”及“湿热”为特点；河南等中原地区由于四季分明，水旱平均，并无明显突出的证候特点[19]。

（三）中医学对艾滋病病程的认识

艾滋病病程可分为三个期：急性期、无症状期和艾滋病期。急性期：多为邪气盛实阶段，表现为疫毒（侵袭）证为主，大多数症状轻微，持续1～3周后缓解。无症状期：多为邪渐盛而正渐衰阶段，表现为气虚证、气阴两虚证、湿热壅滞证、痰瘀互结证、气虚血瘀证为主，疾病呈缓慢持续进展，多持续6~15年不等。艾滋病期：随着正气进一步亏耗，呈现正虚邪实的病理状态，以脾胃、肝、肾的症状为多见，表现为气血两虚证、痰湿瘀滞证、阴竭阳脱证为主，可出现多种并发症。

（四）中医学对艾滋病治则治法的认识

治则治法：急性期以祛邪为主，应尽快解表透邪外出；无症状期应扶正祛邪，一方面培补元气，另一方面祛湿解毒，扶助正气以抗邪，延缓发病；艾滋病期应以扶正为主，兼顾祛邪，当以补益脾肾为主，同时对症治疗，理气、活血、化痰、降浊等法亦至为重要，不可忽视[20]。

分型论治：热毒内蕴，治以清热解毒，宣散透邪，可用黄连解毒汤合升降散；肝郁气滞，治以疏肝理气，方用柴胡疏肝散；肺脾两虚，治以益肺健脾，用参苓白术散；气虚血瘀，治以益气活血，用补中益气汤合血府逐瘀汤，针刺或艾灸治疗可取太渊、肺俞、关元、脾俞、肾俞等；阴虚内热，治以养阴清热，用百合固金汤合六味地黄丸；气阴两虚，治以益气养阴，可用参芪地黄汤，外治法取肺俞、膻中、太溪、命门、肾俞等；脾肾阳虚，治以温补脾肾，可用真武汤合附子理中汤，外治法取关元、气海、足三里、三阴交、百会、脾俞、肾俞等。

调护：在食疗方面，咳嗽、气喘，用苏子粳米粥、芡实山药粥；痰核、瘰疬，可用紫菜豆腐海蜇汤；呕吐、胃痛，用参苓橘姜粥；腹痛、腹泻，用莲子马齿苋汤；口疮，用洋参莲子羹；皮疹，用当归赤豆羹；自汗、盗汗，用黄芪浮小麦羹。在心理治疗上，对待患者要热情、耐心、细致、不歧视，减轻患者心理负担，增强信心；传授艾滋病防治相关知识，调动主观能动性[19]。

三、中医药防治艾滋病的研究进展

（一）近 5 年研究进展

1. 临床研究

（1）中医药联合抗病毒治疗艾滋病研究

首先，中医药联合抗病毒治疗方案可显著提升患者的 CD4 淋巴细胞计数，增强患者机体免疫力，如扶正抗毒丸（胶囊）和康爱保生丸（胶囊）[21]、免疫 2 号颗粒[22]、太芪培元颗粒[23]、小柴胡汤[24, 25]、益艾康胶囊[26]、补气培元方[27]、扶正排毒方[28, 29]、扶正抑艾汤[30]、复方芪术汤[31, 32]、唐草片[33]、扶正抗毒丸[34]、贞芪扶正胶囊[35]、参灵扶正胶囊[36, 37]、湘 A1 号颗粒[38]等，温肾健脾颗粒还能增加患者的 $CD4^+$、$CD45RA^+$ 淋巴细胞数量，促进免疫功能重建[39]。

此外，中医药还可以减轻抗病毒药物的毒副作用，主要体现在肝肾功能损害、脂代谢异常以及失眠等方面。如：艾速康口服液[40]能减少药物所致肝肾功能损害；枣仁安神胶囊[41]、温胆安寐汤加味[42]治疗艾滋病抗逆转录病毒疗法所致失眠症；中药三七超微颗粒能有效降低克力芝的血脂代谢异常[43]；小四五汤[44]干预能明显改善抗病毒药治疗方案导致的血脂异常不良反应。

（2）中医药对艾滋病相关疾病的治疗

艾滋病相关疾病主要有艾滋病泄泻、血浊（高脂血症）、贫血、病痹症（周围神经病变）、药物性肝损伤、感冒、蛇串疮（带状疱疹）、免疫重建不良、咳嗽、皮肤瘙痒和口腔感染方面。而中医药对艾滋病相关疾病的治疗主要集中在皮肤和口腔方面的损害：荷芩止痒搽剂[45]治疗皮肤瘙痒、药疹；乌蛇止痒方[46]改善丘疹性皮疹瘙痒症状；消糜颗粒[47]降低口腔念珠菌病的复发率；甘草泻心汤[48]能改善口腔溃疡；裸花紫珠颗粒[49]可减少 HIV/AIDS 伴肛管 – 肛周尖锐湿疣复发。

此外，艾滋病相关慢性腹泻中医药也有比较好的效果，如泻痢康胶囊[50]、中药制剂固肠止泻丸[51]。

2. 基础研究

探索艾滋病中医证候的本质及中医药的治疗机制是艾滋病基础研究的重点和热点。基因组学、蛋白组学、转录组学等系统生物学技术为研究提供了良好的切入点。冯全生课题组[52, 53]运用系统生物学技术，初步明确了艾滋病中医常见证候及其分布和动态演变规律；基本构建了艾滋病诊断及疗效评价标准体系。此外，大量学者采用不同中药配方制剂，针对艾滋病相关证型，研究其相关分子如 CD 细胞亚群[54]、差异蛋白[55,56]、胸腺 $CD34^+$[57]、差异基因[58, 59]、差异代谢物[60]、TLR 活化[61]等在不同证型中的表达，进一步探讨了中药的作用机制。防治艾滋病的单味中药以及中药单体以雷公藤为主。从雷公藤根中提取的具抗 HIV 活性的单体已有 17 种，雷公藤多苷片联合 HAART 治疗可增加免疫重建不良患者 $CD4^+T$ 细胞数量，降低炎症因子水平[62]。郭娅娅[63]等梳理近年中医药辨治艾滋病研究，归纳出具有抗 HIV 效用的中药。张鹏葛[64]等通过频数统计、关联规则、聚类分析总结出中医药治疗艾滋病组方的用药规律。

（二）最新研究成果

1. 艾滋病的中医理论研究取得一定成果

通过流行病学调查和 17110 例的观察性研究显示[65]：HIV 感染者最常见证型为气血两亏证、肝郁气滞火旺证、气阴两虚证；艾滋病患者最常见证型为气阴两虚证、脾肾亏虚证、气虚血瘀证。通过 10747 例次流行病学调查显示[65]：艾滋病的虚证以气虚、阴虚和阳虚为主；实证以湿、火热为主。

在病位上，HIV 感染者病位在脾，证型主要为脾气虚弱证；艾滋病患者病位在肾，证型主要为脾肾阳虚证[65]。病机变化方面，呈气虚发展为气虚夹湿、阴虚火热发展为气阴两虚，再进一步发展为阳虚的演变过程。在治法上，根据病机制定了以益气养阴、清热解毒、温肾健脾为主的治疗法则。

2. 中医药在改善 HIV/AIDS 患者临床症状、提高生存质量方面成效显著

中药在延缓艾滋病发病、降低病死率、调节免疫、改善症状四个方面具有确切的临床疗效。根据历年国家重大专项临床试验数据显示[65]，接受中药治疗的无症状 HIV 患者比没接受治疗的发病期延缓 4 年，发病率降低 7.6%，病死率下降 11.5%；中医辨证论治在降低 HIV 耐药率、减少机会性感染、缓解抗病毒的不良反应等方面发挥重要作用。且中医药对艾滋病很多常见症状效果显著，可有效改善艾滋病患者乏力、失眠等症状，从而提高患者生存质量[66]。

3. 中医药防治艾滋病临床试点覆盖范围逐步扩大

原卫生部、国家中医药管理局和财政部联合实施的中医药防治艾滋病试点项目于 2004 年 8 月开始，对 HIV/AIDS 患者进行关怀救治。从 2007 年南阳会议至今，试点项目规模由最初的 15 省扩大到 28 省，计划治疗人数由 5693 例增加至 32624 例，截至 2021 年第一季度，试点项目实际累计治疗人数由 5982 例增加至 54770 例，目前正在接受治疗人数从 5034 例增加至 29495 例，累及脱落 21178 例，累及死亡 4097 例，可以看出中医药防治艾滋病临床试点覆盖范围逐步扩大。

4. 中西医协同治疗艾滋病专家共识发布

目前，中西医协同治疗艾滋病仍处于探索和验证阶段，临床治疗的标准化工作尚在积累和酝酿之中，规范的诊疗常规或指南尚未形成。但在长期摸索中，于 2016 年国家中医药管理局印发了《艾滋病（成人）中医诊疗方案》[19]和泄泻等 12 个艾滋病常见病证中医诊疗方案[67]，对中医药防治艾滋病的临床实践起到良好指导作用。该诊疗方案是中医辨证论治艾滋病（成人）的总体方案，分为诊断、治疗方案、疗效评价三部分。方案指出艾滋病是一种慢性、可控性传染性疾病，病程长、病情复杂、病位广泛、临床表现多样。根据病原学、临床表现、预后转归等特征，艾滋病归属中医“疫病”“虚劳”等范畴，中医临床采用病证结合治疗可以扶正祛邪、改善症状、延缓发病及减毒增效等，并逐一对艾滋病常见的 12 个临床病症给出了中医辨证施治的具体诊疗方案。

5. 中药筛选与新药开发研究取得进展

中药筛选在防治艾滋病方面有着独特的优势和巨大潜力，传统中药具有结构多样性、毒性较低、来源广泛等特点，可能具有与临床广泛使用的抗病毒治疗不同的抗 HIV 机制。相关研究者对中药抗 HIV 作用进行了大量研究，并发现中药来源的生物碱、香豆素、木脂素、黄酮类、萜类、鞣质类、多糖类、蛋白质和多肽类等中药成分具有抗 HIV-1 的活性[68-70]。

在艾滋病中药新药开发研究方面，目前获得国家食品药品监督管理总局批准，作为艾

滋病辅助用药的中药新药仅有唐草片（国药准字 Z20050291）[71]。益艾康胶囊、艾克扶正片为河南省国家中医药治疗艾滋病项目制剂[72]。已经获得临床批文的有艾奇康胶囊、克艾特胶囊、乾坤宁片、复方三黄片、艾宁颗粒、艾复康胶囊、复方 SH、祛毒增宁胶囊、艾伏平胶囊等[73-77]，在各地还有很多地域特色的中医药艾滋病用药有待研究开发。

四、国内外研究比较

（一）中西医的防治比较

现代医学抗病毒治疗在抑制病毒方面有显著优势，目前国际上共有 6 大类 30 多种药物（包括复合制剂），包括 NRTIs、NNRTIs、PIs、INSTIs、膜融合抑制剂及 CCR5 抑制剂等。国内主要有 NRTIs、NNRTIs、PIs、INSTIs 以及 FIs 5 大类（包含复合制剂）[3]。HARRT 治疗是目前公认的控制 HIV 的最好疗法之一，有明确的治疗靶点和机理，能有效抑制 HIV 的复制，可明显降低患者的病死率及发病率，延缓疾病进展，提高患者生存质量，但也存在免疫细胞数量增幅不明显等局限性。中医药在防治艾滋病方面有自己的优势：毒副作用小，可明显改善症状，提高或稳定患者的免疫功能，减轻抗病毒治疗不良反应，通过中西医结合可优势互补。“病证结合”是目前中医临床诊疗常用方法。HIV 感染者通过现代医学手段明确诊断以辨病，而中医辨证分型主要为脾肾阳虚、脾气亏虚证、气阴两虚证、湿热壅滞证。在真实世界临床实践活动中，突出了中医学“同病异治、异病同治”的特点[78, 79]。

（二）中西医结合诊疗方案

原卫生部、国家中医药管理局于 2005 年 1 月发布了《关于推荐〈艾滋病诊疗指南〉、〈中医药治疗艾滋病临床技术方案（试行）〉的通知》（卫医发〔2005〕19 号），作为官方发布的艾滋病中医临床第一个指导性文件。通过十几年艾滋病工作的积累和沉淀，2016 年原国家卫生计生委、国家中医药管理局发布了《艾滋病（成人）中医诊疗方案》和 12 个艾滋病常见病症中医诊疗方案，进一步规范了艾滋病中医治疗。

2020 年，中华中医药学会防治艾滋病分会发布了《HIV 感染者中西医协同治疗专家共识》《艾滋病免疫功能重建不良中西医协同治疗专家共识》《艾滋病合并高脂血症中西医协同治疗专家共识》《艾滋病相关焦虑中西医协同治疗专家共识》《艾滋病并发周围神经病变中西医协同治疗专家共识》《艾滋病药物性肝损伤中西医协同治疗专家共识》《艾滋病合并带状疱疹中西医协同治疗专家共识》，以上专家共识的形成，目的在于总结经验、规范治疗、提高疗效，为推动中西医协同治疗的标准化进程和提升学术水平发挥积极的作用。

五、中医药防治艾滋病的发展趋势和展望

（一）当前发展趋势

中医药防治艾滋病研究已取得显著成效，艾滋病治疗新形势下，如何充分发挥中医药防治艾滋病的优势和特点显得任重而道远。基于客观、标准、规范的艾滋病中医证候诊疗体系，建立全面、综合、客观的艾滋病中医临床疗效评价指标体系，是目前中医药防治艾滋病国际化发展所需[80]。HAART 后免疫重建不全作为当前艾滋病治疗领域的研究热点及难点，亦是中医药防治艾滋病重要切入点。针对 HAART 后免疫重建不全，制定成熟、有效、可进行临床推广的中医药诊疗方案成为目前中医药防治艾滋病的重要目标。由于之前缺乏符合中医特色和艾滋病发病特点的动物模型，导致中药治疗艾滋病作用机理研究不够深入，加之有限的高质量中药临床试验，一定程度上限制了治疗艾滋病的中药新药研发，故在寻求安全、有效、可广泛使用并具有高性价比的艾滋病中药干预措施道路上仍需继续努力[81]。

（二）主要发展方向

1. 持续发展

（1）中西医结合协同治疗方案的研究

中医药联合西医治疗能够有效改善患者的临床症状，对前期研究中艾滋病不同病期治疗疗效较好的中药进行重点研究，对艾滋病相关中医证型患者探索制定中西医协同治疗的标准化方案，发挥中医药辨证论治的特色，提高患者生存质量，实现长期带毒生存的目的。

（2）抗艾滋病中药复方制剂的研发

近年来研究发现，益爱康胶囊[26]、唐草片[33]、扶正抗毒丸[34]等中药复方制剂联合抗病毒方案治疗艾滋病患者临床疗效显著。现代药理证实，黄芪和冬虫夏草能够促进 T 细胞增殖，增强辅助性 T 淋巴细胞的活性[82]；黄芩、蒲公英等具有抗 HIV 活性的作用；对治疗艾滋病中药进行数据挖掘分析[83]，发现以凉性、甘味，入脾、肾、大肠经的药物为主，具有补气、补血、芳香化湿、清热燥温等功效。未来的研究可通过“有效部位（成分）配伍组方”“吸收 / 代谢复方原成分配伍”“循证药学临床筛方”等途径探索艾滋病中药新药的新思路和方法。在现代药理研究基础上，进行中药筛选以及中药复方制剂的研发，明确有效成分在患者体内代谢物质药理、毒理、作用机制的研究。

2. 重点发展

（1）艾滋病中医基础理论体系的构建

中医药对艾滋病的认识有了很大的进展，特别是传染病重大专项实施后，基本阐明了

艾滋病的中医证候特征及发展规律，有学者提出自己的观点[84]，认为“肾虚伏气”是艾滋病致病的基本病机，另有学者认为疫毒之邪致病，湿热留于机体[85]。多数属于个体经验和认识，没有达成共识，艾滋病中医基础理论体系尚未建立，需开展大样本、多中心联动的艾滋病中医基础理论体系研究，形成完善的艾滋病中医病因病机、证候演变规律以及治则治法方药等方面内容。

（2）中西药合用的临床基础研究

长期抗病毒治疗的艾滋病患者，会发生一系列不良反应，开展对 HARRT 治疗后艾滋病患者相关疾病、合并病、不良反应的中医基础研究，筛选有效方药，进行临床循证医学研究，制定中医诊疗方案，为临床应用提供循证医学证据。

3. 特色发展

（1）促进免疫重建是中医的优势

艾滋病治疗中，免疫功能的存在和恢复是决定预后的关键。免疫无应答患者并发机会性感染及死亡风险显著增加，已成为艾滋病治疗领域的瓶颈之一，以改善艾滋病患者免疫无应答状态作为中医药干预艾滋病治疗的切入点有着十分重大的意义。近年来，经过大量的临床和动物实验证明，中医药在提高艾滋病患者的免疫功能以及改善 HAART 后免疫功能重建不全方面行之有效。应充分发挥中医药（如以艾灸为主的综合疗法）在提高艾滋病患者免疫功能方面的优势。

（2）明确艾滋病中医证候的诊断和疗效标志物

通过扩大样本量，从代谢组学、基因组学、转录组学、蛋白组学、肠道菌群等方面研究艾滋病患者不同中医证型存在的差异代谢物，寻找不同中医证候的诊断标志物，对阐释艾滋病中医证候的本质具有重要意义。进一步研究中药制剂对差异蛋白等潜在生物标志物水平的影响，以作为中药疗效评价标志物，对探究中药干预治疗艾滋病的作用机制及评价临床综合治疗方案都要具有重要意义。

（三）重点研究方向与策略

1. 加强艾滋病相关基础研究

到目前为止，理想的艾滋病动物模型并不存在，很大程度限制了中医药防治艾滋病的实验研究。未来应借助国际先进科研平台，在开展建立切合艾滋病发病的特点动物模型研究的基础上注重中药复方体外抗病毒、免疫调节的作用机制研究，明确中药复方的作用机制，以期研发出更多治疗艾滋病的中药新药，提高艾滋病的中医药防治水平[86]。

2. 艾滋病中西医结合综合治疗方案的优化研究

完善中医药治疗艾滋病的组织体系与架构，建立中医、西医之间的合作沟通交流机制，促进中西医合作对抗艾滋病。只有通过不断优化的中西医结合综合治疗方案，才能使艾滋病治疗获益更多。因此，未来需继续加大艾滋病中药新药研究与开发，开展中医药早期干预研究，持续优化中药联合 HAART 疗法减毒增效新方案研究[87]。

3. 临床诊断和疗效评价体系的系统构建

加大中医症候研究强度，应用现代数理统计、现代流行病学及循证医学等方法对艾滋病不同发病阶段的基本证候分布、基本证候组合规律以及艾滋病并发症的中医证候分布特点和规律进行动态的研究和分析，以期使症候诊断客观化，提高症候诊断的精准度。通过上述方法，还可开展中医药临床疗效评价体系研究，找到一种能对中医药治疗艾滋病的疗效进行多角度、多层次的全面、综合、客观评价的方法，才能充分体现中医药治疗艾滋病的特色和优势，使其能为国际接受和承认[88]。

4. 扩大中医药治疗艾滋病的规模，加强艾滋病诊疗能力和队伍建设以及探索规范化管理模式

就艾滋病的全国发病率来看，目前中医药防治艾滋病的覆盖率仍显不足。需积极探索，多方合作，结合地区特色普及中医药知识，大力开展中医抗艾知识宣教，扩大中医药治疗覆盖率。始终贯穿学（立足高校、联合医院、培养人才）、研（引入技术、跟踪前沿、创新学术）、用（临床应用、艾防工作）联合的指导方针，立足于推动基础研究与临床研究相结合，最终形成多极化、多样化的中医药防治艾滋病研究队伍。同时需制定中长期发展战略，成体系、有目标地推进中医药参与防治艾滋病工作，健全中医药参与艾滋病防治工作的机制[89]。

撰稿人：冯全生　刘　颖　苏　琛　文　莉　纪少秀

参考文献

[1] WHO. 全球健康观察站 - 探索健康数据的世界［EB/OL］. https://www.who.int/data/gho/data/indicators.

[2] 中国疾病预防控制局. 2020 年全国法定传染病疫情概况［EB/OL］. http://www.nhc.gov.cn/jkj/s3578/202103/f1a448b7df7d4760976fea6d55834966.shtml.

[3] 中华医学会感染病学分会艾滋病丙型肝炎学组，中国疾病预防控制中心. 中国艾滋病诊疗指南（2018 版）［J］. 中国艾滋病性病，2018，24（12）：1266-1282.

[4] 许前磊，胡新宁，马玉青，等. 病症证结合在中医药防治艾滋病中应用探讨［J］. 中华中医药学刊，2020，38（11）：6-8.

[5] 陶庄，黄晓婕，刘颖，等. 中西医协同治疗对免疫功能重建不良 HIV/AIDS 患者临床疗效的 Meta 分析［J］. 中国艾滋病性病，2021，27（5）：461-466.

[6] 许剑，陈耀凯. 从中医“脾系”与“免疫”的相关性探讨艾滋病论治［J］. 中国艾滋病性病，2020，26（10）：1129-1131.

[7] Wang J，Zou W，Liu Y. Analysis on efficacy action points of HIV/AIDS treatment with traditional Chinese medicine

and antiretroviral drugs [J]. China Journal of Chinese Materia Medica, 2013, 38 (15): 2504-2506.

[8] 张道显，徐立然，宋夕元，等. 中医药治疗艾滋病 HAART 后不良反应疗效评价 [J]. 中医研究，2020，33 (10)：78-80.

[9] 吕繁.《中国遏制与防治艾滋病“十三五”行动计划》核心策略解读 [J]. 中华预防医学杂志，2017 (51)：970.

[10] 张彤，孙丽君，郭彩萍，等. 以控制急性期传染源为目标加强艾滋病的防控、治疗与管理 [J]. 北京医学，2017，39 (12)：1288-1289.

[11] Zhang L, Chow E P C, Jing J, et al. HIV prevalence in China: Integration of surveillance data and a systematic review [J]. Lancet Infectious Diseases, 2013, 13 (11): 955-963.

[12] Fu R, Zhao J K, Wu D, et al. A spatiotemporal meta-analysis of HIV/syphilis epidemic among men who have sex with men living in mainland China [J]. BioMed Central, 2018, 18 (1).

[13] 杨淑娟，王启兴，姚永娜，等. 四川省凉山彝族自治州 2011—2014 年 15 ~ 24 岁人群 HIV 新发感染监测分析 [J]. 中国艾滋病性病，2017，23 (9)：829-832.

[14] 樊盼英，李宁，马彦民，等. 2018 年河南省艾滋病异性性传播方式特征分析 [J]. 河南预防医学杂志，2020，31 (9)：652-654.

[15] Chabata S T, Hensen B, Chiyaka T, et al. Changes over time in HIV prevalence and sexual behaviour among young female sex-workers in 14 sites in Zimbabwe, 2013—2016 [J]. AIDS and Behavior, 2019, 23 (6).

[16] Ghanem K G. Evaluation and management of syphilis in the HIV-infected patient [J]. Current Infectious Disease Reports, 2010 (12): 140-146.

[17] 中华中医药学会防治艾滋病分会. HIV 感染者中西医协同治疗专家共识 [J]. 中医学报，2020，35 (3)：551-554.

[18] 谢世平，郭会军，王健. 艾滋病中医诊疗指南（2013 版）[J]. 中医学报，2014，29 (5)：617-620.

[19] 国家中医药管理局，国家卫生计划生育委员会. 艾滋病（成人）中医诊疗方案 [EB/OL]. (2016-05-10). http://yzs.satcm.gov.cn/zhengcewenjian/2018-03-24/3159.html.

[20] 中华中医药学会防治艾滋病分会. 艾滋病中医诊疗指南（2013 版）[J]. 中医学报，2014，29 (5)：617-620.

[21] 杨玉琪，张媛，宋娜丽，等. 中医药不同治疗节点的 HIV 感染者 T 细胞表面 PD-1 和 Tim-3 表达变化研究 [J]. 中华中医药杂志，2016，31 (6)：2345-2347.

[22] 刘颖，王健，邹雯，等. 免疫 2 号颗粒对 HAART 后免疫重建不全艾滋病患者 $CD4^+$ 淋巴细胞计数的影响 [J]. 中医杂志，2017，58 (1)：34-37.

[23] 艾合买提·阿不都热依木，舒占钧，马建萍，等. 太芪培元颗粒对气阴两虚肺肾不足型 HIV 感染者 TLR-4 影响的研究 [J]. 中国医药导刊，2017，19 (12)：1373-1377.

[24] 张玉辉. 小柴胡汤联合西药治疗艾滋病的疗效分析 [J]. 中国民间疗法，2017，25 (3)：66-67.

[25] 余黄鹏，徐焕新，平祥华，等. 小柴胡颗粒联合 HAART 治疗艾滋病的临床疗效研究 [J]. 中国当代医药，2020，27 (34)：145-148.

[26] 邵彩东，蒋自强，李政伟，等. 益艾康胶囊联合抗病毒疗法治疗艾滋病临床疗效的 Meta 分析 [J]. 中医研究，2017，30 (5)：66-69.

[27] 葛宇黎，黄刚，王华富，等. HAART 疗法联合补气培元方对艾滋病患者 $CD4^+T$ 细胞和胃肠功能的影响 [J]. 中国中医药科技，2018，25 (2)：165-167.

[28] 何志芳，刘媛，吴园琴，等. 扶正排毒方联合高效抗逆转录病毒疗法治疗艾滋病的临床研究 [J]. 中国性科学，2018，27 (6)：117-119.

[29] 许惠敏，罗浓伟. 扶正排毒方联合高效抗逆转录病毒疗法治疗艾滋病的临床体会 [J]. 海峡药学，2020，32 (9)：162-163.

［30］张玉辉，庞允，梁鹏飞．扶正抑艾汤对艾滋病患者免疫功能及生存质量的影响［J］．山西中医，2018，34（12）：13-14，17.
［31］李红磊．复方芪术汤联合 HAART 治疗艾滋病临床效果观察［J］．中医药临床杂志，2018，30（5）：935-937.
［32］李红磊，韩章琴．复方芪术汤联合 HAART 治疗脾虚型艾滋病患者的临床研究［J］．皮肤病与性病，2019，41（5）：671-672.
［33］陈勇毅，阮运河，戴芬．高效抗反转录病毒联合中成药唐草片治疗 HIV 感染的有效性分析［J］．深圳中西医结合杂志，2017，27（8）：24-25.
［34］张贵玉．扶正抗毒丸辅助高效抗反转录病毒疗法对艾滋病临床症状及免疫状态的干预作用［J］．河南医学研究，2020，29（27）：5125-5127.
［35］邓昕，周淑娟，王丽，等．贞芪扶正胶囊联合常规西医对艾滋病患者疗效及对其 T 细胞免疫的影响［J］．中国临床医生杂志，2020，48（12）：1453-1456.
［36］黎卫昌．参灵扶正胶囊对艾滋病患者 HAART 治疗后免疫功能重建不全的影响［J］．世界最新医学信息文摘，2017，17（56）：19-20.
［37］秦小超，吴炎农，梁道斌，等．参灵扶正胶囊治疗艾滋病患者免疫重建不良临床效果［J］．右江民族医学院学报，2020，42（4）：485-487.
［38］张予晋，郑萌，卢芳国，等．湘 A1 号颗粒治疗脾虚湿盛型艾滋病临床观察与机制研究［J］．中华中医药杂志，2017，32（9）：4317-4320.
［39］咸庆飞，刘颖，邹雯，等．温肾健脾颗粒对 HAART 后免疫重建不全艾滋病患者 T 淋巴细胞亚群的作用研究［J］．中国中医基础医学杂志，2019，25（10）：1391-1392，1455.
［40］王延丽，孙燕，赵清霞，等．艾速康口服液对艾滋病患者免疫功能的影响［J］．中医研究，2020，33（10）：23-25.
［41］吉婧，欧松，阳辉，等．枣仁安神胶囊治疗心血亏虚型艾滋病失眠患者临床观察［J］．海峡药学，2021，33（2）：111-113.
［42］胡艳萍，赵玉敏，张丽辉，等．温胆安寐汤治疗艾滋病 HAART 所致失眠症（痰湿中阻型）的临床研究［J］．中医药临床杂志，2017，29（4）：531-534.
［43］欧松，吉婧，阳辉，等．三七超微颗粒对含克力芝方案艾滋病患者早期干预研究［J］．中医临床研究，2020，12（29）：122-124.
［44］朱冬红，涂云霞，任玉玺．小四五汤在艾滋病血脂异常患者中的应用［J］．中国中医药现代远程教育，2021，19（6）：149-151.
［45］李钦，赵景云，李金润，等．荷芩止痒搽剂对艾滋病皮肤瘙痒症作用及作用机制的研究［J］．时珍国医国药，2016，27（3）：518-520.
［46］赵霞，姜枫．乌蛇止痒方治疗艾滋病相关瘙痒性丘疹性皮疹临床研究［J］．时珍国医国药，2017，28（5）：1141-1143.
［47］孔庚，唐宁新，宗祖彬．用消糜颗粒对合并口腔念珠菌病的 HIV/AIDS 患者进行治疗的效果研究［J］．当代医药论丛，2016，14（20）：21-22.
［48］孟鹏飞，马秀霞，丁雪，等．甘草泻心汤对艾滋病复发性口腔溃疡脾胃湿热证患者的影响［J］．中华中医药杂志，2019，34（8）：3829-3831.
［49］王军雄，卢斯汉，李水凤，等．裸花紫珠颗粒对 HIV/AIDS 伴肛管 - 肛周尖锐湿疣微波术后的疗效观察［J］．皮肤病与性病，2020，42（4）：487-489.
［50］杨小平，孙真真．泻痢康胶囊对艾滋病相关慢性腹泻肠道微生态的影响［J］．中医研究，2018，31（1）：16-19.
［51］郑张卫，李玉玲，杨景峰．固肠止泻丸治疗药治疗脾胃虚弱型艾滋病腹泻临床分析［J］．系统医学，

2017，2（13）：125-127.

［52］Wen L，Liu Y F，Jiang C，et al. Comparative proteomic profiling and biomarker identification of traditional Chinese medicine-based HIV/AIDS syndromes［J］. Scientific Reports，2018，8：4187.

［53］Wan T J，Liu X Y，Su Y，et al. Biological differentiation of traditional Chinese medicine from excessive to deficient syndromes in AIDS：Comparative microRNA microarray profiling and syndrome-specific biomarker identification［J］. Journal of Medical Virology，2020：1-13.

［54］李晓峰，王其，童涌，等. 调节免疫颗粒治疗艾滋病气阴两虚、肺肾不足证肺部感染的临床疗效研究［J］. 中国医师杂志，2018，20（4）：595-597.

［55］张海燕，张淼，吕顺武，等. 凝血与补体级联反应信号通路对艾滋病湿热内蕴证发病的影响［J］. 中国全科医学，2017，20（6）：694-698.

［56］张淼，李建智，吕顺武，等. HIV/AIDS肺脾气虚证血清蛋白质组学的研究［J］. 中华中医药杂志，2016，31（7）：2574-2576.

［57］王小妹，陈颂，陈滢宇，等. 中药复方提取物HNA-1对SIV慢性感染恒河猴胸腺输出及胸腺细胞发育的影响［J］. 湖南中医药大学学报，2016，36（4）：6-10.

［58］李亚果，王丹妮，谢世平，等. 艾滋病肺脾气虚证免疫相关基因作用机制的探讨［J］. 中华中医药杂志，2017，32（3）：1175-1177.

［59］张淼，马素娜，刘飒，等. HIV/AIDS气阴两虚证患者趋化因子信号通路差异基因分析［J］. 中华中医药杂志，2019，34（9）：4017-4019.

［60］马素娜，王娟，张海燕，等. HIV/AIDS肺脾气虚证与气阴两虚证患者尿液的代谢组学研究［J］. 中国全科医学，2017，20（15）：1873-1877.

［61］邹雯，王健，高国建，等. 益气健脾颗粒联合HAART治疗对艾滋病免疫无应答患者TLR4和TLR9的影响［J］. 中华中医药杂志，2019，34（9）：4426-4428.

［62］张绿浪，陈思源，邓长刚，等. 雷公藤治疗对艾滋病患者$CD4^{+}T$淋巴细胞及炎症因子水平的影响［J］. 川北医学院学报，2018，33（5）：748-751.

［63］郭娅娅，徐立然，吴少天，等. 中医药辨治艾滋病的临床研究概况［J］. 广州中医药大学学报，2020，37（1）：190-194.

［64］张鹏葛，王珂，王一瑞，等. 基于数据挖掘分析治疗艾滋病中药处方用药特点［J］. 中国艾滋病性病，2020，26（12）：1332-1335.

［65］刘颖，邹雯，王健. 中医药治疗艾滋病30年回顾与展望［J］. 中国艾滋病性病，2019，25（8）：771-782.

［66］王健，徐立然，郭会军，等. 中医药防治艾滋病学科发展报告（2004—2014）［C］// 中华中医药学会. 中华中医药学会2015年防治艾滋病学术年会论文集，2015：10.

［67］国家中医药管理局医政司. 关于印发泄泻等12个艾滋病常见病症中医诊疗方案（试行）的通知［EB/OL］.（2015-11-23）. http://yzs.satcm.gov.cn/gongzuodongtai/2018-03-24/2692.html.

［68］张旋，黄宁，郑永唐. 我国中药来源的抗HIV天然化合物研究进展［J］. 药学学报，2010，45（2）：141-153.

［69］赵明亮，田仁荣，郑永唐. 中药在艾滋病治疗中的应用研究进展［J］. 云南中医中药杂志，2020，41（10）：74-79.

［70］秦浩，高丽，郭军. 抗HIV活性木脂素类化合物研究进展［J］. 病毒学报，2012，28（5）：577-583.

［71］邵宝平，杨莉娅，李倩，等. 唐草片临床应用之十五年总结［C］// 中华中医药学会. 中华中医药学会防治艾滋病分会2018年学术年会论文集，2018：22-29.

［72］李发枝，徐立然. 益艾康胶囊临床治疗艾滋病十五年回顾［C］// 中华中医药学会. 中华中医药学会防治艾滋病分会2018年学术年会论文集，2018：12-15.

［73］崔海峰，周艳华，汪南，等．艾奇康胶囊抗疲劳、止泻及对免疫功能的影响［J］．中国实验方剂学杂志，2008（10）：45-46.
［74］莫以贤．中药克艾特治疗 HIV/AIDS 的临床研究［C］．首届中医药发展国际论坛，首届中医药防治艾滋病国际研讨会和全国中医药科研院所长联谊会，2005.
［75］白文山，李博，那奥咪，等．艾宁颗粒治疗坦桑尼亚 HIV/AIDS 临床研究［J］．中医学报，2012，27（2）：131-133.
［76］吴昊，赵敏，李兴旺．艾复康胶囊治疗艾滋病的有效性和安全性临床观察［J］．中国艾滋病性病，2012，18（7）：434-437.
［77］李泽琳，曾越，苏立山，等．中药复方祛毒增宁胶囊抗艾滋病毒体外药效学的研究［J］．药学学报，2010，45（2）：253-256.
［78］杨超华，徐立然，马秀霞，等．基于艾滋病病证结合模式疗效评价指标体系建立的研究思考［J］．中医研究，2016，29（11）：1-4.
［79］中华中医药学会防治艾滋病分会，河南中医药大学第一附属医院，中国中医科学院艾滋病中心．HIV 感染者中西医协同治疗专家共识［J］．中医学报，2020，35（3）：551-554.
［80］许向前，许前磊，武兴伟，等．中医药防治艾滋病疗效评价及效益研究现状与思考［J］．中华中医药杂志，2013，28（12）：3469-3471.
［81］许前磊，马玉青，许向前，等．中医药防治艾滋病临床研究实践与思考［J］．中华中医药杂志，2018，33（12）：5285-5289.
［82］李冬梅，钟鸣．中壮药治疗艾滋病的研究进展［J］．广西医学，2017，39（10）：1564-1567.
［83］赖科云，赖昌生．数据挖掘技术在探索治疗艾滋病中药性能特征中的应用［J］．医学信息，2020，33（18）：154-158.
［84］舒发明，黄英，黄舟，等．从“肾虚伏气”理论探讨艾滋病病机特点［J］．中国中医基础医学杂志，2016，22（5）：599-601.
［85］郭娅娅，徐立然，吴少天，等．基于伏气学说探讨柴藿达原饮防治艾滋病的效应机制［J］．时珍国医国药，2019，30（7）：1677-1678.
［86］许前磊，许二平，谢世平，等．艾滋病中药治疗现状分析［J］．中国实验方剂学杂志，2016，22（20）：196-202.
［87］张淼，于祯钰．新形势下中医药防治艾滋病的思考［J/OL］．世界中医药：1-4［2021-03-24］．http://kns.cnki.net/kcms/detail/11.5529.R.20210312.0940.002.html.
［88］倪量，李峰，关静．中医药防治艾滋病的研究现状与思考［J］．吉林中医药，2008（4）：249-251.
［89］石学峰，边学峰，王伟庆，等．艾滋病中医药防治现状及相关政策［J］．中国全科医学，2015，18（2）：127-131.

疫病的中医预防与康复研究

一、疫病中医预防研究

结合古今文献，一般认为中医对于疫病的预防包括特异性预防和非特异性预防[1, 2]。“治未病”思想是中医学的特色和优势，是中医预防医学的核心。中医“治未病”思想包括“未病先防、既病防变、病后防复”三方面。

（一）疫病中医预防进展

1. 特异性预防

特异性预防类似于免疫学中的特异性免疫。药物防控、隔离避邪、消毒杀虫、预防接种、人工免疫等都属于特异性预防。此次新冠肺炎疫情防控强调避免前往人群密集处、减少人员聚集、隔离、管控、限制人口流动、戴口罩、勤洗手等，都属于特异性预防。

2. 非特异性预防

非特异性预防是针对可能受感染的人群进行预防。通过提升人体抵御外邪能力预防疫病。“起居有常，食饮有节，情志舒畅”等，都属于非特异性预防。另外在辨证思想的指导下，结合发病的时节、发病的地点、症状的统一表现，结合患者本身特点，因人、因时、因地，辨证预防，也是中医防治疫病的重要组成部分。中医最常使用的预防疫病方法有以下几种。

（1）中药汤剂

根据疫病人人易感、症状相似的特点，预防汤剂的组方相对固定。在流感、脑炎、麻疹、非典乃至新冠肺炎疫情中，预防汤剂都较好发挥对特定人群的保护作用。此外，部分成药制剂，也常作为预防方药用于疫病的防控中，文献报道较多的几种如下。

1）贞芪扶正制剂。贞芪扶正制剂为女贞子、黄芪的提取物，其中黄芪益气健脾，女贞子补肾养阴，适用于证属气阴两虚的免疫力低下人群。肖波等通过实验研究表明，女贞子与黄芪对细胞免疫和体液免疫功能均有促进作用，能增加小鼠脾脏与胸腺的重量、提高吞噬细胞的数量、促进下丘脑－垂体－肾上腺系统的兴奋作用[3]。朱芳等通过临床研究表明，在感冒的预防和治疗中，与对照组香菇多糖片相比，该药对易感人群具有良好的预防效果[4]。

2）藿香正气制剂。藿香正气制剂出自《太平惠民和剂局方》，由广藿香、紫苏、茯苓、白术等 13 味药组成，具有解表化湿、理气和中的功效。本方以祛邪为主，兼具扶正之功。现代研究表明，方中广藿香[5]、厚朴[6]等的提取物具有抗菌、抗病毒等作用，并对呼吸道病毒有较强的抑制作用。该药还能显著改善脾脏与胸腺功能、降低血清白介素 –6（IL–6）的含量、增加免疫球蛋白 G（IgG）的含量[7]。

3）连花清瘟胶囊。连花清瘟胶囊由连翘、金银花、板蓝根等 13 味中药组成，功效为清瘟解毒、宣肺泄热。现代研究表明，该药具有良好的广谱抗病毒作用，其中对流感和副流感病毒如甲型 H1N1 病毒的抑制作用最强，并具有良好的抑菌消炎作用，还能提高免疫力低下患者的巨噬细胞吞噬功能、血清溶血素抗体水平及体液免疫功能，并在退热、改善咽痛、咳嗽等方面效果明显[8, 9]。

（2）芳香辟秽法

芳香辟秽法是芳香疗法的一个分支，其概念并未在古籍中被正式提出，但它的应用已具有深厚的历史。具有芳香气味的药物均属于芳香类药物，这类药物大多味辛[10]。香气属于五谷之香，味甘，首先入脾，通过脾胃为气机升降之枢纽的特点，将芳香之气作用于五脏，具有扶正祛邪的功效[11]。有学者通过数据挖掘等方法总结出苍术、川芎、芜荑、鬼箭羽、白芷、石菖蒲、白术、降香等为中国古代烟熏避疫的主要药物[12]。现代研究表明苍术[13]和艾叶[14]对室内空气中细菌具有一定杀灭效果。姚梅悦等通过细胞实验亦表明了白芷具有体外抗病毒的作用[15]。

芳香辟秽法的具体应用形式有：中药香囊和中药熏蒸等。有临床研究表明，中药香囊通过使佩戴者吸入中药中的芳香挥发类物质，刺激人体血清、黏膜和其他组织中 SIgA、IgG 水平升高，并刺激黏膜产生大量黏液起到保护作用，进而提高机体免疫力，起到防疫作用[16]。此外，其挥发性成分经鼻吸入，对呼吸道内某些病原微生物有抑制作用[17]。

（3）代茶饮

代茶饮，一般用中药饮片或加茶叶按照比例调配，沸水冲泡，日常饮用。在防控疫情中，根据病因病机的需要辨证组方、随证加减。例如，新冠肺炎疫情防控期间推荐使用的代茶饮基本以温性居多[18]。代茶饮既保持了中医汤剂辨证论治的特点，又克服了传统汤剂煎煮复杂、携带不便的缺陷，可随时多次饮用，简便易操作，大众接受性强。

（4）针灸

针灸包括针刺和艾灸两类治疗方法，面对疫情时针刺的作用偏向于扶助正气，增强人体免疫力。艾灸在提高人体免疫力的基础上[19]还具有一定的空气消毒作用[20]。艾灸在疫病中的应用可以贯穿疫病的预防、治疗和康复的各个阶段，发挥未病先防、治疗防变、瘥后防复的作用[21]。此外，艾灸还可以提高睡眠质量[22]，缓解焦虑、抑郁等不良情绪[23，24]。这些功效在疫情时可大大缓解人群的恐慌心理，提高生活质量。

（5）传统功法

八段锦、易筋经、五禽戏和太极拳等各种传统武术健身运动能起到扶助正气的作用，"正气存内，邪不可干"。疫情防控期间习练传统功法能起到增强自身抵抗力等调节身心的作用。传统功法的习练无须器械，不受场地局限，简单易学，节省时间，作用显著，基本适合所有年龄段的人习练。研究表明，八段锦功法在心、肺[25，26]、肾等脏腑功能方面疾病的治疗中都能起到良好的促进、提高的效果[27]，对缓解焦虑、抑郁等不良情绪也有积极作用[28，29]。太极拳能够增强体力[30，31]，提高睡眠质量[32]，缓解焦虑、抑郁情绪[33]等。

（6）五运六气学说

五运六气学说以整体观为指导思想，阴阳五行始终贯穿于其中，探讨天象变化对地球气象物候的影响，进而对人体生命的影响，是"天人合一"思想的集中体现，具备推演四时气候变化"常"与"变"的功能，又可推演与天地变化相对应的人体脏腑之气变化[34]。运用五运六气可预测全年的气候特征和发病规律。

有学者使用五运六气学说对新冠肺炎疫情进行了相关分析：2019 年为己亥年，己亥年之运气如《素问 · 气交变大论篇》所云："岁土不及，风乃大行，民病飧泄，霍乱，体重腹痛……"六己年为土运不及之年。客气厥阴风木司天，少阳相火在泉。2019 年秋冬气候偏温热，岁末冬行春令，终之气偏温。2020 年为庚子年，司天之气为少阴君火，在泉之气为阳明燥金，上半年乃至全年气候相对比较温暖。天气温暖，更加容易蒸腾江河湖海的水湿之气，进一步加重湿气为患。2019 年己亥年终之气，主气为太阳寒水。2020 年初之气，客气为太阳寒水。这两段时间也是国内新冠肺炎开始流行的时间，此时寒气与湿气相合为患，与"寒湿疫"特点相吻合。

疫病预防有关的临床研究[35]也有开展，但研究类型大多以回顾性研究、病例系列或病例报告为主，属于较低的证据等级。

（二）国内外研究进展比较

疫苗始终是预防疫病最主要的手段，但在疫苗尚未研制成功或投入临床使用时，有效的防护措施至关重要。国内中医特色疗法多，针对不同年龄段、不同性别和不同身体条件的群体使用汤剂、代茶饮、针刺、艾灸、芳香辟秽法和传统功法等。综合使用中西医结合防治措施，达到早预防、早发现、早隔离、早治疗，能够阻断病情进展，降低重症和危重症患者比例，提高救治成功率，降低病死率，加快患者康复的目的。

国外对于传染病的预防和控制集中在以下三个方面：①加强传染病研究。在传染病研究方面，不仅对既有传染病开展防治研究，如疟疾、结核病、细菌性腹泻、登革热和恙虫病等，而且还对一些新发传染病开展研究，如 H5N1 禽流感、埃博拉病毒感染、寨卡病毒感染等。②大力研发疫苗。研发疫苗是传染病预防和控制的重点。美国海军医学研究中心传染性疾病实验室直接利用重组 DNA 技术进行疫苗研究，并通过基因组和蛋白组学方法发现新的疫苗组分。③加强建设传染病预防与控制中心监测系统。以欧洲为例，欧洲传染病监测和应对体系主要包括三部分：欧洲传染病网络、欧洲传染病预防与控制中心、各项传染病应对计划和国际合作。欧洲传染病预防与控制中心与各成员国之间通过科学期刊等途径共享监测信息，定期举行会议，各成员国分享经验做法，有利于提升欧洲传染病预防与控制中心监测能力。

我国已经建立了传染病信息报告管理系统、突发公共卫生事件监测和风险评估系统，虽然各省市都建有疾病预防控制中心，但资源相对独立。但与发达国家和地区相比，系统运行效果和使用效率还存在较大差距。

二、疫病中医康复研究进展

从历史来看，中医学最早使用了“康复”一词。据《尔雅·释诂》:“康，安也”;《尔雅·释言》:“复，返也”。即康复为恢复平安或健康。具体而言，可涵盖“既病防变”及“愈后防复”两大方面。尽管许多传染病在临床检测上达到了治愈的标准，但是，由于传染病的伤害，有可能留下后遗症或功能损伤，如乙脑等。尤其是从中医学的视角来看，多有脏腑气血阴阳的失衡或尚有痰饮瘀血的阻滞，因此更要及时调理，促进康复。

中医康复方法常具有以下特点：①因人制宜，辨证康复。根据患者的具体症状制定康复医疗方案，选择合适的康复方法。从辨证康复观来看，辨证与康复这两者之间是相辅相成的，即辨证可以为康复医疗提供依据，而康复医疗需要根据辨证结果明确原则。②动静结合，功能康复。加强功能训练可以逐渐恢复患者脏腑组织的生理功能，也可以最大限度地恢复患者的生活以及工作能力。从功能康复观角度来看，在正常的生理情况下，人体的精气是周而复始的。通过动静结合的方式对患者进行功能训练可以促进患者体内精气的流通，恢复患者的生理能力以及生活能力。③综合调治，整体康复。在这一阶段当中需要对患者进行综合康复训练，让患者更快地适应社会，例如通过针灸、推拿、饮食疗法等方式进行综合治疗，促进患者的整体康复。

（一）疫病中医康复研究

1. 中医疫病康复理念

（1）既病防变

疫病发病突然，症状相似，具有明显的发展变化的规律。六经辨证、卫气营血辨证和三焦辨证等方法，作为在疫病康复治疗时辨别证候、分析病机变化趋向、判断预后的重要手段，在指导临床治疗、遏制疾病发展恶化等方面具有重要意义。截断疗法的应用，不仅是简单注重辨证论治的精准性，更是强调在治未病理论和思想指导下，基于对疾病变化规律把握的预见性。要根据疫病的传变规律有预见性地进行治疗，截断病情向危重发展的趋势，把疫病发展趋势截断在早、中阶段，减少危重症和后遗症的发生。

（2）愈后防复

传染病治疗后人体免疫力增加到一定程度时，体内相关的病理生理过程会终止，患者的相关症状和体征逐渐消失，此时如果检测血清中抗体效价亦呈现逐渐上升并达到最高水平，即认为患者进入了恢复期。对于某些进入恢复期后的传染病患者，在已经稳定退热一段时间，由于各种因素导致潜伏于体内的病原体再度繁殖至一定程度，初发病的症状再度出现，称为复发。如果在病情进入恢复期时，体温尚未稳定恢复至正常，又再发热称为再燃，这可能与体内病原体未完全清除有关。对于上述现象，中医称之为瘥后复发，认为与治疗调理不当有关。因此，中医非常重视“瘥后防复”，在康复方面中医药可以发挥核心作用。仝小林团队针对武汉市第一批出院进入康复驿站的新冠肺炎患者进行研究，发现中药干预组复阳率约为2.77%，而没有干预组的复阳率为15.79%，所以在“瘥后防复”方面，中药也发挥了很好的作用[36]。

1）预防重感。中医认为传染病患者经过治疗近痊愈时，往往是邪气虽去，正气已伤，这个时候如果不注意护理调摄，往往会引起邪气重燃，病情骤然加重，称之为重感。八段锦功法能通过改善心肺功能、促进新陈代谢、增加血液循环速率及调节心理情绪来提高人体各项生理功能[37]。同时刮痧、拔罐、艾灸等中医特色疗法能提高机体免疫力[38]。以上中医调护手段可共同协助机体恢复脏腑功能，尤其是肺脾功能，防止传染病复发。

2）预防食复。传染病治疗过程中的药物损伤和疾病的影响，常导致脾胃多有损伤，因此，疫病康复时期应注意保护脾胃功能。如新冠肺炎的病位主要在肺脾两脏，病理因素尤以“湿邪”为重，愈后阶段若是余邪未尽，再妄以肥甘厚味而补之，便会使脾胃运化不及，机体对疫毒之邪毫无防御之力，最终易复感病邪而致病情复发。研究人员[39]采用问卷法调查后发现康复期饮食指导是治疗乙肝的一个重要环节，能提高治愈率，减少并发症。研究还发现，对肺结核等传染病患者，康复治疗期间强化饮食护理干预及膳食结构调整可显著提高患者生活质量[40]。

3）预防劳复。中医认为，大病初愈，正气未复，或有余热未清，脾胃未调，一旦从事过度的体力或脑力劳动，都可能导致疾病复发，因劳神、劳力、房劳而致病情复发者，称之为劳复。在新冠肺炎、肺结核等传染病初愈、身体虚弱之时，应以静养调形、安神休息为主，勿过劳而耗气、伤神而损正[41]。对乙肝等疾病而言，更应重视已病可能出现的变证，避免疾病复发进一步加重肝脏的损伤，减少和预防失代偿期肝硬化和肝癌的发生[42]。

2. 中医常用康复方法

（1）食疗康复

正如《金匮要略·脏腑经络先后病脉证》中所强调的："五脏病各有得者愈，五脏病各有所恶，各随其所不喜者为病。"在患者的身体痊愈以后，应当根据患者身体情况，随五脏所喜，避其所恶，辨证实食，通过中医食疗，注意饮食宜忌，有针对性地进行护理和调摄[43，44]。

（2）方药康复

根据中医药理论和临床实践经验，可以采用中医方药有针对性地进行康复治疗，祛除痰饮瘀血的阻滞，调畅气机，通调血脉，调理脏腑经络、气血阴阳，达到恢复机体功能的效果[45，46]。研究发现，中医药在病毒性肺炎的康复方面有其特色和优势，能够调节患者自身的免疫功能，防止传染病后期病毒引起的机体免疫过度反应[47]。

（3）经络康复

依据中医经络理论，针灸放血和拔罐刮痧等经络康复手段很早就应用到传染病的康复治疗中，通过刺激和疏通经络，调整相应的脏腑气血功能，达到促进康复的效果[48，49]。如乙脑后遗症出现的神经后遗症可以通过针灸等方法进行康复。研究发现，艾灸可以通过对新冠肺炎恢复期患者血液中相关因子的调控，改善肺通气功能和血流动力，辅助肺损伤修复，减少血栓形成，延缓肺纤维化进程，缓解新冠肺炎恢复期患者遗留症状，提高患者生活质量[50]。

（4）运动康复

传染病新愈时，多存在气虚血弱、精神疲惫等机体阴阳失衡的状态，甚至长期卧床还会导致痰饮瘀血阻滞或经络不畅，亟须通过适当的运动进行调理。中医学基于"形神统一"的认识，强调形神同调，通过一定的运动和导引使精气流行，充养形体，促进机体康复[51，52]。

（5）情志康复

中医在临床实践中发现精神状态对病情预后有很大影响，正如《黄帝内经》所云："恬淡虚无，真气从之，精神内守，病安从来。"经历了突发传染病的侵袭，患者易因过度应急和恐慌，导致情绪紧张、焦虑、惊恐，此时要注意有针对性地进行心理辅导，也可用沉香精油、檀香精油、薰衣草精油等中草药提取成分按照适当比例调和进行香薰，起到缓解紧张焦虑、解郁安神的效果[53]。

（二）国内外研究进展比较

康复治疗学最早起源于欧美等发达地区，由于第一次世界大战和第二次世界大战的影响，肢体残损及功能障碍患者逐年上升，康复治疗学应运而生。对于康复的定义，于1942年在美国召开的康复会上才较为规范地提出，指出康复治疗就是令患者最大限度地恢复身体上、精神上、社会上、职业上和经济上的能力[54]。中医运用特色疗法对疾病的康复也能产生较好的疗效[55]。

张振宇通过对近年来发病规模较大的SARS及新冠肺炎患者康复期的随诊发现[56]：疫病绝大部分人有临床不适症状，包括活动后气短、乏力、咳嗽和骨关节酸痛等。西方针对疫病的康复主要以神经系统及生理基本功能的康复为主[57]，主要借助呼吸机、肢体训练器械结合运动康复方案制定等进行相应的功能康复训练、借助日常功能评定量表评定患者的工具性日常活动能力，并采取作业治疗的方式进行针对性治疗。不同类型的患者康复措施不同，住院期间轻型和普通型患者主要的康复措施包括气道清洁、呼吸控制、活动和运动；重型和危重型康复措施主要包括体位、早期活动、呼吸管理。

中医非药物康复技术也是建立在强大的中医理论基础之上的。在康复中，中医学对瘟疫的预防和治疗均有完善的理论和积极的干预措施。研究发现少林内功、易筋经、八段锦、六字诀等均能明显提高呼吸肌肌力，改善肺部功能[58, 59]。与现代康复方法相比，中医药针对疫病的康复疗法独具特色而历经实践检验，各种方法具备不同的治疗范围和优势。将这些办法综合起来，结合中医西医的各自特点发挥优势以取得好的临床疗效是中医疫病康复的发展方向和奋斗目标。中医的康复思路和方法有助于启迪和丰富疫病康复策略，对赢取抗疫阻击战的胜利具有重要意义[60]。

三、疫病的中医特色预防与康复研究

（一）流感的中医预防与康复研究进展

1. 流感的中医预防研究

近10年间预防流感的方式主要有以下几种：

（1）生活起居预防

调节个人生活习惯可有效预防流感：一是“虚邪贼风，避之有时”，及时增减衣物以“适寒温”；二是“食饮有节”，适时、适量、适温、少进刺激之品；三是“起居有常”，作息要有规律，多动早睡；四是“精神内守”，保持心态平衡，避免对流感产生恐惧之心。

个人卫生方面要注意：勤洗手；咳嗽和打喷嚏的时候用纸巾捂住口鼻；保持室内通风。空气消毒也能够有效降低上呼吸道感染发病率。还可以使用防疫熏剂进行消毒，由青蒿、藿香、石菖蒲、薄荷各 20g，陈皮 30g 组成的防疫熏剂可以在人员密集的动态环境中有效杀灭空气中的细菌。艾条熏蒸空气消毒对流感预防效果更明显，便于在社会和家庭推广。

科学的运动促进预防流感。功法保健操[61]、骑自行车[62]的运动方式被实验研究证明具有预防流感的作用。亦有针对不同人群制定相应的运动处方[63]。

此外，穴位按摩也是预防流感的有效手段。如每天揉按 1 次风池、大椎、肩井、足三里，每个穴位 10 次[64]，或者每天早晚依次按摩人中穴、迎香穴、风池穴、风府穴、大椎穴、足三里穴可以缓解疲劳，预防感冒。经常熬夜、久坐的上班族还可以通过勤梳头、常揉按耳部穴位来缓解压力，疏通经络，提神醒脑[65]，增强人体正气。

（2）饮食预防

中医在饮食调节预防方法中，主要建议以清淡食物为主，少食寒凉、生冷、油腻食品，以保证脾胃的运化功能正常。国家中医药管理局[66]推荐的二白汤、姜枣薄荷饮、桑叶菊花水、薄荷梨粥等药膳食材方便、制作简单、口感颇佳，对家居预防流感提供了很大帮助。藿香鲫鱼汤、防风粥及灵芝蜂蜜饮也是不错的流感预防食物[67]。此外，注意膳食均衡，并增加富含应对流感活性成分的保健食品是非药物预防的重要措施之一，多食用提高免疫力或抗流感作用的补充食谱对预防流感有益。

（3）药物预防

1）内服中药。这是中医预防流感的方式中最传统最常用的，为公众所接受和专家推荐，得到政府的支持与认可，并被临床实践所肯定[68]。近年来，使用较多的预防方案如下。

国家中医药管理局发布的《甲型 H1N1 流感中医药预防方案（2009 版）》中，对不同体质的人群制定了 4 种中药水煎服的成人预防方：①太子参、黄芩、牛蒡子各 10g，苏叶 6g，适用素体虚弱、易于外感者；②大青叶、紫草、生甘草各 5g，适用面色偏红，口咽、鼻时有干燥，喜凉，大便略干、小便黄者；③桑叶 10g，白茅根 15g，金银花 12g，适用面色偏红，口咽、鼻时有干燥，喜凉，大便略干、小便黄者；④苏叶、佩兰、陈皮各 10g，适用面晦无光、常有腹胀者。另外，对于易夹食夹滞儿童可给予具有清热消滞的汤药（藿香、苏叶各 6g，银花、生山楂各 10g）进行预防。该预防方案的提出对甲型 H1N1 流感的防控具有重要意义。

《流行性感冒诊断与治疗指南（2011 年版）》[69]给出了与流感患者有明显接触者的预防方药：①儿童、青壮年，身体强壮者：金银花 6g，大青叶 6g，薄荷 3g，生甘草 3g，水煎服，每日 1 剂，连服 5 天；②老年体弱者：党参 6g，苏叶 6g，荆芥 6g，水煎服，每日 1 剂，连服 5 天。

安徽省中医药学会在 2013 年制定了中医药预防春季流感技术方案[70]，推荐清热解毒方（黄芩、连翘、蒲公英、芦根、柴胡、生甘草、黄芪、防风、麦冬、芦根、苍术、生甘草）作为预防流感发病的措施。

此外，代茶饮是内服中药预防流感的特色方法，如北京市中医药管理局发布的代茶饮处方为[71]：①芦根10g，连翘3g，具有清热解毒之功效，可用于3～12岁儿童；②白茅根、北沙参各5g，藿香、菊花各3g，具有清热化湿、养阴生津之功效，可用于成人，若高龄体弱、慢性病气虚人群可加用玉屏风散。安徽省中医药学会推荐的代茶饮处方：大青叶、野菊花各6g，生甘草3g，由银花、菊花、蒲公英、桔梗、牛蒡子、太子参、黄芪、甘草组成的袋泡茶，也都有预防流感的作用[72]。

2）中药外治。①中药香囊。预防流感的香囊多以芳香辟秽、祛邪解毒药物为主。通过口鼻黏膜、肌肤毛窍、经络穴位经气血经脉循行而遍布全身，可以起到预防流感的作用。有医者观察香佩疗法、防感香囊对老人[73, 74]、幼儿[75]等人群的预防性作用，结果显示佩戴香囊具有一定的疗效。中药香囊也有抑制病毒和细菌的作用[76]。目前一些效果较好的香囊组方已申请了国家专利[77, 78]。②中药滴鼻剂。中药滴鼻剂起效迅速、生物利用度高、副作用小及使用方便等优势，成为中药预防流感的一个重要外治方法。余琴等[79]将国家中医药管理局公布的预防甲型H1N1流感儿童汤剂方（藿香、苏叶各6g，金银花、生山楂各10g）改剂型为滴鼻剂，开发了滴鼻剂的制作工艺且质量可靠。冰香散滴鼻剂[80]可以通过调节T淋巴细胞水平防治流感。③咽部喷雾剂。研究发现，由苍术、草果、荆芥、香薷、藿香、薄荷、丁香提取的挥发油加入冰片组成的苍果喷雾剂，通过咽部黏膜给药可以下调咽部黏膜中黏附分子CD54、CD106的表达，增加咽部SIgA的含量，增强机体咽部黏膜免疫抵御病毒的功能，中和病毒，抑制病毒吸附和入侵，发挥其预防呼吸道病毒感染的作用[81]。④中药药用口罩。由大青叶和板蓝根制备的药物口罩，可使93%以上的滤过流感病毒失去感染性，可见该药物口罩可用于预防流感病毒的感染[82]。⑤中药足浴。将艾叶、菖蒲、藿香各30g，苍术、苏叶各20g，独活、羌活、生姜、川牛膝各15g加清水2～3L浸泡30min，然后煎煮30min，趁热将双足置于盆面上，用棉布罩覆盖好双足，以药水热气熏蒸双足，以汗出少许为宜。待水温稍降后，将双足浸入药水中浴足，每日早晚各熏洗1次，每次10~15min。该方有解表散寒、除湿通络、醒神益智之功效，对防治“甲流”有一定的作用[83]。

2. 流感病后中医康复的研究

传统的中医康复疗法，主要通过针灸、推拿，以及传统运动的方法，传统运动常用方法有气功、五禽、八段锦、太极拳、太极剑等，强调意念锻炼和意念引导呼吸，引导肢体活动相结合，实践证明这些运动在防治疾病方面有重大价值，已为国内外广泛采用[84]。

流感的康复方面，中医重视疫病后调理，如温病学家重视病瘥后邪热已除，或余邪未尽，而正气尚未恢复，除嘱患者注意休息及饮食调理外，中医药还可以应用养阴、益气之品，如应用麦冬、沙参、玉竹、黄精等，古方中也有如荷叶、芦根、枇杷叶等。若脾胃不适、纳差者，可应用焦三仙（焦山楂、焦神曲、焦麦芽）、砂仁、陈皮等理气消食。

（二）新冠肺炎的中医预防与康复研究进展

《新型冠状病毒肺炎中西医结合防治专家共识》指出，采取综合性中西医结合防治措施，能够阻断病情进展，降低重症和危重症患者比例，降低病死率，加快患者康复[85]。现将中医对新冠肺炎的预防和康复研究进展综述如下。

1. 养护正气，强壮体质

以八段锦为代表的传统中医功法在预防新冠肺炎时具有一定的积极意义，其作用也被一些专家所肯定。同时，注意要顺应自然界四时气候的变化、劳逸结合、情志舒畅和调食节欲等，这些对于保养和充实正气都有积极意义。

2. 预施药物，防止染病

有学者对中医药预防方案的用药规律进行了研究，结果表明温性药的使用最多，药物大多归肺、脾、胃经。内服方剂中甘草、黄芪和金银花为频次排在前三的药物，外用方剂中频次排在前三位的药物为苍术、艾叶和藿香[86]。

除中药汤剂外，各省市和多位中医专家也推荐使用中药代茶饮预防新冠肺炎。有学者对代茶饮中使用的中药进行了数据挖掘分析，结果表明陈皮、金银花、甘草和生姜是使用频次最高的中药。不同地区的中药代茶饮也带着自身地域的特点，譬如北方地区干燥，故多用芦根等清热生津之药；南方地区湿润，故使用芳香化湿之品多于北方。这体现出了中医“三因制宜”的特点[87]。

新冠肺炎具有湿邪阻滞的病机特点，湿邪秽浊之气贯穿病机发展变化过程的始终，以芳香辟秽的药物制作香囊外用，在新冠肺炎的不同阶段以行气、祛湿、化浊之法辨证施治，从而预防感染[88]。

3. 促进恢复，防止复发

新冠肺炎恢复期患者已达出院标准，但依旧存在一些不适症状，甚至有些患者在出院后出现“复阳”的现象，因此恢复期也需引起关注。王琦院士认为在恢复期时正气已虚，但余邪未清，此时采用中医药进行治疗，可以积极改善症状，促进损伤脏器组织的修复，对于恢复正气、清除余邪、防止复燃及减轻焦虑情绪等方面具有明显的优势[89]。《新型冠状病毒肺炎中西医结合防治专家共识》建议在恢复期使用针刺内关、足三里、中脘、天枢、气海等穴位的方法促进脏腑修复，恢复肺脾功能。其作用重点在于调气和调神，增强人体的调整能力，恢复脏腑功能[90]。

《新型冠状病毒肺炎诊疗方案（试行第七版）》和《新型冠状病毒肺炎恢复期中医康复指导建议（试行）》将新冠肺炎恢复期患者分为肺脾气虚证和气阴两虚证型，推荐使用中医适宜技术、膳食指导、情志疗法、传统功法等促进康复。

此外，新冠肺炎幸存者的精神状况也需要受到关注。有临床研究表明约有 1/3 的 COVID-19 幸存者会在感染后 6 个月内被诊断出精神健康或神经系统疾病，其中焦虑是最常见的[91]。此前的研究表明，COVID-19 幸存者出现精神疾病后遗症的风险似乎增加，而精神疾病诊断可能是 COVID-19 的独立危险因素[92]。中医能够身心同调，使用中药、针灸和传统功法等形式在恢复期时缓解患者的焦虑、抑郁等不良情绪，减少心理精神等疾病的发生。

（三）肺结核的中医预防与康复研究进展

1. 肺结核的中医预防研究

（1）肺结核的中医药物与饮食预防

研究表明，部分中药含有抗结核成分，能够调节机体免疫能力，或直接抑制结核分枝杆菌的生长。以扶正为基本依据的方剂在肺结核的预防过程中也发挥了一定作用，可显著提高人体免疫功能。刘艳芬[93]在针对 156 例 MDR-TB 患者的研究中发现百合固金汤联合西药能够增强患者免疫功能。临床中常用百合固金汤、养阴清肺汤、六味地黄丸等具有补益作用的方剂，通过调整方中药物用量实现肺结核的中医预防。

除上述药物预防方法外，在肺结核的预防中，许多扶正助气的食物（如乌龟、鳖、猪肝、猪肺、母鸡、鸡蛋等）有助于提高机体免疫能力，降低结核杆菌的感染风险[94]。刘忠达[95]在其专著中总结了羊骨髓白蜜汤、白果糯米粥、百合黄精粥、鱼腥草鸡蛋汤和五汁膏等药食两用的食疗方法。

（2）肺结核的中医非药物预防方法

艾灸、穴位贴敷等非药物方法预防肺结核的作用大多通过改变机体免疫能力实现。中医学认为，艾灸可温经散寒和补益，大蒜可解毒杀虫，二者结合可共同起到肺结核的预防或治疗作用。高蒙[96]的对照研究显示，应用隔蒜灸和抗结核药联合治疗复治涂阳肺结核具有痰菌转阴率高、不良反应发生率低和患者满意度高等特点。

（3）肺结核患者并发症的预防研究

肺结核患者的常见并发症包括咯血、自发性气胸、呼吸衰竭、肺部继发感染、结核性支气管扩张和慢性肺源性心脏病等。研究显示利用八段锦健身气功锻炼肺结核患者肺功能，相比于常规康复训练，八段锦健身气功能够有效改善肺结核患者肺功能，提高患者活动耐力，预防患者并发症的发生。

2. 肺结核的中医康复研究

（1）内服中药

临床中多以益气化瘀通络为法，促进肺结核的康复。如研究显示中医药辅助治疗或中西医联合治疗肺结核可提高痰菌转阴率，改善影像学指标，缓解不良反应，改善肺结核中毒症状，调节人体免疫功能[97]。王丽等[98]通过 693 例样本的随机、对照、单盲、多中心临床试验证实中西医结合治疗方案可明显提高肺结核肺阴虚证患者的生活质量（$P < 0.05$）。赵芳敏等[99]进行的常规抗结核药物结合化瘀通络汤中药治疗的研究显示，

化瘀通络汤能改善结核性胸膜炎患者胸膜增厚程度，降低胸腔积液含量，改善结核性胸膜炎患者症状及预后，有利于结核性胸膜炎患者的康复。

（2）传统功法

卓燕薇等[100]将 58 例肺结核患者随机等分为 2 组，分别施以一般治疗护理和八段锦治疗护理。结果显示，八段锦治疗护理组预后治愈指数显著高于对照（P=0.023），肾功能异常指数、肝功能异常指数和死亡指数均显著低于对照组（P=0.01，0.028，0.036）。该结果表明，在肺结核患者康复的护理过程中结合八段锦有助于肺结核患者的康复。

（四）水痘的中医预防与康复研究进展

1. 水痘的中医预防研究

（1）未病先防

水痘作为一种传染力较强的传染病，可通过飞沫、患者的疱液或者被疱液污染过的物体等方式传播，现代研究表明，最有效的预防方式是接种水痘减毒活疫苗，其他预防措施还包括隔断消除感染源等。陈香等[101]选取深圳市龙岗区疾控中心的水痘发病资料，利用 Morlet 小波分析水痘发病时间序列的基本特征，发现当地水痘的流行规律与中医的五运六气理论具有一定的相关性，可能对水痘疫情的预防有一定的参考价值。

（2）既病防变

1）内治法。中医药针对水痘的治疗，常以清热解毒利湿为基本原则，使邪热得清，水湿得化，则水痘自除。根据两轮专家调查问卷后初步形成的《中医儿科临床诊疗指南・水痘（修订）》草稿[102]，水痘的中医临床辨证包括邪伤肺卫证、邪炽气营证两个常证，以及邪陷心肝证、毒染痘疹证、邪毒闭肺证等变证。邓家琳等[103]基于卫气营血辨证，将水痘按病情发展划分为邪伤肺卫、邪炽气营、邪入营血、邪尽阴伤四个阶段，动态辨证以在复杂的病程中抓住核心病机，从而提高中医药治疗水痘的临床疗效。刁燕春[104]认为针对儿童水痘患者，可选用清热解毒利湿的中药进行临床治疗，如金银花、薄荷、竹叶、连翘、木通、甘草等。贺丽丽等[105]通过文献分析认为中医临床治疗水痘的常用中成药包括小儿豉翘清热颗粒、黄栀花口服液、双黄连口服液等口服药物，及热毒宁注射液、痰热清注射液、鱼腥草注射液等中药注射液。杨云静等[106]通过临床观察发现，麻杏甘石汤加减联合西药治疗小儿水痘临床治疗总有效率明显优于对照组，症状恢复时间也显著缩短，具有单用西药无法取代的优势。贾丽莹[107]研究发现疏风解毒胶囊联合阿昔洛韦片治疗成人水痘，相较于对照组各项症状改善均较为明显，疗效较为肯定。王金燕[108]通过观察五粒回春丸加减对 30 例水痘患儿的临床疗效，发现治疗组临床疗效高于对照组，具有一定临床价值。邢延哲[109]收治 120 例水痘患儿，将患儿随机分为观察组和对照组各 60 例，对照组给予西药治疗，观察组则在西药治疗基础上联合中药治疗（药物组成：甘草、牡丹皮、紫草、水牛角、牛蒡子、升麻、浮萍、葛根、知母、山楂、石膏），结果显示观察组治疗总有效率显著高于对照组，说明中医药结合治疗的临床疗效良好。

2）外治法。包括针刺、中药外洗等在内的中医外治法也对水痘有着一定的临床应用。郭晓楠等[110]通过对39例水痘患儿误诊资料的回顾性分析，发现艾灸中极、足三里、关元、三阴交、曲池、合谷等穴位，结合口服连花清瘟胶囊与其他西医疗法取得较为满意的疗效。王健等[111]应用阿是穴围刺法于皮肤皮损局部，并沿皮平刺疱疹以治疗1例水痘患者，取得良好疗效。王明慧等[112]将100例水痘患者随机分为两组各50例，均接受常规治疗，观察组给予阿昔洛韦、普济消毒饮加减联合三黄洗剂治疗，发现观察组临床治疗效果与症状改善情况均优于对照组。丁慧敏[113]将60例水痘患儿随机分为治疗组与对照组各30例，治疗组应用自拟参黄汤外洗配合伐昔洛韦治疗，取得良好的疗效。

2. 水痘的中医护理康复研究

在水痘治疗的同时，应注意对患者的护理，防止继发性感染，加快治疗进程，防止病情加重。王娜等[114]通过文献整理总结出成人水痘护理包括消毒隔离、发热护理、皮肤护理、饮食护理、并发症护理、心理护理、健康教育等几个方面，综合进行康复护理，保障患者的生命健康。檀颖[115]将本院收治的70例成人水痘患者随机分为参照组与试验组各35例，其中参照组给予一般护理措施，试验组则在此基础上给予包括病室环境、卫生清洁、饮食管理、精神引导等在内的全面化护理干预，结果显示试验组护理措施可有效减轻患者的不良心理状态，促进症状缓解，减少不良反应，值得推广应用。余晓[116]通过对66例小儿水痘患者的临床研究，发现舒适护理可明显提高患儿舒适度，缩短住院时间，临床应用价值较高。汪受传等提出如果水痘继发感染，可选用青黛30g、煅石膏50g、滑石50g、黄柏15g、冰片10g、黄连10g研末调搽患处进行治疗。

（五）传染性肝炎的中医预防与康复研究进展

1. 甲型肝炎的中医预防与康复研究进展

（1）甲肝的中医预防研究

现代研究表明[117]，甲肝最有效的预防方式是接种甲肝减毒活疫苗，具有良好的免疫持久性，甲肝病毒易感人群，如年龄在1周岁以上的儿童、免疫力较低的成人等均可接种；其他预防措施还包括隔断消除感染源等，如搞好环境卫生，加强水源及粪便管理，养成良好卫生习惯，不食半熟的水产。控制传染源，急性患者应按消化道隔离至病后3周；托幼机构的患者须隔离至肝功能正常，病原学标志阴性。患者的粪便及排泄物应严格消毒，对生产经营食品人员应定期检查身体[118]。

甲肝病毒肆虐，传染疫情暴发，进行预防性用药可有效辟除病邪侵害。如袁志军等[119]认为素体肝肾阴虚者可服用一贯煎进行预防性用药，常仁旭[120]通过实验证明加味四君子汤可以一定程度上预防传染性肝炎。中医素有药食同源之说，当所在地区环境周围出现疫情，可采取预防性食疗，如胡科指出[121]当所在地区环境周围出现甲肝疫情时，可服用茵陈鲜蘑菇汤、黄豆白菜汤、酸枣汤等，达到预防的效果。

（2）甲肝的中医康复研究

甲肝患者康复过程中人体抗病能力较弱，“病从口入”关仍需严格把控。刘夏阳等[122]指出在甲肝患者康复时应个人饮食卫生和生活用品的定期消毒，预防重感；甲肝患者康复中饮食要合理搭配，全面膳食。杨芳等[123]通过临床研究发现康复期患者不宜吃生冷的食物，尤其是毛蚶、蛤蜊等水产品，可能黏附甲肝病毒，不要生吃或半生吃，应忌油腻、高脂肪、煎炸等食物，饮食主要以清淡为主，减轻肝脏的负担；甲肝患者由于发病突然，加上对疾病的不了解，容易有心理压力，出现不良情绪，因此在甲肝患者康复时应进行适当的心理护理。董趁丽[124]对 2019 年 1 月至 2020 年 1 月收治的甲肝患者 56 例进行研究，根据数字表法随机分成对照组（予以常规护理）和观察组（予以心理护理干预），发现护理后，观察组的焦虑及抑郁评分比对照组更低（$P < 0.05$）。甲肝患者康复期应保障规律的生活，同时可结合太极拳[125]、八段锦[126]等中医养生功法适当运动，来调节脏腑气机，调养心性。

2. 乙型肝炎的中医预防与康复研究进展

（1）乙肝的中医预防研究

1）隔断消除感染源。乙肝的传播途径主要是母婴传播，血液、体液传播和性传播，现代研究表明[127，128]，接种乙型肝炎疫苗是我国预防和防控乙肝流行的关键措施，易感者均可接种，新生儿应普种。先普遍采用 0、1、6 个月的接种程序，新生儿出生立即注射乙肝疫苗。对于感染源消除应注意加强卫生教育和管理工作。防止医源性传播，加强血液制品管理；需保护易感人员，若有乙肝患者的家庭，其生活用品应“专人专用”，避免交叉感染；如果所在地区或环境周围出现乙肝患者，可进行室内消毒及用具消毒等预防手段，可应用 84 消毒液、过氧乙酸等高效消毒剂喷洒。除此之外，中医也有特色的室内消毒方法，如沈丽英等[129]指出可用艾叶、百部、藿香、佩兰等进行药物烟熏，进行室内消毒，达到预防的作用。

2）预防性用药及食疗。如果人体免疫力低且所处区域乙肝病毒肆虐，可采用相关预防性用药及食疗，可有效阻断病邪。乙肝患病与体质相关[130，131]，所以在预防用药时也应辨证用药。胡世平[132]指出素体脾胃湿热者可服用藿香正气；郑嘉琦等[133]发现一贯煎对气阴不足型慢性乙肝患者有较好疗效，并认为可用于乙肝的预防。任德才[134]指出当所在地区环境周围出现疫情，可采取预防性食疗，酸枣汤、山药桂圆炖甲鱼、白背叶根田螺汤等。针灸对乙肝有预防保健的作用，在疾病防治过程中患者接受度较高，也是一种具有中医特色的预防方法[135]。针灸治疗在施治过程中要保障一人一针，避免医源性传播。

（2）乙肝的中医康复研究

李爱民等[136]研究五音疗法对干扰素治疗慢性乙肝患者的护理效果，选取 2014 年 10 月至 2016 年 4 月在肝病科住院患者 90 例，采用随机分组方法分为三组，即五音组和音乐组、常规组。分别对三组患者进行为期治疗 1、3、12、24 周的干预，采用慢性肝病生存质量问卷、焦虑自评量表（SAS）、抑郁自评量表（SDS）进行评价，结果三组量表总评分治疗 1、3、12、24 周后比较，差异均有统计学意义（均 $P < 0.05$）。现代研究表明[137, 138]八段锦、易筋经、五禽戏等功法对于乙肝的康复具有促进作用，日常生活中乙肝康复期患者可以通过中医养生功法调畅脏腑经络。乙肝病程较长，患者可能会出现一些负面的情绪，如焦虑导致睡眠不足、害怕导致内心脆弱、紧张导致自我约束差等，欧阳伟君等提出[139]中医可用情志疗法进行针对性心理干预，可向患者详细介绍慢性乙肝发病机制及预后良好案例，引导患者以正确、积极态度面对慢性乙肝。

（六）乙脑的中医预防与康复研究进展

1. 乙脑的中医预防研究

（1）隔断消除感染源

乙脑主要通过蚊叮咬而传播，蚊不只是乙脑的传播媒介，还是乙脑病毒的长期宿主。因此进行室内室外环境消毒、灭蚊防蚊对于乙脑的防护十分有效，如使用驱避剂或（和）杀虫剂。现代研究证明艾烟对引起不同的传染性、流行性疾病的多种细菌、真菌和病毒都有抑制作用。唐维我等[140]研究发现青蒿、艾叶、橘皮等进行艾熏或点燃具有预防乙脑的功效。此外，徐文忠等[141]指出可通过种植薄荷、茉莉花、天竺葵等盆栽，从而驱除蚊虫预防乙脑。

（2）预防性用药及食疗

如果所在地区或环境周围出现乙脑患者，需要预防者，可以进行预防性用药，补益正气、清热祛湿，辟除邪气侵害。如冬春风寒当令季节可服用中成药玉屏风散，多项研究表明[142, 143]玉屏风散可抗菌、抗炎、抗病毒，可提高机体免疫功能，达到“正气存内，邪不可干”，进而预防乙脑；夏时暑湿当令季节，可服用藿香正气液，孙莹等[144]发现藿香正气液对于多种传染性疾病有治疗和预防的效果，且具有祛暑化湿和中之效，符合乙脑病因。中医素有药食同源之说，如余力[145]认为当所在地区环境周围出现乙脑疫情，可服用青蒿饮、二叶豆豉翠农汤、绿豆薄荷饮等，达到预防的效果。香囊的佩戴、预防性艾灸等也可对乙脑起到预防效果。

疫苗则是最有效的预防方法，如今我国已经有几十个省、市将乙脑疫苗纳入了计划免疫，6 岁以下儿童中可免费进行接种。

2. 乙脑的中医康复研究

（1）常规护理

常用护理方法有高热护理、抽搐护理、心理护理等。阳秀虹[146]指出，护理乙脑患儿应采用半卧位，每 2 小时进行一次翻身；韩歌等[147]通过临床护理发现，高热是乙脑最先出现的症状，严重时乙脑患儿温度可达 40℃并持续 10 余日，因此应药物降温配合戴冰帽、酒精擦身等物理降温；王文欢[148]在回顾分析了2011—2013年治疗的乙脑患者后，发现由于乙脑起病急，发病快，病情较严重，患儿及家属常常产生紧张、恐惧、焦虑等不良心理，尤其体现在危重症。医护人员应多关心患儿家属，告知患儿病情发展，并对患儿及家属进行适当心理疏导。

（2）后遗症康复

中医治疗乙脑早有记载，其中不乏对其后遗症的认识和诊治，常用方法有推拿按摩，如开天门、推坎宫、捏脊柱法等[149]。功能锻炼对乙脑后遗症患者是一项积极有效的治疗措施[150]，常用功能锻炼有吞咽功能锻炼、语言智力锻炼、肢体功能等。针刺穴位是一种简单、易行、疗效良好、应用广泛，适用于乙脑各种恢复期和后遗症的康复方法[151]，如吞咽困难可取穴天突、内庭、廉泉、合谷、颊车穴；上肢瘫痪可取穴肩髎透极泉、曲池透少海、合谷透后溪。此外，中药对乙脑恢复期也有良好的效果，如王一战等[152]基于数据挖掘研究流行性乙型脑炎恢复期中医用药规律，发现“清热凉血、育阴潜阳”是流行性乙型脑炎恢复期中医遣药组方的主要原则，核心药物为石菖蒲、生地黄、麦冬、白芍、阿胶、龟板、鳖甲、牡蛎、甘草，并推演出候选新处方4个。

（七）手足口病的中医药预防与康复研究进展

1. 手足口病的中医预防研究

对于预防方面，在手足口病流行期间除洗净手、喝开水、吃熟食、勤通风、晒衣被等基本预防措施外，还可采用中药内治、外治等多种方法预防疾病的发生。张亚平[153]认为，小孩可服用板蓝根或金银花、蒲公英等清热解毒的中药煎水，以预防感染；对于口腔长疱疹、溃疡的幼儿，可用藿香、生石膏、防风、淡竹叶煎水饮用以清心火，预防手足口病的发生。顾植山[154]提倡用《世医得效方》中的“三豆汤”（又名“扁鹊三豆饮”）以预防手足口病，方用赤小豆、黑大豆、绿豆、甘草。

除内治疗法外，沈微等[155]采用藿香、佩兰、苍术、艾叶、肉桂、山萘等中药各等量加工粉碎制成香囊佩戴后随机对2135名幼儿园儿童进行了临床研究，发现中药香囊佩戴这种外治法对于手足口病有很好的预防作用。

2. 手足口病的中医康复研究

在手足口病的中医药康复方面，中医认为患病期间饮食宜清淡，如遵循食物的寒热性味服用梨汁、西瓜汁、荸荠汁等有利于该病的康复，不宜食用辛辣食物，不宜食用发物[156]。

除口服中医药为主的内治疗法外，手足口病的皮疹、口腔疱疹或溃疡等可以单独采用中医药成分的特色膏剂、散剂、霜剂、液剂[157, 158]等类型进行康复治疗，临床研究均显示与常规治疗相比，皮疹和其他症状消退时间均有显著提高。众多研究均表明中医治疗本病标本兼顾，能有效改善患儿症状、缩短病程、减少并发症的发生、改善预后，在手足口病的康复中具有重要的临床意义[159]。

（1）内治法

尹维东等[160]用泻黄三仁汤治疗，治疗组药用：苦杏仁10g，白豆蔻3g，薏苡仁20g，厚朴10g，法半夏10g，滑石10g，淡竹叶10g，川木通6g，藿香10g，防风10g，炒栀子10g，牡丹皮10g。对照组用利巴韦林颗粒治疗。治疗组对主要症状的改善优于对照组。蔡钢等[161]采用清燥养阴方治疗，治疗组药用：桑叶10g，石膏15g，黄芩6g，连翘6g，板蓝根9g，生地6g，麦冬6g，栀子6g，牛蒡子6g，大黄3g，生甘草3g。对照组用阿昔洛韦片治疗。结果显示治疗组在痊愈率、疱疹消退与口腔溃疡愈合时间方面均显著优于对照组，且总有效率高于对照组。林少云等[162]采用清热透疹方治疗，观察组药用连翘、金银花、玄参、淡竹叶、薏苡仁、甘草、地黄、黄芩、石膏，对照组采用利巴韦林治疗。观察组患儿总有效率98%，与治疗组比较，观察组LDH、CK、CK-MB及HBNH水平显著降低，差异有统计学意义。

（2）外治法

此种方法能有效改善临床症状，减轻病痛，缩短病程，促进康复等，有明显疗效，被国家作为临床指南推荐使用[163]，成为临床主要疗法之一。

1）灌肠。杨映等[164]以利巴韦林治疗为对照组，观察组在对照组基础上加中药熏洗及灌肠治疗，熏洗基本方为苦参20g、蛇床子15g、徐长卿20g、地肤子20g，灌肠基本方为金银花、连翘、青蒿、荷叶、甘草、蝉蜕、麦芽、竹叶各5g。结果观察组总有效率94.62%明显高于对照组85.38%。

2）小儿推拿。黄苑辉等[165]在常规治疗基础上予小儿推拿，按照不同证型进行推拿选穴，结果观察组治疗有效率明显高于对照组。

3）熏蒸。莫金枝等[166]以防风、苦参、荆芥、地榆打粉成末后放在中药熏蒸仪器中，在患儿手、足、口及肛周疱疹等处进行熏蒸，对照组给予西医对症治疗。结果显示治疗组的总有效率高于对照组，且症状、体征的改善时间均短于对照组。

4）穴位贴敷。杨嘉恩等[167]采用清热利湿解毒的银翘蒿芩汤联合中药穴位贴敷治疗小儿手足口病，发现治疗组皮疹、口腔溃疡的消退时间与完全治愈时间均早于对照组。

5）中药外洗。郦彩霞[168]用中药免煎颗粒内服和外擦治疗手足口病患儿，与单独使用干扰素对比发现，使用中药治疗手足口病在退热时间、皮疹消退时间方面优于西药组，且无明显不良反应。

撰稿人：李　峰　毛　萌　关　静　戴　宁　徐一菲　何青鋆
张翼飞　王若冲　李傅尧　王雪娇　智宇星

参考文献

［1］王兰，张艺璇，康雷，等．中医防疫思想之思考［J］．环球中医药，2021，14（1）：72-75.

［2］王兰，姜良铎．论中医防疫的特色与优势［J］．医学研究杂志，2020，49（12）：5-8.

［3］肖波，陈康桂，劳光生．贞芪扶正颗粒联合金水宝胶囊对免疫低下小鼠免疫功能的影响［J］．中国中医药科技，2010，17（4）：308-309.

［4］朱芳，沈陆琪．贞芪扶正胶囊在预防感冒治疗中的运用［J］．药物流行病学杂志，2006（4）：208-209.

［5］徐雯，吴艳清，丁浩然，等．广藿香的药理作用及机制研究进展［J］．上海中医药杂志，2017，51（10）：103-106.

［6］周艳萌，李丽，胡芳媛，等．厚朴及其提取物体外抗流感病毒 H1N1 的初步研究［J］．海峡药学，2018，30（7）：15-18.

［7］刘瑶，刘伟．藿香正气散对湿困脾胃型亚健康动物免疫及代谢功能的影响［J］．时珍国医国药，2011，22（5）：1190-1192.

［8］庞学智，马启林，郑红霞，等．连花清瘟胶囊等综合治疗甲型 H1N1 流感疗效观察［J］．中国现代医生，2010，48（10）：44，63.

［9］杨艳平，马惠荣．连花清瘟胶囊治疗流行性感冒的疗效分析［J］．中国医药指南，2012，10（25）：606-607.

［10］王加锋，滕佳林．芳香类中药的药性及临床应用［J］．中药与临床，2016，7（6）：41-43.

［11］部环宇，王秀莲．芳香性中药与脏腑关系探析［J］．中国中医基础医学杂志，2016，22（11）：1530，1533.

［12］丁曼旎，方晓阳，朱建平．中国古代烟熏避疫方的用药规律研究［J］．中华中医药杂志，2015，30（9）：3095-3098.

［13］王运利，程晓玲，孙雪玲．中药苍术熏蒸法对室内空气消毒效果观察［J］．中国消毒学杂志,2011,28(5)：570-571.

［14］韩志刚，韦莉，吴登虎，等．艾叶用于动物实验室空气消毒的效果观察及吸入刺激实验［J］．中国比较医学杂志，2011，21（12）：18-20，97.

［15］姚梅悦，周长征，陈飞，等．白芷、防风、紫苏叶配伍的体外抗病毒追踪［J］．世界中西医结合杂志，2015，10（6）：782-784.

［16］干正．辟秽防感中药香囊干预海军航空兵部队官兵感冒的前瞻性随机对照研究［D］．中国人民解放军海军军医大学，2018.

［17］陈华，贺贤丽，王进军．中药香囊预防感冒临床作用研究进展［J］．中国民族民间医药，2013，22（4）：45-46.

［18］张涵灵，吕文亮．浅析中药代茶饮在新型冠状病毒肺炎预防中的用药规律［J］．湖北中医药大学学报，2020，22（5）：45-49.

［19］武凤琴，陈庆伟，王荎．艾灸调节机体免疫功能的研究进展［J］．中医药临床杂志，2016，28（4）：454-456.

［20］范红英，毛红妹．艾叶复方中药提取液加热挥发用于妇科病房空气消毒的效果［J］．中国中医药现代远程教育，2018，16（23）：83-84.

[21] 滕雨可，熊静，郭雨怡，等. 艾灸在新型冠状病毒肺炎防治中的优势与价值［J］. 世界科学技术－中医药现代化，2020，22（3）：697–700.

[22] 徐臻，王丹丹. 中医安神护理对中风后抑郁病人不良情绪及睡眠质量的影响［J］. 全科护理，2018，16（11）：1288–1291.

[23] 方慧娟，朱超林，曾永蕾，等. 合理情绪疗法联合艾灸对晚期肿瘤患者生活质量影响［J］. 中医药临床杂志，2017，29（4）：579–582.

[24] 夏五妹，林伟青，陈婵婵，等. 百会穴艾灸对甲状腺癌病人术后负性情绪及睡眠质量的影响［J］. 护理研究，2019，33（13）：2239–2242.

[25] 唐斌擎，折哲，熊必丹，等. 八段锦在哮喘肺康复干预中的作用初步研究［J］. 亚太传统医药，2019，15（12）：129–131.

[26] 朱正刚，陈燕. 坐式八段锦锻炼对慢性阻塞性肺疾病患者活动耐力和生活质量的影响［J］. 中国老年学杂志，2016，36（9）：2265–2266.

[27] 于彤，霍晓鹏，王晓晶，等. 坐式八段锦对高龄衰弱老年患者疲乏和衰弱的影响［J］. 护理学报，2018，25（23）：54–57.

[28] Zou L，Yeung A，Quan X，et al. Mindfulness–based Baduanjin exercise for depression and anxiety in people with physical or mental illnesses：A systematic review and meta–analysis［J］. International Journal of Environmental Research and Public Health，2018，15（2）.

[29] 范维英，郑丽维，陈丰，等. 八段锦运动对 38 例老年原发性高血压患者焦虑、抑郁的影响［J］. 福建中医药，2021，52（2）：11–13.

[30] Huston P，Mcfarlane B. Health benefits of Tai Chi：What is the evidence?［J］. Canadian Family Physician Medecin de Famille Canadien，2016，62（11）：881–890.

[31] Khosravi N，Stoner L，Farajivafa V，et al. Exercise training，circulating cytokine levels and immune function in cancer survivors：A meta–analysis［J］. Brain，Behavior，and Immunity，2019，81：92–104.

[32] Irwin M R，Olmstead R，Carrillo C，et al. Tai Chi Chih compared with cognitive behavioral therapy for the treatment of insomnia in survivors of breast cancer：A randomized，partially blinded，noninferiority trial［J］. Journal of Clinical Oncology：Official Journal of the American Society of Clinical Oncology，2017，35（23）：2656–2665. DOI：10.1200/JCO.2016.71.0285.

[33] Wang F，Lee E–K O，WU T，et al. The effects of Tai Chi on depression，anxiety，and psychological well–being：A systematic review and meta–analysis［J］. International Journal of Behavioral Medicine，2014，21（4）：605–617.

[34] 杨威，王国为，冯茗渲，等. 五运六气疫病预测思路与方法探讨［J］. 中国中医基础医学杂志，2018，24（1）：21–23.

[35] 邓宏勇，赵咏芳，许吉，等. 中医药防治新型冠状病毒肺炎临床循证研究注册动态分析报告［J］. 上海中医药杂志，2020，54（3）：14–15.

[36] 仝小林. 中医药抗击新冠病毒 COVID–19 进展全球公益讲座　第一期第三讲　新型冠状病毒肺炎中医认识与治疗［Z/OL］.［2021–03–10］. https: //k.cnki.net/CInfo/Index/4219.

[37] 蒋凡，熊志浩，程斌，等. 运用中医“治未病”思想防治新型冠状病毒肺炎［J］. 亚太传统医药，2020，16（5）：1–3.

[38] 蓝怡，王健. 艾灸对免疫功能影响的用穴规律探讨［J］. 中医学报，2019，34（1）：222–225.

[39] 武力. 慢性乙型肝炎患者饮食康复治疗知识的知晓度调查［J］. 中国保健营养，2013，23（3）：900–901.

[40] 汤华. 饮食护理联合心理护理干预对肺结核患者的康复作用探讨［J］. 心理月刊，2020，15（10）：126.

[41] 鲁熹，程斌，李明静，等. 基于“愈后防复”思想对新冠肺炎恢复期患者实施中医调护理论探讨［J］. 亚太传统医药，2020，16（11）：8–10.

［42］苏海华，唐金模．中医“治未病”思想在慢性乙型肝炎防治中的运用［J］．中医临床研究，2017，9（23）：20-22.

［43］蒲昭和．肺炎康复期的食疗［J］．家庭医学，2020（7）：40.

［44］谭兴贵．新冠肺炎药膳食疗调治方案［J］．医学食疗与健康，2020，18（3）：219-222.

［45］张彩霞．发挥中医药在新发传染病防控中的重要作用［J］．中国卫生法制，2020，28（6）：80-86.

［46］仝小林，朱向东，赵林华，等．加强我国新发突发传染病中医药应急防控体系建设的战略思考［J］．中国科学院院刊，2020，35（9）：1087-1095.

［47］樊启猛，潘雪，贺玉婷，等．中药及其复方对病毒性肺炎的免疫调节作用研究进展［J］．中草药，2020，51（8）：2065-2074.

［48］滕雨可，熊静，郭雨怡，等．艾灸在新型冠状病毒肺炎防治中的优势与价值［J］．世界科学技术－中医药现代化，2020，22（3）：697-700.

［49］马红，姜影，张孝刚，等．基于中医“治未病”探讨隔药灸脐法在新型冠状病毒肺炎恢复期康复的应用［J］．按摩与康复医学，2021，12（4）：26-28.

［50］吴赛，毛红蓉，彭若轩，等．结合凝血－纤溶系统探讨艾灸改善新型冠状病毒肺炎恢复期患者肺功能优势及选穴［J］．亚太传统医药，2021，17（1）：167-170.

［51］石燕．八段锦健身气功锻炼对肺结核患者肺功能及并发症的预防研究［J］．中国预防医学杂志，2019，20（9）：799-802.

［52］邓丽金，张文霞，陈锦秀．六字诀与全身呼吸操对老年慢性阻塞性肺疾病患者呼吸功能影响的对比研究［J］．康复学报，2018，28（3）：57-61.

［53］Kawabata N，Hata A，Aoki T. Effect of aromatherapy massage on quality of sleep in the palliative care ward：A randomized controlled trial［J］. Journal of Pain and Symptom Management，2020，59（6）：1165-1171.

［54］冉春风．康复医学创新与发展［J］．医学综述，2019，25（16）：6-8.

［55］王芸，苏洋洋，邓云．中医康复治疗优势研究［J］．心理月刊，2020，15（3）：231.

［56］徐耀，雷应，冉明山，等．张振宇谈从 SARS 到 COVID-19 出院患者肺功能中医非药物康复的思路探讨［J］．按摩与康复医学，2020，11（11）：4-5，9.

［57］Michelangelo B，Domenico I，Carmelo L，et al. Urgent measures for the containment of the Coronavirus（Covid-19）epidemic in the neurorehabilitation/rehabilitation departments in the phase of maximum expansion of the epidemic［J］. Frontiers in Neurology，2020，11：423.

［58］单一鸣，孙武权，曹治，等．少林内功对慢性阻塞性肺疾病稳定期患者肺功能及运动耐力的影响［J］．中医药导报，2019，25（2）：98-100，108.

［59］张敏，徐桂华，李峰，等．健身气功易筋经促进慢性阻塞性肺疾病稳定期患者康复［J］．中国运动医学杂志，2016，35（4）：339-343.

［60］张圆，王玉光，程海英．新型冠状病毒肺炎出院患者中医康复治疗思路与方法［J］．北京中医药，2020，39（3）：227-229.

［61］云海．预防甲流，试试中医按摩疗法［J］．健身科学，2010（1）：34-35.

［62］曾三明．体育运动对免疫系统及上呼吸道影响的研究［J］．武汉体育学院学报，2001（2）：98-100.

［63］夏茂，龙晓卫．预防流行性感冒的运动处方研究［J］．搏击：体育论坛，2012，4（2）：84-85.

［64］按摩四个穴位防感冒［J］．家庭科技，2010（6）：15.

［65］陈步伟，宫丹丹．穴位按摩防感冒［J］．大众健康，2010（1）：75.

［66］国家中医药管理局．国家中医药管理局公布甲型 H1N1 流感预防药方［J］．家庭科技，2009（6）：14.

［67］黄英．用美味抵抗甲型 H1N1 流感［J］．人人健康，2009（19）：53.

［68］李立，赵静，姜帆，等．流行性感冒中医药预防方法概况［J］．中国中医基础医学杂志，2015，21（8）：1055-1058.

[69] 卫生部流行性感冒诊断与治疗指南编撰专家组，钟南山 . 流行性感冒诊断与治疗指南（2011 年版）[J]. 中华结核和呼吸杂志，2011（10）：725–734.

[70] 安徽省中医药学会. 安徽省中医药预防春季流感技术方案［J］. 中医药临床杂志，2013（4）：280.

[71] 李佳，赵新培. 北京市发布 H7N9 禽流感中医药预防方案［J］. 致富天地，2013（5）：70.

[72] 安艳，卢爱军，李燕. 在学校应用中药袋泡茶和芳香药囊预防流感的研究［J］. 河北医药，2012，34（3）：458–459.

[73] 金珍珍，沈微，陈华. 香佩疗法预防老年人上呼吸道感染［J］. 浙江中西医结合杂志，2010，20（7）：451–452.

[74] 刘龙，岳小强，王丽娜，等. 秽防感香囊预防流行性感冒的疗效及其免疫调节机制［J］. 中西医结合学报，2010，8（10）：949–955.

[75] 沈微，金珍珍，陈华. 香佩疗法预防幼儿上呼吸道感染［J］. 中医儿科杂志，2010，6（3）：17–18.

[76] 夏以琳，吴家蓉. 防感散预防小儿感冒的临床和实验研究［J］. 上海中医药杂志，2004，38（7）：35–37.

[77] 徐曼丽. 用于预防流感的中药香囊：CN201210472666.8［P］. 2012–11–21.

[78] 徐曼丽. 用于预防流感的中药香囊：CN201210473184.4［P］. 2012–11–21.

[79] 余琴，李楚婷，王黎云，等. 预防流感滴鼻剂的制备［J］. 中国医药指南，2011，9（8）：228–229.

[80] 向燕，培平，符林春，等. 冰香散挥发油对流感病毒感染鼠的预防作用及 T 淋巴细胞亚群的影响［J］. 广州中医药大学学报，2013，30（2）：214–217.

[81] 钟燕春. 苍果喷雾剂预防呼吸道病毒感染的研究［D］. 南京中医药大学，2012.

[82] 李利丹，蒋美娟，张琳琳，等. 中药药物性口罩的制备及其抗 H1N1 流感病毒的实验研究［J］. 中国病原生物学杂志，2013，8（5）：397–399.

[83] 郭剑华. 泡脚也可防“甲流”［J］. 家庭医药，2010（1）：56–57.

[84] 马思佳. 什么是中医康复［N］. 大众健康报，2020–12–23（026）.

[85] 中国中西医结合杂志. 新型冠状病毒肺炎中西医结合防治专家共识［J］. 中国中西医结合杂志，2020，40（12）：1413–1423.

[86] 王雪迪，江锋，于艳卉，等. 新型冠状病毒肺炎中医药预防方案用药规律的比较分析［J］. 天津中医药，2021，38（4）：426–432.

[87] 张涵灵，吕文亮. 浅析中药代茶饮在新型冠状病毒肺炎预防中的用药规律［J］. 湖北中医药大学学报，2020，22（5）：45–49.

[88] 王运利，程晓玲，孙雪玲. 中药苍术熏蒸法对室内空气消毒效果观察［J］. 中国消毒学杂志，2011，28（5）：570–571.

[89] 王琦，白明华. 中医药治疗新型冠状病毒肺炎恢复期面临的问题和对策［J］. 中医杂志，2021，62（5）：371–374，380.

[90] 张小青，刘璐，徐晓白，等. 从“寒湿疫”角度探讨新型冠状病毒肺炎的针灸防治策略［J］. 中医学报，2021，36（3）：453–456.

[91] Taquet M，Geddes J R，Husain M，et al. 6–month neurological and psychiatric outcomes in 236379 survivors of COVID–19：A retrospective cohort study using electronic health records［J］. Lancet Psychiatry，2021，8（5）：416–427.

[92] Taquet M，Luciano S，Geddes J R，et al. Bidirectional associations between COVID–19 and psychiatric disorder: Retrospective cohort studies of 62354 COVID–19 cases in the USA［J］. Lancet Psychiatry，2021，8（2）：130–140.

[93] 刘艳芬. 百合固金汤联合西药治疗耐多药肺结核的临床疗效及对免疫功能的影响［J］. 药品评价，2018，15（6）：57–60.

[94] 林小田. 肺结核中西医诊断治疗学［M］. 北京：军事医学科学出版社，2014.

［95］刘忠达．中医教您防止肺结核［M］．北京：人民军医出版社，2014.
［96］高蒙．隔蒜灸联合药物治疗复治涂阳肺结核的效果观察［J］．中国疗养医学，2020，29（3）：290–293.
［97］陈晶晶，张念志．中医药辅助西药治疗肺结核概述［J］．山东中医药大学学报，2020，44（2）：211–214.
［98］王丽，张彦峰，周杰，等．中西医结合治疗方案对肺结核肺阴虚证患者生活质量的影响［J］．中国医学创新，2016，13（36）：105–108.
［99］赵芳敏，梁庆佳，钟丽萍，等．中西医结合治疗结核性胸膜炎 30 例临床观察［J］．中国民族民间医药，2016，25（18）：97–99.
［100］卓燕薇，刘晓荣．八段锦在结核患者治疗护理中的效果研究［J］．山西医药杂志，2020，49（12）：1613–1615.
［101］陈香，游弋，彭成通，等．深圳市龙岗区近 10 年水痘发病时间序列的小波分析及其与中医运气学说的关系［J］．中医儿科杂志，2016，12（3）：87–91.
［102］汪受传，贺丽丽，孙丽平．中医儿科临床诊疗指南・水痘（修订）［J］．中医儿科杂志，2016，12（1）：1–6.
［103］邓家琳，王俊宏．基于卫气营血理论浅析水痘常证的中医动态辨证诊疗思维［J］．中国中医急症，2021，30（2）：289–292.
［104］刁燕春．儿科抗病毒中药的选用［J］．世界最新医学信息文摘，2016，16（26）：160，163.
［105］贺丽丽，汪受传．小儿水痘中成药应用概况［J］．中医药导报，2016，22（21）：98–100.
［106］杨云静，荀蕾，靳志平，等．麻杏甘石汤加减治疗水痘 32 例临床观察［J］．中国误诊学杂志，2019，14（2）：81–83.
［107］贾丽莹．疏风解毒胶囊联合阿昔洛韦片治疗成人水痘临床观察［J］．中华中医药杂志，2016，31（12）：5393–5394.
［108］王金燕．五粒回春丸加减治疗水痘的方法与疗效［J］．中华保健医学杂志，2015，17（3）：233.
［109］邢延哲．中西医结合法治疗水痘的临床效果分析［J］．世界最新医学信息文摘，2016，16（43）：186.
［110］郭晓楠，郑义宏，毕轶霞，唐春蕾．39 例水痘误诊情况分析及中西医结合治疗［J］．中国中医药现代远程教育，2016，14（24）：101–102.
［111］马珊，张涛，刘志凤，等．针刺治疗水痘验案 1 则［J］．湖南中医杂志，2019，35（2）：83–84.
［112］王明慧，王慧．中西医结合方法治疗水痘临床疗效观察［J］．深圳中西医结合杂志，2020，30（2）：31–33.
［113］丁慧敏．中药外洗治疗小儿水痘临床观察［J］．中国中医药现代远程教育，2021，19（4）：112–114.
［114］王娜，苏南南．成人水痘的护理综述［J］．世界最新医学信息文摘，2019，19（A3）：60–61.
［115］檀颖．成人水痘的临床表现与护理措施探究［J］．中国医药指南，2020，18（28）：212–213.
［116］余晓．舒适护理用于小儿水痘护理中的临床价值研究［J］．数理医药学杂志，2020，33（8）：1250–1251.
［117］吴颖，李捷．甲型肝炎疫苗专利技术综述［J］．山东化工，2019，48（17）：101–102，123.
［118］邓鑫．中西医结合传染病学［M］．湖南：湖南科学技术出版社，2017：52.
［119］袁志军，刘乡，朱海容，等．一贯煎加味联合恩替卡韦胶囊治疗慢性乙型肝炎后肝硬化的临床疗效及对肝功能及肝纤维化的影响［J］．四川中医，2020，38（5）：124–127.
［120］常仁旭．加味四君子汤对小鼠非酒精性脂肪肝的预防作用及其机制的研究［D］．黑龙江八一农垦大学，2020.
［121］胡科．甲型肝炎的食疗预防方法［J］．现代农业，1988（5）：42.
［122］刘夏阳，陈国良．亚丁湾护航编队对 1 例甲型病毒性肝炎的处置：海上传染病防控启示［J］．第二军医大学学报，2016，37（6）：754–756.

[123] 杨芳，杨月，张玫，等. 庄河市甲型肝炎发病危险因素的病例对照分析［J］. 预防医学论坛，2020，26（3）：231-233.

[124] 董趁丽. 护理干预在甲肝患者中的应用［J］. 国际感染病学（电子版），2020，9（2）：306-307.

[125] 张继瑶，叶涛，李宏玉，等. 太极拳在疾病康复中的应用进展［J］. 中国康复，2018，33（5）：422-424.

[126] 王兴，田力铭，程双立，等. 八段锦对乙型肝炎肝硬化失代偿期患者负性情绪及生活质量的影响［J］. 中国民间疗法，2020，28（17）：115-117.

[127] 赵梅娥，张慧，甄宏斌，等. 乙肝疫苗接种无应答者免疫因素的研究进展［J/OL］. 中国免疫学杂志：1-18［2021-06-28］. http: //kns.cnki.net/kcms/detail/22.1126.R.20210622.1547.026.html.

[128] 范玉琛. 乙型肝炎病毒母婴传播预防研究进展［J］. 山东大学学报（医学版），2021，59（5）：46-51，67.

[129] 沈丽英，戚好文，赵淑华，等. 医院感染和中药消毒香消毒效果的研究［J］. 第四军医大学学报，1990（5）：329-332

[130] 付玉玲，王健，冯全生. 298 例慢性乙型病毒性肝炎的中医体质特征研究［J］. 四川中医，2018，36（9）：50-54.

[131] 林辉瑶，康燕能，洪燕秋，等. 乙肝肝硬化中医体质研究现状［J］. 中医临床研究，2019，11（1）：143-145.

[132] 胡世平. 柴藿合方治疗慢性乙型肝炎 68 例［J］. 实用中医内科杂志，2003（4）：283.

[133] 郑嘉琦，张定棋，简迅，等. 经典名方一贯煎治疗慢性肝病的临床与基础研究进展［J］. 上海中医药杂志，2021，55（6）：96-100.

[134] 任德才. 有效治疗乙肝的八种食疗方法［J］. 肝博士，2010（3）：54-55.

[135] 王乃全. 针灸药联合治疗慢性乙肝 139 例疗效观察［J］. 光明中医，2008（6）：750-751.

[136] 李爱军，林路平，陈燕玲，等. 中医五音疗法对干扰素治疗慢性乙肝患者护理效果的影响［J］. 国际护理学杂志，2018，37（9）：1170-1174.

[137] 李楠，潘璇，轧春妹，等. 八段锦运动疗法对慢性乙型病毒性肝炎患者康复的影响［J］. 解放军护理杂志，2012，29（4）：13-16.

[138] 陈芳. 慢性乙型肝炎患者睡眠状况调查及三种方法改善睡眠障碍的临床研究［D］. 湖北中医药大学，2013.

[139] 欧阳伟君，潘柳文，陈锐贞，等. 中药辨证结合中医针对性护理对慢性乙肝患者的影响［J］. 齐鲁护理杂志，2021，27（10）：87-90.

[140] 唐维我，吴佳莹，吴威，等. 古今防疫香囊处方对比及相关活性成分和抑菌抗病毒作用研究进展［J］. 药物评价研究，2021，44（3）：652-666.

[141] 徐文忠，刘森. 安全驱蚊，芳香中药办法多［J］. 中医健康养生，2017，7：32-33.

[142] 汪青楠，吕文良，李娟梅，等. 玉屏风散实验研究及临床应用进展［J］. 中华中医药学刊，2020，38（9）：165-168.

[143] 叶晓滨，陈玉梅. 玉屏风散的现代药理研究及临床应用研究进展［J］. 光明中医，2021，36（8）：1360-1365.

[144] 孙莹，管凤丽，张拴成，等. 基于网络药理学探讨藿香正气方治疗妊娠期新型冠状病毒肺炎的作用机制［J/OL］. 中国中西医结合杂志：1-10［2021-06-26］. http: //kns.cnki.net/kcms/detail/11.2787.R.20210315.1048.002.html.

[145] 余力. 治疗流行性乙脑食疗谱［J］. 东方药膳，2017（7）：1.

[146] 阳秀虹. 50 例流行性乙型脑炎患者的临床观察及护理［J］. 当代护士（下旬刊），2012（1）：126-127.

[147] 韩歌，王慧群，范春红，等. 儿童流行性乙型脑炎的临床观察及护理［J］. 中华实验和临床感染病杂志

（电子版），2015，9（3）：414-415.
［148］王文欢．36 例流行性乙型脑炎患儿的护理干预［J］．中国实用神经疾病杂志，2014，17（5）：104-105.
［149］井夫杰，张静．推拿学［M］．济南：山东科学技术出版社，2020：124-138.
［150］焦艳会，胡伟军．流行性乙型脑炎后遗症研究进展及处理对策［J］．中国科技信息，2013，13：128-129.
［151］Zhang Z G. Acupuncture at acupoints of the Governor Vessel and the Conception Vessel for 24 cases of sequela of epidemic encephalitis［J］．Chinese Acupuncture & Moxibustion，2013，33（3）：232.
［152］王一战，王玉贤，苏芮，等．基于数据挖掘的流行性乙型脑炎恢复期中医用药规律研究［J］．中国中医急症，2016，25（10）：1859-1862.
［153］张亚平．幼儿手足口病的中医药预防和护理［J］．河南中医，2010，30（7）：668-669.
［154］顾植山．从手足口病谈中医药应对突发公共卫生事件的意义［J］．浙江中医药大学学报，2008，32（3）：285.
［155］沈微，陈华，董勤．香佩疗法预防小儿手足口病的调查研究［J］．浙江中西医结合杂志，2009，19（10）：648.
［156］王雪峰．手足口病的中医药预防与治疗［J］．中国实用儿科杂志，2009，24（6）：421-423.
［157］刘萍．蒙脱石散治疗手足口病口腔疱疹 102 例．山西医药杂志，2009，38（1）：52.
［158］陆怀虎．外感Ⅱ号合剂联合苦柏洗剂治疗小儿手足口病（普通型）的临床研究［D］．广西中医药大学，2019.
［159］黄丹．中医药治疗小儿手足口病研究进展［J］．世界最新医学信息文摘，2019，19（92）：116-117.
［160］尹维东．泻黄三仁汤治疗小儿手足口病 70 例临床观察［J］．四川中医，2015，33（8）：111-112.
［161］蔡钢，张选明，叶丹，等．清燥养阴方治疗新疆手足口病 40 例［J］．辽宁中医杂志，2011，38（10）：2010-2011.
［162］林少云，张坤涛，梁华，等．清热透疹方用于普通型手足口病的临床疗效［J］．中国医药导报，2016，13（10）：100-103.
［163］国家中医药管理局办公室．中医药防治手足口病临床技术指南（2009 版）［Z］. 2009.
［164］杨映，黄建亭，黄建群，等．中药熏洗灌肠结合西药治疗手足口病［J］．中国实验方剂学杂志，2015，21（5）：185-188.
［165］黄苑辉，林健瑶，邓文，等．小儿推拿疗法对手足口病患儿的临床疗效［J］．深圳中西医结合杂志，2018，28（21）：48-49.
［166］莫金枝，张雪君．中医护理对手足口病患儿治疗效果的影响研究［J］．临床医学工程，2017，24（10）：1457-1458.
［167］杨嘉恩，唐金模，吴春城，等．银翘蒿芩汤联合中药穴位贴敷治疗小儿手足口病疗效观察［J］．中医药通报，2017，16（1）：49-51.
［168］郦彩霞．免煎中药颗粒治疗手足口病 66 例观察［J］．实用中医药杂志，2013，29（4）：249.

疫病相关中药研究

一、中药复方

依据卫气营血辨证，可将疫病中药复方分类如下。

（一）卫分复方

急性疫病的初起证候多表现为发热，微恶风寒，头痛，口微渴，舌边尖红，舌苔薄白，脉浮数，相当于西医感染病学前驱期阶段。根据证型不同，临床上多用银翘散、桑菊饮、三仁汤等方加减治疗。

1. 银翘散

银翘散主治疫病初起，具有辛凉透表，清热解毒之功效，主要用于经呼吸道传播的急性传染病，如流行性感冒、新型冠状病毒肺炎、甲型流感、病毒性肺炎、麻疹、水痘、传染性单细胞增多症，以及登革热、手足口病等风热犯卫证[1, 2]。动物实验表明，银翘散对流感病毒感染所致肺炎小鼠肺组织具有修复炎性病变的作用，其作用机制可能是降低肿瘤坏死因子 -α 的表达，减少中性粒细胞聚集；降低白细胞介素 -6、白细胞介素 -1β 的表达，减轻对血管内皮细胞的毒性作用，降低溶菌酶的释放，减轻炎症反应[3, 4]。

2. 桑菊饮

桑菊饮主治以咳嗽为主症的温病初起之轻证，临床上多用于治疗上呼吸道感染，如普通感冒、时行感冒、急性支气管炎、急性咽炎、急性喉炎、疱疹性咽峡炎等属于风热或燥热上受者[5]。桑菊饮有抗炎、抗菌、抗氧化及保护线粒体、抗急性肺损伤、解热发汗、抑制肠蠕动和提高免疫功能等作用[6]。

3. 三仁汤

三仁汤主治偏于湿热疫病初起，湿热遏于卫气证。可用于病毒性肺炎、手足口病等疱疹性传染病[7]。研究认为，三仁汤改善呼吸道症状的机制是抑制病理状况下气道黏液高分泌状态，从而改善呼吸道状况，减少感染概率。三仁汤还能调节人体的免疫功能，从而发挥抵抗疾病的作用[8]。颜勤等[9]研究发现三仁汤水煎剂能使湿热证模型大鼠血清中白介素及肿瘤坏死因子降至正常，从而调节免疫功能，有效改善湿热证症状，缩短治疗时间。

（二）气分复方

疫病的气分证多可见壮热、口渴，舌质红，苔黄（腻），脉浮有力，此时邪正剧争，热炽津伤，相当于现代感染病学中症状明显期阶段。根据感受邪气的不同，临床上多用白虎汤、麻杏石甘汤、达原饮、承气汤、竹叶石膏汤等方加减治疗。

1. 白虎汤

白虎汤主治疫病气分热盛证，对于发热性感染性疾病而言，常用于急性上呼吸道感染、各种病毒性肺炎、多重耐药菌感染等疾病出现热邪炽盛、津液损耗证时，伴有高热、口渴引饮、苔黄等症状[10]。现代研究表明，白虎汤加减能够有效下调 CRP、SAA、PCT 表达，通过抑制炎症因子或某些病原体的物质代谢达到退热的作用，不仅在疗效上与西药相比无差异，而且在降低不良反应、减少耐药性方面，白虎汤加减都有其独特优势[10, 11]。

2. 麻杏石甘汤

麻杏石甘汤多用于治疗风寒化热，或风热犯肺，以及内热外寒，但见肺中热盛、身热喘咳、口渴脉数等证[12]。研究发现，该方具有干预病毒吸附、抑制病毒增殖、抑制趋化因子及炎症介质释放、调节免疫等多种药理作用[13-15]。近代医家常用麻杏石甘汤治疗流感病毒引起的感冒及肺炎、麻疹性肺炎等病毒性传染病[16, 17]。在新冠肺炎疫情中，麻杏石甘汤最早列入国家卫生健康委员会发布的诊疗方案，并被重点推荐为中医药介入治疗药方[18]。

3. 达原饮

达原饮主治疫病湿热阻滞膜原。中医学家任继学教授就 SARS 提出“毒疫之邪侵伏膜原”的病机学说。现代临床研究表明，达原饮加减能有效治疗病毒感染性发热、持续性发热等传染性疾病，如 SARS、新冠肺炎、流行性感冒、人感染 H7N9 禽流感、艾滋病[19-23]。药理实验证明，达原饮开达膜原，除具有促进肠蠕动、促进肺炎吸收作用外，还具有非常好的抗病原微生物、促进体内毒素排泄、抗炎、利胆保肝作用及对血液系统及肺损害的修复作用[24]。

（三）营分复方

温病的营分证为热灼营阴，扰神窜络，多可见身热夜甚，时谵语，或斑疹隐隐，舌绛红，脉细数。临床上多用清营汤、安宫牛黄丸等方加减治疗。

1. 清营汤

清营汤具有清营解毒、滋阴透热功效，用于温病营分证的治疗，常用于急性感染性疾病，如各种病原微生物引起的脓毒症、急性病毒性肺炎、乙型脑炎、流行性脑脊髓膜炎、肠伤寒或其他热性病属热入营卫者，以及乙肝肝硬化等[25, 26]。有研究表明，由各种病原体感染引起的细胞因子过度反应而致的炎症风暴相当于温热病中气分证、营分证[27]。现代药理学证实，清营汤可发挥调节血管内皮细胞分泌功能，抑制致热性细胞因子释放等作用，可拮抗内毒素，抑制多种细菌生长，减少肠源性内毒素产生，降低多脏器功能衰竭的发生率[28-31]。

2. 安宫牛黄丸

安宫牛黄丸广泛适用于临床各种原因导致的高热、惊厥、昏迷等意识障碍或神经功能损伤等疾病。《手足口病临床技术指南》《甲型 H1N1 流感诊疗方案》《H7N9 禽流感诊疗方案》等多个专家共识和诊疗指南推荐[32]。研究表明，安宫牛黄丸具有抗炎、抑制细胞代谢、强心利尿和抗真菌感染等复合作用[33, 34]。药理学挖掘表明安宫牛黄丸加味具有治疗感染性疾病的作用，可作用于炎症反应及调节机体免疫功能，通过多个靶点、多个生物过程及多条信号通路共同参与[35]。

（四）血分复方

温病的血分证为热灼营阴，扰神窜络，多见斑疹，或多腔道出血，舌深绛。临床上可用犀角地黄汤、清瘟败毒饮等方加减治疗。

1. 犀角地黄汤

犀角地黄汤临床广泛运用于多种感染性疾病，如病毒性肺炎、病毒性肝炎、登革热、肾综合征出血热、手足口病、水痘等[36]。实验研究验证，犀角地黄汤合银翘散用于治疗流感病毒，可明显降低感染小鼠的死亡率，延长生存时间，增加体重、升高体温以及改善肺血管通透性[37]。并具有清除内毒素、改善炎症微环境、调节免疫、护肝等作用[38]。

2. 清瘟败毒饮

清瘟败毒饮治疗温病的气血两燔证。用于传染性单核细胞增多症、疱疹性咽峡炎、流行性腮腺炎、急性重症型肝炎、SARS、肺结核、新冠肺炎等传染性疾病[39, 40]。具有解热、拮抗血小板凝聚、降低血液黏度、抗炎、镇痛、镇静、抗菌、抗病毒、保肝、解毒、强心、利尿等药理作用[41]。

综上所述，中药复方并非针对某一病原体进行特异性抗病原体治疗，而是基于中医的辨证论治，针对病原体所致的某一疾病状态而用。中药复方从多成分、多靶点、多途径对病原体感染的过程进行干预和调节，其生物学进程均包括机体的免疫、炎症与应激反应，细胞的生长、增殖与衰老凋亡、能量的摄取等。

二、中成药

（一）卫气分

1. 疏风解毒胶囊

疏风解毒胶囊由板蓝根、虎杖、连翘、芦根、败酱草、马鞭草、柴胡、甘草等 8 味中药组成，常用于治疗急性上呼吸道感染属风热证，症见发热、恶风、咽痛、头痛、鼻塞、流浊涕、咳嗽等，具有清瘟解毒、宣肺泄热的功效。刘枭等[42]研究该方的有效成分白藜芦醇、槲皮素、葛根素、木犀草素、汉黄芩素、山柰酚、大黄素、柚皮素等 8 个活性成分作为核心活性成分，与核心靶点关联度高，与 SARS-CoV-2 嵌合受体和人类 ACE2 均有较好的结合活性，可能通过直接与病毒体结合或阻断其与 ACE2 的结合达到抗病毒的治疗效果。Ma L 等[43, 44]实验显示，该方通过降低多种细胞因子、趋化因子的表达，从而抑制炎症级联反应，起到抗炎作用；此外还能降低肺炎大鼠胸腺、脾脏、肺脏质量，升高外周血 $CD4^+/CD8^+$ 及 NK 细胞比例，说明该方通过调节肺炎链球菌致肺炎大鼠免疫系统紊乱，减轻炎症反应。研究认为该方可以用于流行性感冒、小儿手足口病、小儿流行性腮腺炎、疱疹性咽峡炎、小儿咽结膜热、登革热、流行性角结膜炎、新冠肺炎等传染性疾病的治疗。

2. 金花清感颗粒

金花清感颗粒为麻杏石甘汤和银翘散加减，方由金银花、石膏、蜜麻黄、炒苦杏仁、黄芩、连翘、浙贝母、知母、牛蒡子、青蒿、薄荷、甘草组成，具有疏风宣肺、清热解毒之功。毛昀等[45]研究发现该方的有效成分为山柰酚、豆甾醇、β－谷甾醇、木犀草素等，通过 MAPK、NF-KP 等信号通路对 CASP3、TNF、IL-6 等靶点进行调控，具有广谱抗病毒、抑制炎症反应的和调节免疫的作用。该方可以用于流行性感冒、新冠肺炎等。

3. 连花清瘟胶囊

连花清瘟胶囊由炙麻黄、炒苦杏仁、石膏、连翘、金银花、板蓝根、鱼腥草、绵马贯众、广藿香、红景天、大黄、薄荷脑与甘草等组成，具有清瘟解毒、宣肺泄热的功效。王旭杰等[46]研究发现该方中所含的大黄素、芦荟大黄素、山柰酚、芦丁等有效成分通过调节 IL-6、IL-10、TNF、CCL2、MAPK14 等靶点起到调节免疫应答中涉及的细胞因子分泌、IL-6 产生的负调控以及 B 细胞介导的免疫调节等重要的生物调节进程，进而起到促进相关炎症因子的消除；通过与 SARS-CoV-2RBD 区域残基相结合，阻断病毒 S 蛋白与 ACE2 受体间的相互作用，从而达到抗病毒、抗炎作用。研究认为该方可以用于流行性感冒、手足口病、新冠肺炎等。

4. 热毒宁注射液

热毒宁注射液由青蒿、金银花和栀子组成，具有清热、疏风、解毒功效。孙浠哲等[47]等研究发现热毒宁注射液中的槲皮素、木犀草素、芦丁、异鼠李素可能通IL-17信号通路、C-型凝集素受体信号通路、HIF-1信号通路等通路作用于IL-6、CASP3、MAKP1、CCL2等靶点，发挥抗炎、抗病毒、免疫调节等作用，对肺损伤、心血管疾病等疾病起到治疗效果。研究认为该方可用于流行性感冒、手足口病、新冠肺炎等。

（二）营血分

1. 安宫牛黄丸

安宫牛黄丸由牛黄、人工麝香、郁金、水牛角浓缩粉、珍珠、栀子、黄连、黄芩、冰片、朱砂、雄黄等组成。罗业浩等[48]研究表明该方具有治疗感染性疾病，并可作用于炎症反应及调节机体免疫功能的作用，通过多靶点、多生物过程及多条信号通路共同参与。

2. 血必净注射液

血必净注射液由花红、赤芍、丹参、当归、川芎等提炼而成，具有活血化瘀、清热凉血等功能。刘霁云等[49]通过血必净注射液的社会网络分析，得到该领域的研究热点为“脓毒症”“炎症反应”“新冠病毒感染”等；聚类分析结果显示了当前研究的6大主题：炎症反应抑制、凝血功能改善、器官功能保护、联合用药、安全性评价、新型冠状病毒肺炎治疗。新型冠状病毒的流行使其重新成为中药复方制剂研究的热点，具有良好的临床应用前景。邵会来[50]用血必净治疗重症肺炎患者疗效显著，可有效改善降钙素原、超敏C反应蛋白、D-二聚体与FiO_2指标，减轻患者机体内各个器官障碍损伤情况，并缩短患者重症监护室住院时间。

三、经验方

（一）新型冠状病毒肺炎经验方

1. 清肺排毒方

清肺排毒方由国家卫生健康委员会和国家中医药管理局拟定[51]。药物组成：麻黄9g，炙甘草6g，杏仁9g，生石膏15～30g，桂枝9g，泽泻9g，猪苓9g，白术9g，茯苓15g，柴胡16g，黄芩6g，姜半夏9g，生姜9g，紫菀9g，款冬花9g，射干9g，细辛6g，山药12g，枳实6g，陈皮6g，藿香9g。可治疗COVID-19多种证型。三焦不通、肺络不通为新冠肺炎主要病机，此方可通利三焦，治疗新冠肺炎[52]。研究发现此方可抑制病毒吸附，阻碍病毒入胞，并上调IFN和ISGs，发挥其抗病毒作用[53]。

2. 化湿败毒方

化湿败毒方由《新型冠状病毒感染的肺炎诊疗方案（试行第七版）》拟定，用于治疗COVID-19重型疫毒闭肺证[54]。药物组成：生麻黄6g，杏仁9g，生石膏15g，甘草3g，藿香（后下）10g，厚朴10g，苍术15g，草果10g，法半夏9g，茯苓15g，生大黄（后下）

5g，生黄芪 10g，葶苈子 10g，赤芍 10g。具有宣泄肺气，降胃通腑，化痰利水，燥湿健脾，疏利膜原之功。基于网络药理学和分子对接技术研究发现该方活性成分可抑制 SARS-CoV-2 病毒的侵染与复制，调节 RAS 系统平衡，抑制过激免疫反应，从而治疗 COVID-19[55]，该方作用机制可能与阻断细胞因子炎症风暴、免疫调节、解痉平喘、改善血流动力学等有关[54]。

3. 宣肺败毒方

宣肺败毒方为张伯礼院士和刘清泉教授在抗疫一线拟定的经验方[56]。药物组成：生麻黄 6g，苦杏仁 15g，生石膏 30g，生薏苡仁 30g，茅苍术 10g，广藿香 15g，青蒿草 12g，虎杖 20g，马鞭草 30g，干芦根 30g，葶苈子 15g，化橘红 15g，生甘草 10g。用于治疗 COVID-19 轻型、普通型湿毒郁肺证。该方可能通过黄酮类和植物甾醇类活性成分与 SARS-CoV-2 的 ACE2 和 3CLPro 受体结合，抑制病毒入侵及病毒复制。在病毒感染细胞后可调节 IL-6、MAPK3、MAPK1、IL-1β、CCL2、EGFR、NOS2 等靶点，发挥抗炎、抗细胞因子风暴、抗氧化、调节机体免疫等作用以治疗 COVID-19[57, 58]。

4. 清热化湿抗毒方

清热化湿抗毒方由国医大师伍炳彩所立。药物组成：杏仁 9g，黄芩 9g，连翘 9g，茯苓 9g，白豆蔻 6g（后下），滑石 9g，桑叶 9g，麻黄 6g，生薏苡仁 15g，生甘草 6g。本方可宣畅气机，清热化湿，利湿解毒，可提高患者血氧饱和度，减轻肺部炎症渗出，治疗轻型、普通型湿热偏胜的新冠肺炎[59]。

（二）手足口病经验方

1. 解毒清火合剂

解毒清火合剂为湖州市名中医 50 多年经验方，治疗手足口病普通型湿热瘀滞证。其组成：野菊花、赤芍、蒲公英、紫花地丁、牡丹皮、拳参、白花蛇舌草。解毒清火合剂可通过改善 IL-6、IL-10、TNF-α 等细胞因子水平治疗手足口病[60]。

2. 熄风解毒汤

熄风解毒汤为郑州大学附属儿童医院经验方，用于治疗重症手足口病。药物组成：生薏苡仁、生石膏各 8g，僵蚕、天麻各 6g，全蝎、钩藤、黄连各 5g，水牛角、菊花、栀子、大黄各 3g，生甘草 2g。本方具有清热解毒、平肝熄风、凉营定惊的功效。临床应用此方治疗重症手足口病合并脑炎患儿，总有效率为 96.88%，患儿细胞因子及 T 淋巴细胞亚群均得到明显改善[61]。

3. 清热祛湿解毒方

清热祛湿解毒方由天津市北辰区中医医院拟出。药物组成：金银花 15g，连翘 18g，生石膏 10g，黄芩 10g，丹皮 9g，乳香 5g，没药 6g，羚羊角 3g，布包滑石 12g，甘草 2g。刘静通过 378 例手足口病患儿随机分为分析组与常规组，观察清热祛湿解毒方临床效果，其治疗手足口病患儿临床效果明显优于常规西药的治疗[62]。

4. 银翘三仁汤

银翘三仁汤为龙岩市中医院经验方。药物组成：山银花 8g，连翘 6g，薏苡仁 10g，白豆蔻 3g，淡竹叶 6g，桔梗 6g，荆芥 6g，淡豆豉 6g，薄荷 3g，厚朴 6g，甘草 3g 等。林媛等用银翘三仁汤治疗小儿手足口病临床疗效满意[63]。

（三）流行性感冒经验方

1. 疏风宣肺抗流感方

疏风宣肺抗流感方为晁恩祥教授经验方。药物组成：金银花 10g，连翘 10g，牛蒡子 10g，大青叶 10g，板蓝根 10g，蝉蜕 8g，浙贝母 10g，黄芩 10g，紫菀 15g，杏仁 10g，桔梗 10g，生甘草 6g。治疗流感风热证型[64]。

2. 流感双解方

流感双解方为国医大师周仲瑛经验方。流感双解 1 号方（金银花、连翘、荆芥、淡豆豉、北柴胡、黄芩、酒大黄等）治疗卫气同病；流感双解 2 号方（金银花、连翘、荆芥、淡豆豉、北柴胡、黄芩、酒大黄、生石膏、知母等）治疗气分热盛证。研究表明，流感双解方可有效改善患者临床症状，促进肺部炎症组织吸收，加速流感病毒抗原转阴，其疗效与磷酸奥司他韦作用相当[65]。

四、中药有效成分

主要用于疫病治疗的中药，研究较多的有解表药、清热药、化湿药、开窍药及补虚药。

（一）解表药

1. 麻黄

麻黄主要化学成分为生物碱、黄酮、挥发油、有机酸、氨基酸、多糖和鞣质等，生物碱是其最重要的化学成分之一。麻黄药理作用主要体现在中枢神经、心血管、免疫等系统，在疫病治疗中可能主要与其抗炎、抗病毒、发汗、解热、祛痰、平喘、利尿等多靶点药理活性有关。此外，尚有强心、升高血压等功能协同作用[66]。

2. 桂枝

桂枝含桂皮醇、桂皮醛等挥发性油类及以桂皮酸为主的有机酸等化学成分，具有解热、镇痛、抑菌、抗病毒、扩血管、利尿等作用[67, 68]。其防治疫病可能与解热、抑菌、抗病毒、镇痛等多方面协调作用相关。

3. 荆芥

荆芥化学成分包括挥发油类、萜类、黄酮类及其他成分等。目前荆芥及其活性成分的药理研究主要集中在挥发油类成分上，主要包括抗病毒、抗炎镇痛、免疫调节、抗菌、止血等[69]。

4. 薄荷

薄荷化学成分主要包括薄荷醇和薄荷酮等挥发性成分与甾体、黄酮、三萜等非挥发性成分[70]。具有抗炎、抗菌、抗病毒、渗透促进、保肝利胆、镇痛等药理作用[71]。

5. 牛蒡子

牛蒡子含有木脂素、挥发油、脂肪酸、萜类、酚酸等多种化学成分，并表现出抗炎、抗菌、抗病毒等多种药理学活性[72]。

6. 菊花

菊花主要有黄酮类、挥发油、苯丙素类、萜类、氨基酸等，其中黄酮和苯丙素类化合物为菊花的主要药效成分。具有抑菌、抗病毒、抗炎、调节机体免疫力、神经及肝保护等药理活性，并有清除自由基、保护心血管系统等作用[73]。

7. 柴胡

柴胡化学成分包括皂苷类、多糖类、挥发油、甾醇类、黄酮类等。其中最主要活性成分为三萜皂苷类化合物柴胡皂苷，现代药理研究表明具有解热、镇痛、抗炎、抗菌、抗肝损伤等作用[74]。

8. 葛根

葛根主要含有异黄酮类、三萜类、皂苷类和多糖类。含量最多成分为异黄酮类物质，其中葛根素含量所占比例最大。其煎剂和醇浸剂有解热作用。在心肌保护、降血压、降血脂、改善微循环、保护神经、保肝等方面均具有良好的作用[75]。

（二）清热药

1. 石膏

石膏主要成分为含水硫酸钙，还含有锌、铜、铁、锰等丰富的微量元素，其中钙含量最大。石膏具有清热、镇痛、抗炎作用，能明显增强兔肺泡巨噬细胞对白色葡萄球菌死菌并能促进吞噬细胞的成熟[76]。

2. 知母

知母所含化学成分主要为皂苷类、双苯吡酮类、木质素类、生物碱、多糖类、微量元素等。其治疗疫病机制可能主要跟解热、抗炎、抗病毒等药理作用有关，另外尚有抑制血小板聚集、降血脂等多重调节作用[77]。

3. 栀子

栀子化学成分包括以栀子苷为主的环烯醚萜苷类、二萜类、黄酮类及有机酸酯类等。栀子苷可调节炎症疾病相关免疫细胞的功能和活化，恢复促炎／抗炎细胞因子间的动态平衡，改善异常信号通路及信号通路之间的相互干扰。栀子苷的抗感染、免疫调节等作用可能是治疗疫病的主要机制之一，而且其具有显著的解热消肿、抗炎镇痛、保肝利胆功效[78]。

4. 黄芩

黄芩主要含有黄酮类、木脂素和挥发油等多种成分。最有效活性成分主要为黄酮类化合物，具有多方面的药理活性，包括抗菌、抗炎、抗心律失常、肝保护、神经元保护、提升免疫等多种药理作用，尤其具有较强抗病毒作用，在中医疫病治疗中有着广泛的应用[79]。

5. 黄连

黄连包括生物碱类、木脂素类、黄酮类、酸性成分等，其中生物碱类为其最主要的药效成分。其可通过不同的途径和作用靶点起到保护心脑血管、抗病原微生物、抗炎以及改善消化系统等药理作用。尤其具有较强抗病毒作用，对多种类型病毒均具有一定的抑制作用，而且具有广谱的抗菌活性[80]。

6. 黄柏

黄柏含有生物碱类、柠檬苦素类、酚酸类、萜类、苯丙素类、挥发性类等成分。生物碱类成分是黄柏的主要活性成分，其良好抗炎、抑菌作用可能是治疗疫病主要机制之一[81]。

7. 金银花

金银花化学成分主要包括环烯醚萜苷类、黄酮类、三萜类、有机酸类和挥发油类化合物。其中，环烯醚萜苷类化合物占有较高的比例。具有抗炎、抗病毒、抗菌和护肝等多种药理活性，具有“中药抗生素”之美誉[82]。

8. 连翘

连翘化学成分主要有苯乙醇苷类、木脂素类、挥发油类和黄酮类物质。苯乙醇及其苷类是连翘的主要有代表性化学成分之一。其药理学活性主要体现在抗菌、抗炎、保肝等方面[83]。尤其较强的抗炎、抗菌作用可能是其治疗疫病的主要机制之一。

9. 板蓝根

板蓝根主要包括生物碱、多糖、氨基酸及硫代葡萄糖苷及其代谢产物。生物碱是其抗病毒作用的关键成分，板蓝根作用迅速而持久，具有广谱的抗炎、抗病毒、解热和提高免疫力等作用[84]。

10. 鱼腥草

鱼腥草主要含挥发油、黄酮、酚酸、生物碱、萜类等成分。具有抗病毒、抗炎、保肝、增强机体免疫、平喘等药理活性[85]，在疫病中发挥多种生物活性协同作用。

11. 青蒿

青蒿化学成分包括倍半萜、二萜、黄酮、苯丙酸、香豆素和挥发油类，其中倍半萜类是重要的有效成分。而青蒿提取物及其单体化合物具有抗疟、抑菌杀虫、解热抗炎、免疫调节等药理作用[86]。尤其解热、抑菌杀虫、免疫调节作用可能是其有效治疗疫病的机制之一。

（三）化湿药

1. 藿香

藿香化学成分包括黄酮类、苯丙素类、萜类、甾体类、生物碱类以及脂肪酸类等。其中挥发油被认为是主要的药效活性部位，具有抗菌、抗病毒、抗炎镇痛、调节胃肠道功能、调节免疫、止咳、平喘、止呕等多种药理活性[87]，是其用于防治疫病的现代药理学基础。

2. 佩兰

佩兰含有的化学成分主要为挥发油类化合物、香豆精、蒲公英甾醇等。佩兰对多种致病菌有抗菌和抗病毒作用，尚有祛痰、抗炎、增强免疫力及兴奋胃平滑肌作用[88]。

3. 苍术

苍术主要含有挥发油，其化学成分为苍术醇、茅术醇、苍术酮、苍术素等。现代药理学研究可知，苍术不仅对病原微生物有直接作用，且具有抗炎、抗肺损伤作用，可调节胃肠，同时具有止泻作用[89]，为防治疫病发挥多途径、多环节、多靶点的生物活性。

4. 厚朴

厚朴主要含有酚性化合物、生物碱及挥发油等多种化学成分，厚朴酚和厚朴酚等酚性化合物是其最主要的活性物质。厚朴的药理作用广泛，最主要的是对消化、神经、心血管以及呼吸系统的作用，此外，其还具有抗炎、镇痛、抗病原微生物等药理作用[90]。

5. 砂仁

砂仁主要成分为乙酸龙脑酯、樟脑、龙脑等挥发性成分，另外非挥发性成分主要有多糖、黄酮苷类、有机酸类以及无机成分等。其药理作用研究大多集中在挥发油部分，主要有胃肠保护、镇痛、抗炎、止泻、抑菌等方面[91]。

6. 草果

草果主要含有 α－蒎烯、β－蒎烯、香叶醇、香叶醛等挥发油成分，及锌、铜等微量元素。草果挥发油具有调节肠胃功能、抗菌、改变药物通透性等作用。另外，草果尚具有镇痛、抗胃溃疡、抗病毒及镇咳祛痰作用[92]。其多靶点的药理活性为疫病治疗，尤其针对湿毒更为凸显出奇效。

（四）开窍药

1. 麝香

麝香主要含有麝香大环化合物如麝香酮、降麝香酮、麝香醇、麝香吡喃、麝香吡啶等，甾族化合物如睾酮、雌二醇、胆固醇、胆固醇酯等。麝香酮是麝香的主要生理活性物质，不仅有透过血－脑屏障、抗脑缺血缺氧损伤、镇静及抗惊厥、抗脑水肿、抗心肌缺血、抑制血小板聚集等作用，还具有抗炎、抗菌等方面的作用[93]。其保护中枢神经系统

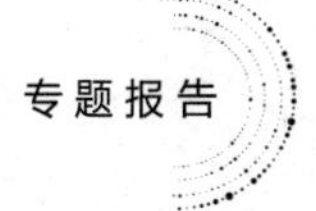

和心血管系统的多靶点药理活性可能是在热毒闭窍型疫病中发挥疗效的主要因素之一。

2. 石菖蒲

石菖蒲含挥发油类、黄酮类、醌类、生物碱类、三萜皂苷类、苯丙素类、有机酸类、氨基酸类及糖类等多种化合物。具有镇静、保护心肌细胞、健胃、镇咳平喘、抑菌抗炎等多种作用。其多途径、多靶点药理活性可能是其治疗疫病的有效机制[94]。

（五）补虚药

1. 黄芪

黄芪主要化学成分包括多糖、皂苷类、黄酮类及氨基酸、微量元素、甾醇类物质等。具有提高免疫功能、保护肺功能、保护肾组织、保护肝损伤、保护肠功能、调节血压、改善血管损害、抗氧化应激保护、腹膜保护等多种药理活性[95]。尤其在提高机体免疫功能及各系统保护方面可能是其防治疫病的有效途径之一。

2. 人参

人参化学成分有皂苷、多糖、聚炔醇、挥发油、蛋白质、多肽、氨基酸、维生素、有机酸、微量元素等。在疫病的防治上，人参皂苷作为人参主要的活性成分，尤其在增强免疫作用和抗病毒方面发挥了重要作用[96，97]。

3. 白术

白术主要化学成分有挥发油、多糖、内酯类等。具有抗炎、胃肠调节、免疫调节和保护神经等药理作用[98]，通过调节免疫、胃肠调节等多途径、多靶点协同作用。

4. 麦冬

麦冬主要含有甾体皂苷类、高异黄酮类、多糖类等化学成分。具有保护消化系统、保护心血管系统、增强免疫力、抗炎等药理作用[99]，通过调节免疫、系统保护等多方面协同作用可起到较好的防治疫病效果。

五、疫病相关中药国内外发展比较及发展趋势

（一）发展比较

近年来，影响人类生命健康的疫病[100]包括新型冠状病毒肺炎、严重急性呼吸综合征、甲型 H1N1 流感、中东呼吸综合征、埃博拉病毒病、手足口病和寨卡病毒病等。而中医药防治疫病的历史，可谓源远流长，经验丰富。

研究[101]发现古今疫病用药不尽相同，清热药在现代方中的使用更多，而解表药、温里药在古代方中的使用更多。中医中药防治疫病，强调整体观念和辨证论治。在新型冠状病毒肺炎中医药治疗过程中，整体观念贯穿疾病治疗始终，同时将传统经方进行融合与创新。从目前大量的临床中药应用来看，中医倡导的清、透、通、利诸药，对急性传染病确

有肯定疗效。

药物和疫苗是西医西药应对病毒性传染性疾病的两个主要手段。但在新型传染病暴发时，西药具有研发周期长、针对病原体范围较窄、副作用的弊端，而中医药恰恰在这方面具有长处[102]。现代医学研究表明，免疫调节抗病毒中药可通过直接干预病毒以及病毒与宿主在病毒细胞、分子靶点、宿主受体、信号通路、微生态等方面的相互作用，发挥直接抗病毒作用；同时，因其多成分多通路、多靶点特点，亦可作用于人体的免疫系统产生整体效应，保护人体组织和器官，增强身体抵抗病毒的能力[103]。

（二）发展趋势

近几年，在不同疫病的中药应用方面，为了提高治愈率多选用内服和外用两种不同方式进行防治。

传统方剂和中成药所代表的内服药的应用上，重视祛邪兼扶正。如：治疗 MERS 推荐使用传统方剂，如越婢汤、大青龙汤、小柴胡汤、葛根芩连汤、藿朴夏苓汤等，重视清热解表散邪除湿；治疗手足口病[104]使用传统方剂清瘟败毒饮、葛根芩连汤加味、银翘散、羚角钩藤汤、银翘藿茵汤、甘露消毒丹等；治疗SARS所用的中药是麻杏石甘汤、达原饮、安宫牛黄丸、参附汤、生脉散、独参汤、宣白承气汤、紫雪丹等方加减；治疗 COVID-19 所用方剂是麻杏石甘汤、达原饮、安宫牛黄丸、升降散、甘露消毒丹、苏合香丸等方加减。以上疫病的治疗运用清热解毒、疏表透邪的思路，辅以宣肺化湿、补益气血、滋阴生津的药物，中成药也多选用清热解毒类、清热化痰开窍类、活血化瘀类、扶正类药物，均能够除湿解表、清肺通络、攻补兼施[105]，因此扶正药和祛邪药是治疗疫病的重要趋向。

在以中药特殊方式为代表的外用药的应用上，体现中国传统医学重视预防，提出了“未病先防、既病防变、瘥后防复”的重要“治未病”思想。张伯礼院士强调[106]，不鼓励健康人群均吃药预防，外用药物预防是中医防疫的一大特色，如在手足口病的预防中推广运用中药灌肠、中药外洗、中药贴敷等方法，在 COVID-19 预防措施中曾普及推广香囊、艾灸、足浴、中药熏蒸等特殊方式，都体现了预防思维在疫病中药应用方向的趋势。

对于药物性味方面的研究发现，芳香类中药在疫病运用中所占的比例越来越高。针对 COVID-19 治疗确诊病例各个类型的清肺排毒汤中运用了许多芳香类中药，如芳香解表的麻黄、桂枝、生姜、柴胡、细辛，芳香理气化湿的藿香、陈皮、枳实等；治疗重型或危重型神志昏迷患者多使用开窍醒神的麝香、冰片、苏合香、安息香、石菖蒲等。甲型 H1N1 流感期间也十分重视芳香类中药的使用，张志安[107]认为芳香类中药多辛凉走窜，可通过经由呼吸道吸入的方式预防流感，而芳香类代表药物藿香、苍术对甲型 H1N1 流感病毒感染具有免疫调节作用。芳香类药物能够在一定程度上降低疫病的感染率、提高治愈率，越来越多的医者重视芳香类中药在疫病中的使用并致力于将其进一步投入疫病防控和科学研究。

中药治疗疫病的剂型主要有汤剂、免煎颗粒剂等，免煎颗粒剂的快速冲泡有利于疫病暴发时的防控。

但目前针对中药的研究中发现，有些内服中药（方剂和中成药）缺乏相应的临床试验数据支撑，且其中的中成药特异性较差，使相应传统方剂和药物的推广受到限制[100]。今后要着重加快中药的有效研发，重视芳香类、清热类、补虚类中药的合理应用，充分挖掘外用中药在疫病防治领域中的优势，加大中西医结合的力度，促进形成早预防、重根本、多方式、多结合的中药治疫发展趋势。

撰稿人：张思超　宋素花　展照双　刘亚娟　张义敏　孙美灵

参考文献

[1] 徐海青，贾妮．论银翘散现代临床应用［J］．辽宁中医药大学学报，2020，22（2）：164-167.

[2] 刘锐，王小巍，张红艳，等．银翘散的现代临床应用［J］．中国药剂学杂志（网络版），2019，17（6）：266-270.

[3] 王佳，冯星火，国丽娜，等．银翘散对流感病毒感染性重症肺炎小鼠肺组织的修复机制研究［J］．陕西中医，2020，41（02）：156-159.

[4] 郗玉玲，惠红岩，李大通，等．银翘散治疗小儿肺炎的临床研究［J］．中国医院药学杂志，2016，6（7）：571-574.

[5] 杨海霞，刘欢，黄桂成，等．桑菊饮治疗感染性急病［J］．中医临床研究，2019，11（23）：32-34.

[6] 詹红丹．基于 TRPV1 通路挖掘桑菊饮治疗咳嗽的作用机制和配伍机理［D］．中国中医科学院，2017：12-15.

[7] 庄凌云，张桂菊，崔有利，等．三仁汤对湿热证型病毒性肺炎模型小鼠免疫功能的干预作用［J］．山东中医药大学学报，2019，43（5）：508-512.

[8] 王涛，张卫强，张志明，等．“三仁汤”在治疗呼吸系统疾病中的机制探讨［J］．中医临床研究，2019，11（9）：9-10，15.

[9] 颜勤，贾月嫦，隋艳华，等．“三仁汤”对温病湿热证大鼠模型白介素及免疫球蛋白的影响［J］．中国中西医结合消化杂志，2014，22（9）：506-509.

[10] 班文文．白虎汤退热机理文献研究及其类方临床应用研究［D］．江西中医药大学，2019：40-41.

[11] 韩淑娟，赵保玲，王芳．白虎汤加减治疗儿童上呼吸道感染的疗效观察及对血清 CRP、SAA、PCT 的影响［J］．世界中西医结合杂志，2020，15（6）：1144-1147.

[12] 申冬冬，袁飞，侯江红．麻杏石甘汤加减结合中医定向透药疗法治疗风热犯肺证小儿肺炎［J］．中国实验方剂学杂志，2017，23（1）：179-184.

[13] 王平，赵澄，卢芳国，等．麻杏石甘汤对流感病毒感染小鼠肠道菌群及趋化因子 CCL5、CXCL10 的影响［J］．中草药，2021，52（1）：160-175.

[14] 徐甘霖．麻杏石甘汤治疗小儿支原体肺炎的临床疗效［J］．内蒙古中医药，2020，39（9）：56-58.

[15] 任晓婷，徐炎，孙丽平．麻杏石甘汤现代研究进展及展望［J］．吉林中医药，2020，40（8）：1106-1109.

［16］王平，赵澄，卢芳国，等. A 型流感病毒对小鼠肺部菌群及趋化因子 CCL5 和 CXCL10 的影响及麻杏石甘汤干预作用研究［J］. 中草药，2020，51（21）：5523-5537.

［17］王倩，赵思佳，冯青，等. 麻杏石甘汤当代医案分析述评［J］. 辽宁中医杂志，2015，42（6）：1178-1181.

［18］中华人民共和国国家卫生健康委员会. 新型冠状病毒感染的肺炎诊疗方案（试行第三版）［EB/OL］.（2020-01-22）［2020-08-11］. http://www.gov.cn/zhengce/zhengceku/2020-01/23/5471832/files/106d59e45ac948ceb3cb12d400b8053c.pdf.

［19］孟智睿，魏益谦，邵紫萱，等. 达原饮在新冠肺炎中的应用及其治疗发热临床效果的系统分析［J］. 云南中医学院学报，2020，43（5）：21-27.

［20］刘邵阳，白辰，徐竞男，等. 基于网络药理学方法探索达原饮治疗发热作用机制［J］. 中国中医药信息杂志，2020，27（5）：84-89.

［21］李东方，陈音，李艳，等. 达原饮加减治疗新型冠状病毒肺炎验案 2 则［J］. 江苏中医药，2020，52（6）：59-61.

［22］奚肇庆，周贤梅，王醒，等. 中医药治疗人感染 H7N9 禽流感重症分析［J］. 江苏中医药，2015，47（8）：13-17.

［23］徐茜，陈亦洋，李影. 基于伏邪理论"达原饮加减"治疗艾滋病的临床疗效回顾性分析［J］. 中国社区医师，2019，35（10）：111-112.

［24］李慧，沈丽鸽，王楠. 用于治疗新冠肺炎的经典名方"达原饮"研究综述及肺系疾病经典名方梳理［J］. 中国发明与专利，2020，17（4）：40-49.

［25］隋洪飞，刘斌，李超，等. 清营汤近代临床应用［J］. 内蒙古中医药，2016，35（5）：147-148.

［26］陈慧基，胡敬宝，鲁艳平，等. 清营汤对感染乙型肝炎病毒导致肝硬化的患者体内血清生长激素及肝纤维化指标变化的影响［J］. 中医临床研究，2019，11（19）：11-13.

［27］李志军，李银平. 从"卫气营血"辨证到"三证三法"看脓毒症的诊治思辨［J］. 中华危重病急救医学，2019，31（2）：135-138.

［28］陆一竹，王学岭，蔡琦玲，等. 清营汤对热毒血淤证大鼠细胞流变学及血清游离钙的影响［J］. 时珍国医国药，2011，22（6）：1405-1406.

［29］刘毅，由凤鸣，严然，等. 桑杏清营汤对放射性肺炎肺组织 TGF-β_1 表达的影响研究［J］. 云南中医中药杂志，2017，38（4：78-81.

［30］李海雷. 益气活血利水法治疗肝硬化腹水 50 例［J］. 光明中医，2016，31（12）：1755-1757.

［31］余方宇，徐颖鹤，沈群核，等. 口服清营汤对脓毒症急性肾损伤的 Cys-C、NGAL、KIM-1 水平的影响［J］. 中华全科医学，2017，15（7）：1230-1232.

［32］方邦江，于学忠，郭力恒，等. 安宫牛黄丸急重症临床应用专家共识［J］. 中国急救医学，2019，39（8）：726-730.

［33］范庆红. 基于免疫炎症通路探讨安宫牛黄丸对 ApoE$^{-/-}$ 小鼠早中期动脉粥样硬化模型的防治作用［D］. 暨南大学，2019：68-71.

［34］康琪，黄倩倩，曾洁，等. 雄黄类抗癌制剂的专利研究进展［J］. 中国实验方剂学杂志，2020，26（23）：226-234.

［35］罗业浩，唐秀松，许栋涵，等. 基于网络药理学探讨安宫牛黄丸加味治疗新型冠状病毒作用机制［J/OL］. 辽宁中医药大学学报：1-11［2021-03-31］. http: //kns.cnki.net/kcms/detail/21.1543.R.20210309.1215.034.html.

［36］郭永胜，李文娟，张思超. 犀角地黄汤的抗病毒研究进展［C］// 中华中医药学会，北京中医药大学 . 第三次全国温病学论坛暨温病学辨治思路临床拓展应用高级研修班论文集. 2016：5.

［37］赵琦，席榕，张淑静，等. 犀角地黄汤合银翘散对流感病毒性肺炎小鼠肺组织 GRKs-βAR-Gsα 信号通

路的影响［J］．世界中西医结合杂志，2018，13（4）：487–491，496.
［38］欧海亚，吕东勇，吴树铎，等．基于网络药理学探讨犀角地黄汤作用机制［J］．中药新药与临床药理，2018，29（3）：372–380.
［39］田超．基于古今医案数据分析的清瘟败毒饮证治规律研究［D］．山西中医药大学，2019.
［40］张丰荣，祝娜，李志勇，等．基于网络药理学角度探讨清瘟败毒饮对细胞因子风暴的干预机制［J］．中国中药杂志，2020，45（7）：1499–1508.
［41］蒋鼎，卓秦宇，陈欣敏，等．京粤两地 SARS 中医药诊疗的启示——SARS 之十三年回眸［J］．时珍国医国药，2017，28（5）：1167.
［42］刘枭，徐银莹，姜孙旻，等．基于网络药理学和分子对接探讨疏风解毒胶囊治疗新型冠状病毒肺炎可能的作用机制［J］．中国药物警戒，2021，18（2）：115–120.
［43］Ma L，Huang Y，Hou Y B，et al. Anti–inflammatory mechanism of Shufeng Jiedu capsules in rat pneumonia model［J］．Chinese Traditional and Herbal Drugs（中草药），2018，49（19）：4591–4595.
［44］Ma L，Huang Y，Hou Y B，et al. Study on mechanism for immunoregulation of Shufeng Jiedu capsule［J］．Drug Evaluation Research（药物评价研究），2019，42（9）：1763–1768.
［45］毛昀，苏毅馨，薛鹏，等．金花清感颗粒治疗新型冠状病毒肺炎作用机制探讨［J］．中药材，2020（11）：2843–2849.
［46］王旭杰，张菀桐，王妙然，等．基于网络药理学与化学成分研究的连花清瘟胶囊治疗新型冠状病毒肺炎作用机制探讨［J］．世界科学技术 – 中医药现代化，2020，22（9）：3169–3177.
［47］孙浠哲，张宇驰，刘雨新，等．基于网络药理学探讨热毒宁注射液治疗新型冠状病毒肺炎机制研究［J］．中药材，2020（7）：1791–1798.
［48］罗业浩，唐秀松，许栋涵，等．基于网络药理学探讨安宫牛黄丸加味治疗新型冠状病毒作用机制［J/OL］．辽宁中医药大学学报：1–11［2021–06–15］．http://kns.cnki.net/kcms/detail/21.1543.R.20210309.1215.034.html.
［49］刘霁云，楚尧娟，师莹莹，等．血必净注射液研究现状和热点的可视化分析［J/OL］．中国医院药学杂志：1–11［2021–06–15］．http://kns.cnki.net/kcms/detail/42.1204.R.20210525.1414.014.html.
［50］邵会来．血必净在重症肺炎治疗中的应用研究［J］．当代医学，2021，27（11）：113–114.
［51］毛靖，陆兔林．从中医理论探讨清肺排毒汤对新型冠状病毒肺炎的治疗［J］．实用中医内科杂志，2020，34（12）：1–4.
［52］孙楠，张嘉员，王俊峰．从焦络理论探讨清肺排毒汤组方机制［J］．中医学报，2021，36（1）：13–17.
［53］王琨，颜海燕，吴硕，等．清肺排毒汤的体外抗冠状病毒作用研究［J］．药学学报，2021（5）：1400–1408.
［54］廖垚，殷贝，金镇，等．化湿败毒方治疗重型新型冠状病毒肺炎的中医理论分析及现代药理学机制探讨［J］．海南医学院学报，2020，26（16）：1209–1213.
［55］宋红新，王汉，马旭冉，等．基于网络药理学和分子对接技术的化湿败毒方抗新型冠状病毒肺炎（COVID–19）的潜在机制研究［J］．海南医学院学报，2020，26（23）：1761–1769.
［56］郭程程，焦华琛，李运伦．中医“扶正祛邪”治则在“三药三方”治疗新冠肺炎中体现［J］．辽宁中医药大学学报，2020，22（10）：159–163.
［57］王毅，李翔，张俊华，等．基于网络药理学的宣肺败毒汤治疗新型冠状病毒肺炎机制研究［J］．中国中药杂志，2020，45（10）：2249–2256.
［58］王汉，宋红新，王敦方，等．基于网络药理学和分子对接探讨宣肺败毒方治疗新型冠状病毒肺炎的潜在作用机制［J］．海南医学院学报，2020，26（18）：1361–1372.
［59］李林，田鑫，王兴，等．基于网络药理学和分子对接探讨清热化湿抗毒方治疗 COVID–19 的物质基础和作用机制［J/OL］．中药材，2021，44（3）：756–766.

[60] 邱颜昭，师红霞．加味解毒清火合剂治疗小儿手足口病的疗效观察及其对炎性细胞因子的影响［J］．中国中医药科技，2020，27（5）：685–687，843.

[61] 陈白云，尚清，高超．自拟熄风解毒汤对重症手足口病合并脑炎患儿疗效的影响［J］．国医论坛，2018，33（6）：33–35.

[62] 刘静．清热祛湿解毒法治疗小儿手足口病 189 例临床观察［J］．数理医药学杂志，2021，34（1）：149–150.

[63] 林媛，孙畋，黄丽芳．银翘三仁汤治疗手足口病的临床效果观察［J］．中外医学研究，2020，18（31）：11–14.

[64] 罗亚锋，张洪春．基于晁恩祥经验的中药治疗流行性感冒的随机对照试验［J］．北京中医药，2012，31（11）：836–839.

[65] 陈远彬，何冰，林琳，等．流感双解方治疗轻型流感病毒性肺炎 26 例临床观察［J］．中医杂志，2017，58（2）：128–132.

[66] 卓小玉，陈晶，田明，等．麻黄的化学成分与药理作用研究进展［J］．中医药信息，2021，38（2）：80–83.

[67] 刘浩．中药桂枝与肉桂的成分及药理作用比较［J］．临床医药文献电子杂志，2017，4（98）：19398.

[68] 朱华，秦丽，杜沛霖，等．桂枝药理活性及其临床应用研究进展［J］．中国民族民间医药，2017，26（22）：61.

[69] 刘英男，牛凤菊，辛义周，等．荆芥的化学成分、药理作用及临床应用研究进展［J］．中国药房，2020，31（11）：1397–1402.

[70] 王兆丰，丁自勉，何江，等．薄荷化学成分药理作用与产品研发进展［J］．中国现代中药，2020，22（6）：979–984.

[71] 高榆嘉，张文静，刘萌，等．薄荷药理作用的研究进展［J］．吉林医药学院学报，2020，41（3）：215–217.

[72] 马天宇，陈燕平，程素盼，等．牛蒡子研究进展［J］．辽宁中医药大学学报，2018，20（9）：113–116.

[73] 周衡朴，任敏霞，管家齐，等．菊花化学成分、药理作用的研究进展及质量标志物预测分析［J］．中草药，2019，50（19）：4785–4795.

[74] 林飞武，王自善，戎珍，等．柴胡的药理作用、化学成分及开发利用研究［J］．亚太传统医药，2020，16（10）：202–204.

[75] 李树欣．葛根的化学成分及药理作用的研究进展［J］．辽宁化工，2020，49（11）：1412–1413.

[76] 汪宁，高子平．石膏在面部皮炎治疗中的运用［J］．亚太传统医药，2019，15（12）：194–195.

[77] 刘歌，王辉，赵振彪．知母功用本草考证及现代药理认识［J］．辽宁中医药大学学报，2018，20（12）：191–194.

[78] 卜妍红，陆婷，吴虹．栀子化学成分及药理作用研究进展［J］．安徽中医药大学学报，2020，39（6）：89–92.

[79] 姚雪，吴国真，赵宏伟，等．黄芩中化学成分及药理作用研究进展［J］．辽宁中医杂志，2020，47（7）：215–220.

[80] 付琳，付强，李冀．黄连化学成分及药理作用研究进展［J］．中医药学报，2021，49（2）：87–92.

[81] 李先宽，冯杉，郑艳超，等．黄柏与关黄柏的化学成分及生物活性研究进展［J］．药物评价研究，2019，42（5）：1033–1037.

[82] 杨然，陆远，郝昊，等．金银花环烯醚萜苷类化学成分和药理活性研究进展［J］．中国中药杂志，2021，46（11）：2746–2752.

[83] 张天锡，史磊，刘雯，等．连翘化学成分、药理活性现代研究［J］．辽宁中医药大学学报，2016，18（12）：222–224.

[84] 王建敏，李伟．板蓝根颗粒中有效成分的测定及药理作用研究进展［J］．中国医药导报，2019，16（18）：

49-52.

[85] 蔡红蝶，刘佳楠，陈少军，等．鱼腥草化学成分、生物活性及临床应用研究进展［J］．中成药，2019，41（11）：2719-2728.

[86] 李海波，秦大鹏，葛雯，等．青蒿化学成分及药理作用研究进展［J］．中草药，2019，50（14）：3461-3470.

[87] 马川，彭成，李馨蕊，等．广藿香化学成分及其药理活性研究进展［J］．成都中医药大学学报，2020，43（1）：72-80.

[88] 吕文纲，王鹏程．佩兰化学成分、药理作用及临床应用研究进展［J］．中国中医药科技，2015，22（3）：349-350.

[89] 庄红艳，房萌，王艳梅，等．苍术防治疫病本草文献、药理学及临床研究概况［J］．中国药业，2020，29（21）：1-4.

[90] 谭珍媛，邓家刚，张彤，等．中药厚朴现代药理研究进展［J］．中国实验方剂学杂志，2020，26（22）：228-234.

[91] 李丽丽，田文仓，刘茵，等．砂仁中化学成分及其药理作用的研究［J］．现代生物医学进展，2018，18（22）：4390-4396.

[92] 张琪，黄燕，杨扬．草果挥发油的研究进展［J］．时珍国医国药，2014，25（4）：931-933.

[93] 齐娜，段文娟，李雅婧，等．麝香酮药理作用的研究进展［J］．世界科学技术－中医药现代化，2020，22（8）：3042-3047.

[94] 郭美彤，赵佳奇，韩诚，等．石菖蒲药效物质基础和作用机制研究进展［J］．中药药理与临床，2019，35（2）：179-184.

[95] 胡妮娜，张晓娟．黄芪的化学成分及药理作用研究进展［J］．中医药信息，2021，38（1）：76-82.

[96] 高健，吕邵娃．人参化学成分及药理作用研究进展［J］．中医药导报，2021，27（1）：127-130，137.

[97] 王宇晨，王小利，沈思嗣，等．人参皂苷抗病毒作用的研究进展［J］．国际中医中药杂志，2018，40（7）：677-681.

[98] 顾思浩，孔维崧，张彤，等．白术的化学成分与药理作用及复方临床应用进展［J］．中华中医药学刊，2020，38（1）：69-73.

[99] 范明明，张嘉裕，张湘龙，等．麦冬的化学成分和药理作用研究进展［J］．中医药信息，2020，37（4）：130-134.

[100] 王春丽，李子艳，毛艳艳，等．重大传染性疾病的流行病学回顾［J］．中国抗生素杂志，2021，46（6）：493-500.

[101] 张稚鲲．疫病（急性传染性疾病）古今用药特点及配伍规律研究［D］．南京中医药大学，2017.

[102] 王文远．古代中国防疫思想与方法及其现代应用研究［D］．南京中医药大学，2011.

[103] 陈冉，王婷婷，李开铃，等．免疫调节抗病毒中药的特性与应用［J］．中草药，2020，51（6）：1412-1426.

[104] 赵洪波．浅述小儿手足口病药物治疗的研究进展［J］．中国城乡企业卫生，2020，35（5）：48-51.

[105] 张利英，史桐凡，周谷城，等．三种冠状病毒流行病学及中药治疗研究比较［J］．中药药理与临床，2020，36（5）：7-12.

[106] 杨丰文，黄明，张俊华，等．应对疫情中医药救治有哪些优势——张伯礼院士权威解答［J］．天津中医药，2020，37（4）：363-364

[107] 张志安．藿香、苍术对甲型 H1N1 流感病毒感染的免疫调节作用分析［J］．深圳中西医结合杂志，2016，26（24）：35-36.

中医药预防抗生素耐药性研究

抗生素是治疗细菌等病原微生物感染的主要药物，是世界上应用最广、发展最快、品类最多的一类药物。随着抗菌药物的泛用及滥用，细菌耐药性问题日益凸显，耐药菌的临床检出率有逐年增加的趋势。2019 年美国疾病控制和预防中心（CDC）报告称，预估每年有 280 万人感染抗生素耐药性细菌，约 3.5 万人因之死亡[1]。目前临床中常见的耐药细菌主要包括耐甲氧西林金黄色葡萄球菌（MRSA）、产超广谱 β－内酰胺酶（ESBLs）的细菌、耐碳青霉烯类抗菌药物肠杆菌科细菌（CRE）、耐碳青霉烯类抗菌药物鲍曼不动杆菌（CR-AB）、多重耐药 / 泛耐药铜绿假单胞菌（MDR/PDR–PA）、耐青霉素肺炎链球菌等[2]。面对多重耐药菌乃至“超级细菌”，现代医学甚至陷入无药可用的困境，研发新型抗生素的速度已经远远不及新型耐药菌产生的速度。而中药成分复杂、作用靶点多、抗菌谱广，不易产生耐药性，部分中药能够延缓或逆转细菌耐药性，具有预防抗生素耐药性或联合增效抗菌药物的巨大潜力和优势。

一、中医药预防抗生素耐药性研究进展

1. 中医药对细菌耐药的理论认识

耐药菌乃针对抗生素的治疗应运而生，因此祖国医学中并无“细菌”及“细菌耐药”等概念。《古书医言》云：“邪气者毒也。”现代医学中的病原微生物如细菌，属于“外来之毒”的范畴[3]，其感染机体后，诱导机体产生诸多致病性病理产物，此为“内生之毒”，中医大家陆渊雷在《伤寒论今释》中亦指出外感热病的病因主要为细菌感染及毒素分泌，中医治疗外感热病的主要机理需充分调动机体自身的抗毒能力[4]，因此细菌感染其病因乃机体感受“邪毒”。机体感染耐药菌主要有以下 3 种方式，即：机体初发感染为耐药菌；机体初始感染为敏感菌，泛用或滥用抗生素诱导细菌耐药；二重感染时，前期

抗菌药物的应用产生耐药菌株[5]。临床上，耐药菌感染多见于合并基础疾病、长期住院、大量应用激素、免疫抑制剂、手术后及年老体弱者。正如《黄帝内经》言："正气存内，邪不可干""邪之所凑，其气必虚"。正气亏虚是细菌耐药发病的内在基础，在正气虚馁之时，耐药菌"邪毒"伺机而作，暗耗人体气、血、阴、阳，致使邪毒与正气互损。因此，"正气不足，感受邪毒"是耐药菌感染的核心病机，扶正祛邪是耐药菌感染的核心治疗原则[6]。

2. 中医药预防抗生素耐药性实验研究进展

中药抑制耐药菌以及逆转细菌耐药性的作用一直以来是中医药预防抗生素耐药性研究的热点。其中，中药对耐药菌的抑菌作用常表现在破坏细胞膜以及细胞壁的完整性，抑制细菌蛋白质、核酸合成等[7]。研究发现部分中药单药、复方联合或不联合抗生素均有一定的抑菌作用。赖韶钦等[8]研究发现，黄连、五味子、乌梅、连翘颗粒混悬液对耐碳青霉烯类肺炎克雷伯菌有一定程度的体外抑菌作用，其抑菌作用可能是通过升高碱性磷酸酶（ALP）改变细菌的细胞壁的通透性而实现的。黄芩可通过抑制肺炎克雷伯菌 DNA 拓扑异构酶Ⅰ与Ⅱ的活性，抑制细菌核酸和蛋白质合成，发挥抑菌的作用[9]。徐红日等[10]研究发现，扶正解毒化瘀方与亚胺培南西司他丁钠联合使用，不仅可以直接破坏细胞结构发挥抗菌作用，还可能通过刺激机体的免疫应答，提高机体对细菌的清除能力。

耐药性的逆转作用常表现为抑制生物膜的形成并破坏成熟生物膜、抑制灭活酶活性、抑制或消除耐药质粒、抑制细菌外排泵作用、调控耐药基因表达或转移等[11]。研究表明中药单体小檗碱与苦参碱可以下调耐药大肠埃希菌群体感应相关基因 luxS、pfS、sdiA、hflX、motA、fliA，抑制细菌生物膜的形成，从而逆转抗生素耐药[12]。芪归银可以预防铜绿假单胞菌对亚胺培南的耐药，这与芪归银可以调节 PhzA、PhzB、PhzM、MetQ1、ArcA、IscU 等蛋白的表达，抑制细菌的群体感应，从而干预铜绿假单胞菌生物膜的形成有关[13]。新加达原散可明显减少形成期及成熟期肺炎克雷伯菌生物膜膜内活菌数量，降低肺炎克雷伯菌生物膜稳定性，减少膜内活菌[14]。金银花水煎剂可在体外通过 R 质粒消除的方式逆转产金属酶铜绿假单胞菌耐药性，其在 24h、48h、72 h 的 R 质粒平均消除率分别为 0、0.71%、0.62%[15]。王玉婷等[16]发现扶正解毒化瘀能够降低 MexAB-OprM 外排泵阳性多重耐药铜绿假单胞菌菌株 mexB、oprM 蛋白的表达，提升 mexR 蛋白的表达，从而抑制菌体外排泵的作用，提高药物敏感性，发挥对 MDR-PA 所致肺炎的作用。张弛等[17]研究发现中药单体白花丹醌对替加环素耐药鲍曼不动杆菌具有一定协同体外抑菌作用，其增加抗菌药物敏感性的作用可能与外排泵抑制有关。

3. 中医药预防抗生素耐药性临床研究进展

中药与抗生素在细菌感染及预防、诊治耐药菌感染中体现了协同增益的效果，这种协同作用具体体现在耐药菌发生率的降低、临床症状的改善、影像学炎症吸收以及相关实验室检测指标等方面。一项针对 219 例重症肺炎的回顾性研究发现，中药组治疗后耐药发生率、耐药抗生素种类数、发生感染性休克、死亡人数及比例均明显低于无中药组，说明中药对于减少重症肺炎耐药感染发生及治疗预后有着明显的疗效优势[18]。丁美兰[19]针对 NICU 患者易感染多重耐药菌的现状，采用以黄连解毒汤为主方的中药擦浴进行临床观察研究，7 天为一疗程，共干预 2 个疗程，发现该法能够预防 NICU 多重耐药菌感染，治疗组常见多重耐药菌感染率。重视扶正祛邪是治疗耐药菌感染的基本原则，这种治则在临床治疗中得到广泛验证。胡秋利等[20]研究结果显示西药基础治疗联合中药雾化吸入及内服培土生金中药干预肺部多重耐药铜绿假单胞菌感染，可以更有效地改善临床症状，降低炎性指标 WBC、PCT 水平，提高细菌清除率，且具有较好的安全性。全耐药菌是指对目前所做的所有体外药敏试验药物全部耐药的细菌，有研究者选择停用抗生素改为中药联合支持治疗，呈现较好的效果。周玉中[21]应用健脾益肾活血化痰方治疗全耐药菌感染呼吸机相关性肺炎的临床结果显示，单纯中药组其死亡率（13.33%）低于西医对症治疗组（53.33%），治疗后 WBC、hs-CRP、PCT 水平显著降低，中医证候积分、CPIS 评分明显下降，为全耐药菌感染的治疗提供了一定的思路。

二、中西医预防抗生素耐药性研究比较

1. 现代医学对细菌耐药的理论认识

耐药菌是指在长期的抗生素选择之后出现对相应抗生素产生耐受能力的菌株，耐药菌株的产生既是自然选择的结果，亦是滥用抗菌药物的结果[22]。

致病菌产生耐药性的机制主要与细菌群体感应及生物膜、外排泵、细菌分泌钝化酶、抗菌药物靶点发生突变或被修饰以及适应性耐药等机制相关[23, 24]。群体感应是一种微生物细胞信息交流机制，细菌自发产生并释放一些与群体密度相关的信号分子，以调控细菌的群体行为，其中生物膜的形成就是细菌群体感应的一种主要表型，细菌群体感应与细菌生物膜的形成及耐药密切相关。生物膜是细菌为适应环境而形成的一种自我保护性生长方式，可以保护细菌免受抗生素等毒性物质的杀伤，是多种细菌产生耐药的重要机制[25]。生物膜形成后，胞外基质中的胞外多糖构成渗透屏障，从而阻碍抗生素扩散至菌体内产生耐药，同时生物膜内营养不良，导致细菌生长、代谢缓慢，代谢产物不易排出，在偏酸性环境下抗生素作用失活。外排泵由一系列转运蛋白组成，多见于革兰氏阴性杆菌，其外排泵可将菌体内的抗生素及有毒物质泵出菌体外，外排泵的存在使细菌细胞在高浓度抗生素的环境中仍可以部分存活，从而产生耐药[26]。钝化酶是耐药菌产生的可以破坏或灭活抗生素结构，使其失去抗菌活性的酶。目前发现的钝化酶主要包括 β-内酰胺酶、氨基糖苷类抗生素钝化酶、大环内酯类抗生素钝化酶、氯霉素类钝化酶等，其酶可通过染色体编码或质粒编码而获得[24]。此外，细菌在抗菌药物的作用下会产生基因突变，导致耐药性抗菌药物作用靶点发生突变或结构改变，这些染色体变异能够导致菌体对抗菌药物的摄入减

少，改变抗菌药物对菌体的作用位点，增加外排泵和抗菌药物灭活酶的表达，直接影响其与药物间的亲和性。适应性耐药指细菌为适应环境所产生的耐药机制变化，所有细菌都具有天然耐药的特性，在当前抗菌药物选择性压力的环境下，细菌会产生暂时性的耐药，从而获得耐药表型[27]。

2. 现代医学预防抗生素耐药性实验研究进展

抗菌药物药代动力学 / 药效动力学（pharmacokinetic/pharmacodynamic，PK/PD）理论对于指导临床抗菌药物合理应用的重要性不断得到关注。2016 年美国感染性疾病学会美国胸科协会（IDSA/ATS）联合发布的医院获得性肺炎与呼吸机相关性肺炎（hospital-acquired pneumonia/ventilator-associated pneumonia，HAP/VAP）指南中，在学术界首次强调医生不应按药品说明书用药，而应根据抗菌药物的 PK/PD 用药，足以提示了抗菌药物 PK/PD 对于指导临床治疗的重要性。

（1）药代动力学（PK）

药代动力学是应用动力学原理与数学模式定量描述与概括药物通过各种途径（如静脉注射、静脉滴注、口服给药等）进入体内的吸收（absorption）、分布（distribution）、代谢（metabolism）和排泄（elimination），即 ADME 过程中药物浓度随时间变化的动态规律的一门科学。利用 PK 模型可以描述药物的吸收、分布、代谢和排泄过程，应用相关 PK 软件计算 PK 参数，了解药物的体内过程对制定合理的给药方案、减少不良反应及评估药物相互作用有重要意义。

1）吸收。药物从给药部位进入血循环的过程称为吸收。影响药物吸收的因素包括药物解离度和脂溶性、胃排空时间、肠蠕动功能、血流量及首过效应等。与吸收相关的 PK 参数有生物利用度、达峰时间（T_{max}）和血药峰浓度（C_{max}）等。

2）分布。药物从给药部位进入血循环后，通过各种生理屏障向组织转运称为分布。抗菌药物在感染部位的浓度决定了抗菌药物的疗效及抗菌活性的持续时间。药物对组织的穿透力与药物的脂溶性、相对分子质量、分子结构和血清蛋白结合率等有关。与分布有关的 PK 参数有表观分布容积（apparent volume of distribution，Vd）和蛋白结合率（protein binding，PB）。

3）代谢。药物进入机体后，经酶转化变成代谢产物，这个过程称为代谢。肝微粒体细胞色素 P450 酶（CYP450）系统是促进药物生物转化的主要酶（即肝药酶）。因遗传多态性和其他影响因素（如年龄、疾病、营养），酶水平或活性的个体差异较大。该酶系统易受药物的诱导或抑制。

4）排泄。药物主要通过肾脏或经肝脏代谢后以原形或代谢物经尿液或肠道排出体外。大多数抗菌药物主要经肾脏排泄，部分抗菌药物通过肝肾双通道排泄，肾脏疾病时因肾小球滤过或肾小管功能受损，影响抗菌药物的消除。同样，肝脏疾病也可减弱对药物的代谢或排泄。与代谢和排泄有关的参数主要有消除半衰期（$T_{1/2\beta}$）和清除率。[28]

（2）抗菌药物的药效学（PD）

抗菌药物的药效学主要研究药物对病原体的作用，反映药物的抗微生物效应和临床疗效。通过对抗菌药物 PD 的研究，可以确定抗菌药物对致病菌的抑制或杀灭效果，相关的指标包括最低抑菌浓度、最低杀菌浓度、最低有效浓度、防耐药突变浓度、异质性耐药、联合抑菌指数、血清杀菌效价等。

对于预防耐药，目前防耐药突变浓度是研究最多的，1999 年由美国的 Drlica 和 Zhao 等率先提出了耐药突变选择窗理论，该理论认为：根据 MIC 理论用药，仅可阻止大部分敏感菌的生长，临床一般的治疗方案往往使药物浓度落入 MSW 内，引起耐药突变菌富集扩增。一旦富集扩增的耐药突变菌转移到新宿主身上，就会成为新的优势菌群，从而产生耐药，导致治疗失败。 MPC 是一个反映抗菌药物抗菌活性及药物抑制耐药突变株选择能力的药效学参数，与该药物限制该种细菌耐药突变株选择的能力成反比例关系。当抗菌药物浓度在 MIC ~ MPC 之间（MSW）时，会使耐药突变菌富集扩增。MSW 理论认为，当两种不同作用机制的抗菌药物联合应用，细菌需要同时发生两种耐药突变才能生长[29]。

体外 PD 的研究方法：①选择抗菌药物治疗的目标：将临床适应证的目标病原菌作为受试菌株测定其 MIC，测定结果描述包括 MIC 范围、MIC_{50}、MIC_{90} 和 MIC 众数等，受试菌一般应选择近 2~3 年的临床分离菌株；②测定抗菌药物对目标病原菌的 MBC：测定结果描述需包括 MBC 范围、MBC_{50} 、MBC_{90}、MIC_{50}/MBC_{50} 和 MIC_{90}/MBC_{90} 等；③测定临床适应证的主要菌种抗生素后效应（PAE）；④时间杀菌曲线（time-kill curve）：观察药物对受试菌的杀菌活性及杀菌速率随浓度和时间的变化过程，初步分析该抗菌药物的杀菌模式和 PK/PD 特性属浓度依赖性或非浓度依赖性。

刘明涛等[30]报道了体外研究万古霉素联合利福平、左氧氟沙星、夫西地酸三种抗菌药物后，对异质性万古霉素中介金黄色葡萄球菌（hVISA）耐药突变选择窗的影响，结论：万古霉素联合其他抗菌药物可有效降低其对 hVISA 的 MPC 及选择指数（SI），缩小耐药突变选择窗，减少耐药突变体的产生。谢洪华等[31]发现左氧氟沙星（LVX）与头孢哌酮舒巴坦（SCF）联合使用可降低 LVX 单用对铜绿假单胞菌 MPC，缩小 MSW，减少耐药菌产生。徐玉辉等[32]报道发现多黏菌素 B 联合用药可以提高对耐碳青霉烯类肺炎克雷伯菌（CR-KP）的抗菌活性，降低对肺炎克雷伯菌的 MPC 和 SI，缩小耐药突变选择窗，最终减少细菌发生耐药突变的可能。Nordqvist 等[33]报道了黏菌素单用及联合利福平，可缩小其对耐碳青霉烯类鲍曼不动杆菌的 MSW，防止多重耐药鲍曼不动杆菌耐药菌株出现。

（3）抗菌药物 PK/PD

抗菌药物 PK/PD 是将药物浓度与时间和抗菌活性结合起来，阐明抗菌药物在特定剂量或给药方案下血液或组织浓度抑菌或杀菌效果的时间过程。因此，基于 PK/PD 原理制定的抗菌治疗方案，可使抗菌药物在人体内达到最大杀菌活性和最佳临床疗效及安全性，并减少细菌耐药性的发生和发展。目前，抗菌药物 PK/PD 理论已应用于指导抗菌新药临床初始给药方案的确定，药敏试验折点的制定及再评价，以及指导临床抗菌治疗给药方案进一步优化。尤其是 PK/PD 导向的重症患者抗菌药物的给药原则，重症患者病情重，低蛋白血症、器官功能障碍及持续肾脏替代治疗（continuous renalreplacement therapy，CRRT）、体外膜肺氧合（extracorporeal membrane oxygenation，ECMO）等器官支持手段等多重因素均可影响患者的 PK，故临床应用抗菌药物时 PK/PD 很难达到理想的靶值，对治疗效果有更多的影响，是对临床的严峻挑战，同时也是研究热点。马志超等[34]通过对合并低蛋白血症的重症患者使用高蛋白结合率抗菌药物后体内药代动力学与药效学的研究进行综述，为临床优化抗菌药物治疗、提高疗效、减少药品不良反应和住院时间及降低住院成本提供方案，为抗菌药物在合并低蛋白血症重症患者中的合理应用提供参考。

体外 PK/PD 研究是一种借助体外装置模拟抗菌药物在机体内药物浓度随时间变化（PK 过程）的抑制或杀灭细菌（PD）的动态过程，描述机体用药后抗菌药物作用。细菌生长（或死亡）与时间的定量关系，也可称为体外动态杀菌模型，此模型可用于抗菌药物体外 PK/PD 指数及靶值的制定及给药方案（给药剂量、给药间隔）的筛选。主要体外 PK/PD 模型包括稀释模型和扩散模型，常用的扩散模型为出中空纤维感染模型（hollow fiber infection model，HEIM）。在体外 PK/PD 模型中模拟抗菌药物不同给药方案下药时曲线，依据其 C_{max}、AUC 和 $T_{1/2\beta}$ 等 PK 参数，结合该药对受试菌的 MIC 值，建立 3 个 PK/PD 指数（fC_{max}/MIC、$fAUC_{0-24}$/MIC 和 %f T > MIC）与其 PD 参数（细菌菌落计数变化值，$\Delta \log_{10}$CFU）的 PD 模型（如 SigmoidalE_{max} 模型等）。根据拟合度大小选择代表该抗菌药物的最佳体外 PK/PD 指数。赵磊等[35]应用中空纤维感染模型模拟人体 PK/PD 过程，评价重症伴肾功异常患者使用左氧氟沙星（LVF）和头孢他啶（CAZ）的不同给药方案治疗铜绿假单胞菌感染的杀菌和抑制耐药菌扩增的效果，为临床合理用药提供参考。实验结论：LVF 与 CAZ 的联合不仅能增强对铜绿假单胞菌的杀菌活性，在延缓细菌耐药、抑制耐药菌增殖方面也有更好的表现。

动物感染模型可用于研究各种抗菌药物不同给药方案，进入感染动物体内的 PK 特点、抑菌或杀菌效果（感染部位细菌菌落计数降低或动物存活率 / 病死率）及治疗时间（疗程）的长短。计算 PK/PD 指数（fC_{max}/MIC、$fAUC_{0-24}$/MIC 或 % fT > MIC）与抑菌或杀菌效果的相关性，据此获得该药的动物 PK/PD 指数及靶值，其与临床研究结局有较好的一致性，对临床和微生物学疗效的一致性、对临床和微生物学疗效的预测性优于体外 PK/PD 模型。现有的动物感染模型有大腿感染、肺炎、心内膜炎、尿路感染、腹腔感染和全身感染模型等。PK/PD 模型一般采用的感染动物为小鼠或大鼠等，可同时在免疫缺陷感染小鼠和免疫正常感染小鼠体内评价抗菌药物的体内活性。可通过腹腔注射环磷酰胺的方法导致嗜中性粒细胞减少，以消除免疫状态对结果的干扰。常用免疫缺陷鼠大腿感染模型和免疫缺陷鼠肺炎模型等，其药效判断指标明确（组织中细菌菌落计数的变化值），该方法重复性好且简单方便。有条件时可同时采用微透析技术动态测定小鼠 / 大鼠腿部感染。

肺部感染组织中的药物浓度，评价血液及靶组织中的 PK/PD 特性。苏珊等[36]通过泰比培南酯对小鼠肺炎克雷伯菌感染模型 PK/PD 研究，预测最佳 PK/PD 参数。发现 AUC/MIC 和 C_{max}/MIC 参数是反映泰比培南酯对小鼠的肺炎克雷伯菌肺部感染疗效的主要 PK/PD 参数。丁焕中等[37]利用头孢喹肟治疗感染金黄色葡萄球菌的体内兔组织笼模型，结论保持 MPC ≥ 58%，有利于减少耐药菌的出现。

3. 现代医学预防抗生素耐药性的临床研究进展

（1）临床的 PK/PD 研究方法

在目标适应证患者群体中，采用稀疏点采样方法开展抗菌药物在感染患者中的群体 PK（PPK）研究，建立 PPK 模型。采用 Bayesian 法等获取感染患者个体 PK 参数，结合该患者自身感染病原菌的 MIC 值，计算出该患者的 PK/PD 指数（fC_{max}/MIC、$fAUC_{0-24}$ /MIC 或 %fT > MIC），并与该群体患者临床疗效（治愈或失败）、微生物学疗效（病原菌清除或未清除）进行相关性分析，建立 PD 模型（如 logistic 回归模型）。据此从临床 PK/PD 的角度确定该药的 PK/PD 指数，同时确定其临床 PK/PD 靶值。一般而言，临床治愈率、细菌清除率达到 90% 时的 PK/PD 值即为体内达到最大杀菌效果的临床 PK/PD 靶值。根据临床 PK/PD 靶值筛选和优化抗菌药物最佳给药方案具有临床意义。需要注意的是：在一些抗菌药物的临床研究中，由于细菌培养阳性率不高，患者同时获取 PK 和 PD 数据较为困难；临床研究中分离到的细菌种类和数量缺乏代表性等因素，导致 PK/PD 参数和其疗效间的定量关系较难建立，不易获得准确的临床 PK/PD 靶值。徐兵等[38]结合治疗药物监测（TDM）和 Bayesian 反馈法，探索临床使用美罗培南的重症感染患者首次 TDM 后的谷浓度及 PK/PD 参数达标情况。有必要在重症感染患者中开展基于 TDM 及 Bayesian 反馈法的个体化给药方案设计。

（2）确定临床给药方案的方法

1）单点估计法。PK 参数来自健康受试者或患者（从经典 PK 或 PPK 研究中获得），PD 参数来自体外 PD 研究中的 MIC 结果（MIC_{50} 和 MIC_{90}），计算抗菌药物不同给药方案下 PK/PD 指数，评价抗菌药物不同给药方案对不同菌种的各种细菌的 PK/PD 值，综合分析后建议临床给药方案。该研究方法的缺陷在开 PK 和 PD 数据均为单点估计值，未考虑 PK 参数个体间和个体内的变异及细菌 MIC 的分布情况。何娟等[39]观察重症急性胰腺炎（SAP）患者万古霉素血药浓度及其药代动力学的变化特点，并探讨影响血药浓度的因素。发现 SAP 患者万古霉素谷浓度显著降低，且万古霉素用药时间越早，谷浓度越低。在 SAP 治疗早期，应给予较高剂量的万古霉素以保证临床治疗效果，减少细菌耐药。

2）蒙特卡洛模拟（MCS）。采用来自健康受试者和（或）患者 PK 和（或）PPK 数据（平均值及变异值）进行模拟，产生模拟数据。模拟时，需要按照数据的实际分布，通过相应的参数进行模拟。为了获取可信的结果和 95% 的置信区间，需进行多次模拟平均值及变异值产生模拟数据。PD 参数通常为体外 PD 研究中 MIC（MIC 分布）或临床研究中分离自患者致病菌的 MIC 结果（MIC 分布）产生的模拟数据。根据其 PK/PD 特点，计算 fC_{max}/MIC、$fAUC_{0-24}$/MIC 或 $\% f T > MIC$，以非临床或临床 PK/PD 靶值为目标，计算抗菌药物不同给药方案对某一细菌的 PK/PD 指数在不同 MIC 值时达到该靶值的达标概率（PTA），并据此总和各 MIC 值时细菌分布百分率与相应 PTA 乘积，即达到该靶值的累积响应百分率（cumulative fraction of response，CFR）。一般而言，抗菌药物给药方案对某一细菌 CFR 值高于 90% 时，提示该给药方案对该细菌具有最大的杀菌效果，为优选方案。当给药方案在某 MIC 值时的 PTA 值高于 90%，且该 MIC 值位于野生型菌株 MIC 分布范围的上端，包括 MIC_{90} 和（或）流行病学界值时，认为此给药方案为有效治疗方案。根据 PTA 和 CFR 结果确定达到最佳临床和微生物学疗效时抗菌药物的给药方案，包括给药剂量、间隔时间和给药方式（如注射液为间断或连续静脉滴注等），进行 PTA 分析时可按抗菌药对病原菌的 MIC 值和 PK/PD 靶值（$\Delta \log_{10}$CFU 取值 0、-1 或 -2）列出分析结果。张宏亮等[40]优化儿童耐甲氧西林金黄色葡萄球菌（MRSA）感染的万古霉素的经验给药方案，根据万古霉素的 PK/PD 模型，对不同剂量的万古霉素的给药方案进行蒙特卡罗模拟，从而得出最佳的给药方案。

（3）开发新药的同时合理利用好现有的抗生素

加强病原学检查，严格掌握用药适用证。黄冠[41]分析痰细菌培养结果对老年慢性阻塞性肺疾病临床用药的指导作用，发现痰培养结果对老年慢性阻塞性肺疾病患者有效用药具有指导意义，可提升治疗效果，减少耐药发生。

（4）加强监测，建立完善的监测系统

应尽快建立两大监测系统，一是细菌耐药监测系统，二是全国抗菌药物临床应用监测网。中国细菌耐药监测系统是全国细菌耐药监测网（China Antimicrobial Resistance Surveillance System，CARSS），是唯一由政府建立，覆盖全国二、三级医疗机构的大型细菌耐药性监测网络。通过本监测网络，可获取有科学价值的、分层的细菌耐药性及变迁信息，掌握全国细菌耐药性流行趋势及新威胁，为政府、卫生健康行政部门制定相关政策及评估干预措施的有效性提供科学依据。全国细菌耐药监测网包括主动监测和被动监测两种形式，常规开展被动监测，定期或不定期开展主动监测。

美国政府建立国家医院感染监测系统（National Nosocomial Infections Surveillance System，NNIS），网址 http: //www.cdc.gov/nhsn，监测内容包括院内感染发生率、耐药菌发展趋势、特定致病菌的流行病学研究和感染危险因素等信息，每年都有监测报告。欧盟建立欧洲细菌耐药监测系统（European Antimicrobial Resistance Surveillance Network，EARS-Net），网址 http: //www. rivm.nl/earss，监测内容包括重点侵袭性致病菌，除细菌信息外，还采集基本临床数据、实验方法、医院类型和规模信息，并区分住院和门诊患者。

多数监测研究尚没有涉及抗菌药物应用情况以及量化研究。因此，仍应进一步努力提高耐药监测的质量，努力建立通用的标准。除合理监测之外，对于细菌耐药性产生及抗菌药物应用关系的研究可谓重中之重。监测内容包括细菌耐药趋势、细菌耐药趋势与耐药机制、细菌耐药趋势与抗菌药物使用关系等。细菌耐药趋势与抗菌药物使用关系是当前细菌耐药监测的重要内容，据此可以了解抗菌药物使用在预防和加速细菌耐药发展中的作用趋势，评价所采取措施（干预）的有效性。另外，抗菌药物处方监测和感染转归监测也是细菌监测的重要内容。

多数监测网单纯监测细菌耐药性，没有涉及抗菌药物的使用情况，更没有进行抗菌药物使用量与细菌耐药性变化之间的量化研究。Roberts Jason A 等[42]利用国外监测数据，寻求应用药效学原理来帮助临床实践抑制耐药性的出现。其他如数据质量、代表性等问题，都有待在今后的监测中不断完善。总之，通过细菌耐药监测了解细菌的耐药特点，可为政府有关部门制定抗菌药物应用政策，采取管理措施，评价干预手段提供数据，也为医生用药提供依据，同时也对药品开发、生产、销售等诸多方面都有重要意义。

为进一步规范抗菌药物临床应用，我国颁布了《药品管理法》《医疗机构管理条例》《处方管理办法》《医疗机构药事管理规定》《抗菌药物临床应用管理办法》《医院处方点评管理规范（试行）》，2015 年组织对 2004 年印发的《抗菌药物临床应用指导原则》（卫医发〔2004〕285 号）进行了修订，形成了《抗菌药物临床应用指导原则（2015 年版）》。

抗生素耐药性涉及人类健康、动物卫生、农业等诸多领域，应遵循“同一健康”理念，加强跨领域、多部门协调应对。中国已建立由 14 个部门参与的“应对细菌耐药联防联控工作机制”，并发布《遏制细菌耐药国家行动计划（2016—2020）》。国际上应支持联合国发挥领导和协调作用，为世界卫生组织提供更多资源。应在 2030 年可持续发展议程框架内解决抗生素耐药性问题，在减贫、增强民众体质、传染病防控等领域加大努力，从根本上减少抗生素使用。

4. 中西医预防抗生素耐药性研究的差异比较

面对抗菌药物广泛使用造成的细菌耐药这一重大健康问题，西医因为新型抗菌药物开发速度日渐缓慢，目光只能被迫转向已有的抗生素合理使用上。细菌耐药大都需要经过两个过程，首先是菌株自发地产生 DNA 合成错误导致了耐药性突变，之后突变的菌群因为耐药优势得到了选择性的增菌。目前已知细菌发生自发耐药突变的概率大概是 1×10^{-7}，传统基于 MIC 的 PK/PD 理论指导下的用药方案，虽能有效地杀死未发生耐药突变的敏感菌群，却会导致已经突变的耐药菌株亚群被选择出来，从而导致抗生素治疗浓度增加及治疗效果下降；而已经发生耐抗生素突变的菌株继续产生第二次对同一种药物的耐药突变的概率大概是 1×10^{-14}，这种情况出现的概率极低。因此，催生了对于防耐药突变浓度（MPC）及突变选择窗（MSW）的一系列研究，基于突变选择窗的 PK/PD 模型以 MPC 作为量化指标，提高抗生素的用药浓度，使其达到 MPC 值，在此浓度下即可有效地杀死病原菌，又可以防止发生第一步耐药突变的菌株残留及扩大生长。因此又进一步建立了基于 MSW 的新型 PK/PD 模型，以及依据这个模型，进行了一系列的临床和实验研究。

近年来中医药干预多重耐药菌的实验研究从过去单纯停留在体外抑菌作用研究逐渐过渡到针对细菌不同耐药机制进行干预的较深层次的机制探索，从过去单独局限在清热解毒、清热燥湿、清热凉血类药物向活血化瘀、化痰和扶正类中药逐渐过渡。从注重药物直接影响细菌耐药的机制，到关注中药的整体干预作用，如调节感染机体的免疫功能，增强机体的抗病能力，从而改变耐药菌感染机体的内环境，干预耐药菌致病环节，进而影响细菌的耐药。从单纯的中药复方干预，走向中药与抗生素在细菌感染及耐药菌感染临床治疗中的协同增益作用，以及中药对耐药菌的多靶点的抑菌作用与耐药性逆转作用。遗憾的是对中药的 PK/PD 以及中药是否诱导耐药性产生等方面研究仍不足。

三、中医药预防抗生素耐药性研究发展趋势及展望

1. 国内外预防抗生素耐药性的研究发展趋势

抗生素自被发现以来，拯救了亿万人和动物的生命，但随着抗生素的广泛应用，使许多细菌产生耐药性，同时患者低依从性、不受管制的消费、高剂量使用以及人们把抗生素用于牲畜饲料和其他农业用途的添加剂等全球抗生素不合理使用的行为无意之中加速了细菌的耐药进程[43]。

为了延缓细菌耐药性的产生，国内外进行了很多研究，其主要研究主要集中在抗生素的合理使用、细菌耐药以及临床用药监测和新型抗菌药物研发上，逐渐形成了基于 MSW 的 PK/PD 模型的研究趋势，甚至有研究指出，以后 MPC 的测定将和药敏实验一样普及。国内外也在完善细菌和临床用药的监测机制。我国虽然已经建立起全国耐药监测机制，但与国外相比，仍有很多不足，多数监测网单纯监测细菌耐药性，没有涉及临床抗菌药物的使用情况，更没有进行抗菌药物使用量与细菌耐药性变化之间的量化研究。Roberts Jason A 等[42]利用国外监测数据，寻求应用药效学原理来帮助临床实践抑制耐药性的出现，其他如数据质量、代表性等问题，都有待在今后的监测中不断完善。

国内研究中，对于中药的研究是很多的，中药特别是中药复方对耐药菌的作用机制通常是多靶点、多层面的，中医药在抑菌以及抑制、逆转耐药方面具有极大的临床意义，其对耐药菌的作用机制具有极大的研究价值，中药复方、中药单体及其化合物具有极大的开发前景。无论是从新药研发减少抗生素的使用，从而降低耐药，还是从中药联合西药防止耐药菌产生的角度，中医中药都有它无可比拟的优势和前景。罗惠霞等[44]研究表明，联合给药的方式能够很好地缩小或者关闭突变选择窗，并受到越来越多认可。

国外对预防耐药性产生方面进行了持续性的投资，其中包括新药的研发和一些辅助治疗手段（噬菌体疗法、疫苗、单克隆抗体）[45]，国外学者也渐渐意识到植物产品代表了几乎无限的（多目标）活性成分来源，由数百种不同化合物的复杂混合物组成，一旦给药，这些化合物可能具有协同活性。此外，植物提取物和植物化学物质可用于辅助治疗，

以提高常规抗菌剂的功效[46-52]，减少其副作用并逆转多药耐药性，后者是一个新兴的非常关键的趋势。同样重要的是，在现代药物发现中，选定的植物化学物质也可以用作开发新化学支架的模板（“先导化合物”）。

大自然的微妙之处在于人类永远也无法设计出比她更美丽、更简单、更直接的发明——在她的发明中，没有什么是缺乏的，也没有什么是多余的。也许由于耐药性的不断产生，最后国内外的研究人员都逃不开对于天然植物提取物的研究。

2. 中医药预防抗生素耐药性的优势

习近平总书记指出：“充分发挥中医药防病治病的独特优势和作用，为建设健康中国、实现中华民族伟大复兴的中国梦贡献力量。”未病先防的理念是中医药的一大独特优势，早在两千多年前《黄帝内经》就提出“治未病”，奠定了中医关于疾病预防的思想。“未病先防”，即在尚未有对该病针对性的治疗方法之前，积极发挥中医药的重要作用。

中医研究细菌耐药性的历史不长，但我们有中医理论，临床上我们没有经验的新菌株也可以用中医理论进行辨证论治，同样可以取得很好的疗效。中医主要针对患病的人，西医主要针对疾病本身，中医结合四诊合参，辨证论治考虑正邪盛衰状态，结合人体气血阴阳的变化，利用中医药的偏性，采用多维度、多靶向调节，具有个体化的优势，因而具有明显的优势。

中医药具有多靶点、不易产生耐药的特点，中医药在中国广泛使用几千年，并没有出现过耐药的问题，而西医的抗生素广泛使用了百年时间，就产生了严重的耐药问题，这也充分显示了中医的优势。我们应该利用这些优势，预防耐药性的产生。

3. 中医药预防抗生素耐药性的展望

中医之前是没有抗生素、细菌、耐药这些概念的，中药在中国应用历史有几千年而耐药问题也并不突出，这是中医中药的优势。中医药预防抗生素耐药的道路虽然起步较晚，但随着国家支持力度的不断加大，相关的临床实践、科研成果越来越丰富，展现出巨大的发展活力和潜力。中西医结合预防抗生素耐药开辟了新的治疗途径，扩大了救治范围，为临床提供了新的思路，也在一定程度上降低了治疗费用，使患者得到了最佳的治疗效果。今后重视和发挥中医药的特色优势，走中西医结合治疗道路，将是我国预防抗生素耐药、解决日益严重的耐药问题的一项重要方略。在中西医结合治疗研究工作中，应坚持中医特色，借鉴西医的诊断技术、研究手段、观察指标和思路，逐步规范中医药预防耐药的研究方法以及疗效标准，让中医药预防抗生素耐药得到西医的认可走向世界。在临床工作中，扩大中西医结合治疗人数，做好现有患者的预防治疗工作，提高临床疗效，提高依从性。随着细菌耐药问题的日益严峻，中医药多靶点、多层次、个体化的优势就越可贵，随着中医药科研工作的不断深入，中西医结合必将在预防细菌耐药方面发挥更大作用。

撰稿人：王成祥　于会勇　秦欣欣　吕思缘　张　悦

参考文献

[1] CDC. Antibiotic resistance threats in the United States，2019 [Z]. U. S. Department of Health and Human Services，CDC：Atlanta，GA，USA，2019.

[2] 曹珍，薛璇玑，张新新，等. 临床常见耐药细菌及其天然抗生素增效剂的研究进展 [J]. 中草药，2020，51 (22)：5868-5876.

[3] 姜良铎，张文生. 从毒论治初探 [J]. 北京中医药大学学报，1998 (5)：2-3.

[4] 陆渊雷. 伤寒论今释 [M]. 张效侠. 校注. 北京：学苑出版社，2011.

[5] 付跃峰，孔令博，姜尚上，等. 刘清泉教授治疗耐药菌感染学术思想探讨 [J]. 中国中医急症，2020，29 (1)：136-138，142.

[6] 李猛，徐红日，王成祥. 中医扶正祛邪治则在老年肺炎治疗中的运用 [J]. 北京中医药，2017，36 (8)：686-688.

[7] 贾丽阳，邓冬，孙丽华，等. 中药治疗耐药菌感染作用机制研究进展 [J]. 中国实验方剂学杂志，2020，26 (16)：228-234.

[8] 赖韶钦，李晓君，谭俊青，等. 黄连等 4 种中药颗粒剂对碳青霉烯类耐药肺炎克雷伯菌细胞通透性影响 [J]. 中医药临床杂志，2019，31 (7)：1317-1319.

[9] 殷姿，欧宜文，李蓓，等. 黄芩对肺炎克雷伯菌抑制作用及其机制研究 [J]. 中国病原生物学杂志，2016，11 (5)：388-392.

[10] Xu H，Liu C，Li M，et al. In vitro antibacterial experiment of Fuzheng Jiedu Huayu decoction against multidrug-resistant Pseudomonas aeruginosa [J]. Front Pharmacol，2020，10：1682.

[11] Zuo G Y，Yang C X，Han J，et al. Synergism of prenylflavonoids from Morus alba root bark against clinical MRSA isolates [J]. Phytomedicine，2018，39：93-99.

[12] Sun T，Li X D，Hong J，et al. Inhibitory effect of two traditional Chinese medicine monomers，berberine and matrine，on the quorum sensing system of antimicrobial-resistant Escherichia coli [J]. Front Microbiol，2019，10：2584.

[13] Ding J，Gao X，Gui H，et al. Proteomic analysis of proteins associated with inhibition of Pseudomonas aeruginosa resistance to imipenem mediated by the Chinese herbal medicine Qi Gui Yin [J]. Microb Drug Resist，2020.

[14] 石岩，左雪，齐文升. 新加达原散抑制肺炎克雷白杆菌生物膜耐药的实验研究 [J]. 中国中医急症，2019，28 (10)：1792-1795，1809.

[15] 刘心伟，王志盛，许晓娜，等. 金银花水煎剂对产金属酶铜绿假单胞菌耐药性的体外逆转作用 [J]. 中华医院感染学杂志，2019，29 (15)：2251-2255.

[16] 王玉婷，徐红日，赵世同，等. 扶正解毒化瘀方对多重耐药铜绿假单胞菌 MexAB-OprM 外排泵表达影响的研究 [J]. 世界中医药，2019，14 (4)：859-863.

[17] 张驰，贾旭，杨羚，等. 中药单体白花丹醌对替加环素耐药鲍曼不动杆菌的抗菌作用研究 [J]. 成都医学院学报，2017，12 (2)：117-121.

[18] 袁思成，芮庆林. 重症肺炎耐药菌感染的预防发生及预后与中药治疗相关回顾性研究 [J]. 时珍国医国药，2020，31 (8)：1907-1909.

[19] 丁美兰. 中药擦浴在 NICU 预防多重耐药菌感染的效果观察 [J]. 内蒙古中医药，2017，36 (7)：78-79.

［20］胡秋利，刘长伟．中药雾化吸入联合培土生金法治疗肺部多重耐药菌感染疗效观察［J］．世界中西医结合杂志，2017，12（5）：673-676.
［21］周玉中．健脾益肾活血化痰方治疗全耐药菌感染呼吸机相关性肺炎临床观察［J］．河北中医,2017,39(8)：1157-1161.
［22］蓝素桂，李治蓉，苏爱秋，等．金黄色葡萄球菌抗生素耐药研究进展［J/OL］．食品与发酵工业，2021，47（13）：310-317.
［23］毕文姿，周铁丽．细菌致病性、耐药现状及耐药机制的研究进展［J］．浙江医学，2018，40（20）：2203-2206，2219.
［24］孙国壮，谢军，陈平．细菌致病机制及耐药机制的研究现状与进展［J］．国际医药卫生导报，2020，26（14）：2035-2040.
［25］Hughes G，Webber M A. Novel approaches to the treatment of bacterial biofilm infections［J］．Br J Pharmacol，2017，174（14）：2237-2246.
［26］Alibert S，N'gompaza Diarra J，Hernandez J，et al. Multidrug efflux pumps and their role in antibiotic and antiseptic resistance：A pharmacodynamic perspective［J］．Expert Opin Drug Metab Toxicol，2017，13（3）：301-309.
［27］Sandoval-Motta S，Aldana M. Adaptive resistance to antibiotics in bacteria：A systems biology perspective［J］．Wiley Interdiscip Rev Syst Biol Med，2016，8（3）：253-67.
［28］张菁，吕媛，于凯江，等．抗菌药物药代动力学/药效学理论临床应用专家共识［J］．中华结核和呼吸杂志，2018，41（6）：409-446.
［29］Drlica K. A strategy for fighting antibiotic resistance［J］．ASM News，2001，67（9）：27-33.
［30］刘明涛，常刚，李凯述，等．万古霉素分别联合三种抗菌药物对异质性万古霉素中介金黄色葡萄球菌耐药突变选择窗的影响［J］．中华医院感染学杂志，2017，27（14）：3147-3149，3157.
［31］谢洪华，孙云，杨佳艳．左氧氟沙星联合头孢哌酮舒巴坦对铜绿假单胞菌突变选择窗的影响［J］．海峡药学，2016，28（12）：86-88.
［32］徐玉辉，张诗昊，刘慧．多粘菌素B联合用药对耐碳青霉烯肺炎克雷伯菌体外抗菌活性研究［J］．中国消毒学杂志，2020，37（4）：260-262.
［33］Nordqvist H，Nilsson L E，Claesson C. Mutant prevention concentration of colistin alone and in combination with rifampicin for multidrug-resistant Acinetobacter baumannii［J］.Eur J Clin Microbiol Infect Dis，2016，35：1845-1850.
［34］马志超，孙弋，赵志刚．低蛋白血症对重症患者抗菌药物药代动力学和药效学影响的研究进展［J］．中南药学，2019，17（6）：903-907.
［35］赵磊．应用中空纤维感染模型评价左氧氟沙星和头孢他啶不同用药方案对治疗重症伴肾功异常患者铜绿假单胞菌感染的PK/PD［D］．中国医科大学，2020.
［36］苏珊，陈向东，汪辉，等．泰比培南酯对小鼠肺炎克雷伯菌肺部感染模型的药代动力学/药效学研究［J］．中国临床药理学杂志，2015，31（4）：272-275.
［37］Xiong M P，Wu X，Ye X M，et al. Relationship between cefquinome PK/PD parameters and emergence of resistance of Staphylococcus aureus in rabbit tissue-cage infection model［J/OL］．Front Microbiol，2016，7：e874（2016-06-07）［2017-02-25］．https://www.frontiersin.org/articles/10.3389/fmicb.2016.00874/full.
［38］徐兵，郭思维，李昕，等．基于治疗药物监测及Bayesian反馈法的美罗培南注射剂药代动力学/药效学研究［J］．中国临床药理学杂志，2016，32（23）：2141-2144.
［39］何娟，毛恩强，景峰，等．SAP患者万古霉素的药代动力学及其影响因素：附7年的数据分析［J］．中华危重病急救医学，2017，29（6）：491-495.
［40］张宏亮，黄振光，丘岳，等．药代动力学/药效动力学模型结合蒙特卡罗模拟优化儿童耐甲氧西林金黄色

葡萄球菌感染的万古霉素给药方案［J］. 中国药学杂志，2017，52（3）：217-220.

［41］黄冠. 老年慢性阻塞性肺疾病患者痰培养结果对临床用药的意义［J］. 基层医学论坛，2020，24（2）：242-243.

［42］Roberts Jason A，Kruger Peter，Paterson David L，et al. Antibiotic resistance—what's dosing got to do with it?［J］. Crit Care Med，2008，36：2433-2440.

［43］Tomenius L. Mechanisms and biological costs of bacterial resistance to antimicrobial peptides［C］//Digital Comprehensive Summaries of Uppsala Dissertations from the Faculty of Medicine. Uppsala，Acta Universitatis Upsaliensis，2016：61.

［44］罗惠霞，杨天梅，冯峰，周学章. 3种氟喹诺酮类药物联合苦豆子碱对牛源致病性粪肠球菌耐药突变选择窗的影响［J］. 华西药学杂志，2018，33（05）：497-500.

［45］World Health Organization. Global Action Plan on Antimicrobial Resistance（2015）［EB/OL］.［2020-05-04］. https: //www.who.int/antimicrobial-resistance/publications/glob al-action-plan/en/.

［46］Abedini A，Colin M，Hubert J，et al. Abundant extractable metabolites from temperate tree barks：The specific antimicrobial activity of prunus avium extracts［J］. Antibiotics，2020，9（3）：111.

［47］Costa A R，Bezerra J W A，Pereira da Cruz R，et al. In vitro antibiotic and modulatory activity of Mesosphaerum suaveolens（L.）Kuntze against Candida strains［J］. Antibiotics，2020，9（2）：46.

［48］De Araújo A C J，Freitas P R，Rodrigues dos Santos Barbosa C，et al. GC-MS-FID characterization and antibacterial activity of the Mikania cordifolia essential oil and limonene against MDR strains［J］. Food and Chemical Toxicology，2019，136：111023.

［49］De Araújo A C J，Freitas P R，Rodrigues dos Santos Barbosa C，et al. Essential oil of croton ceanothifolius Baill. Potentiates the effect of antibiotics against multiresistant bacteria［J］. Antibiotics，2020，9：27.

［50］Macedo da Silva R O，Gonçalves Castro J W，De Menezes Dantas Junior O，et al. Photoinduced antibacterial activity of the essential oils from Eugenia brasiliensis Lam. and Piper mosenii C. DC. by blue led light［J］. Antibiotics，2019，8：242.

［51］Thassya Lucas dos Santos A，Pereira Carneiro J N，Pereira da Cruz R，et al. UPLC-MS-ESI-QTOF analysis and antifungal activity of the Spondias tuberosa Arrudaleaf and root hydroalcoholic extracts［J］. Antibiotics，2019，8：240.

［52］Yap W F，Tay V，Tan S H，et al. Decoding antioxidant and antibacterial potentials of Malaysiangreen seaweeds：Caulerpa racemosa and Caulerpa lentillifera［J］. Antibiotics，2019，8：152.

中医药抗病原微生物研究

一、中医药抗病原微生物的临床研究进展

病原微生物种类繁多、致病性强、入侵途径多样，严重威胁着人类健康。人类与病原微生物的斗争是长期的，中医药抗病原微生物有着几千年的历史，在治疗细菌、真菌、病毒等病原微生物引起的传染性疾病上取得了显著成效。

中医药在治疗急性扁桃体炎、急性乳腺炎、细菌性肺炎、痢疾等细菌性感染病方面均有较好的效果。李应琼[1]运用银翘散加减治疗76例细菌感染性急性扁桃体炎（中医辨证为肺经风热证）患者后，发现银翘散对肺经风热证有明显的治疗效果，脓点消失快，咽痛咽痒症状缓解疗效确切。中医药在细菌性痢疾的治疗、康复方面有悠久的历史，近年来也进行了大量的临床观察和理论探讨，在运用中医药治疗细菌性痢疾的方法上进行了探索。有研究采用蒙药巴特日 –7（草乌叶、诃子、茜草、多叶棘豆、黑芸香、人工麝香、银朱）治疗细菌性痢疾，结果发现治疗后总有效率高达91.30%，并且对于耐药菌也有一定疗效，还能对抗内毒素，作用于疾病的多个病理环节，疗效显著[2]。齐珺等[3]将116例急性细菌性乳腺炎患者随机分为对照组（58例）与治疗组（58例），治疗组采用鲜蒲公英外敷2～3mm，对照组单独使用抗生素治疗，结果发现治疗组患者外敷后红、肿、热、痛症状明显减轻或消失，体温、血象明显下降或恢复正常，总有效率为98.28%。

在我国，中医药已广泛应用于常见病毒感染性疾病的治疗。中医药对病毒感染具有多重作用，可减少耐药性且不良反应较小，部分中药还兼有解热、增强机体免疫功能等优势。20世纪50年代，中医对流行性乙型脑炎的辨证施治便是典型例子。1954年，河北省石家庄市发生流行性乙型脑炎，病患死亡率一度达到50%。为了治疗流行性乙型脑炎，郭可明为首的中医治疗小组灵活施治，治法以解毒、清热、养阴为主，方剂以清瘟败毒饮、白虎汤等为主方，对后遗症则结合针灸进行治疗，疗效显著[4]。乙型肝炎病毒（HBV）

是导致慢性乙型肝炎（CHB）、肝硬化等慢性肝病的主要原因，严重者不仅会影响患者的生活质量，甚至会导致死亡。自 20 世纪 70 年代开始便有中医治疗慢性乙肝的相关报道，燕奎华等[5]在阿德福韦酯基础上联合改良小柴胡汤治疗慢性乙肝，发现患者自然杀伤细胞、CD4$^+$T 细胞水平上升，其总有效率为 98.6%，高于单独使用阿德福韦酯治疗的参照组（87.5%）；此外，患者谷丙转氨酶（ALT）、总胆红素（TBiL）、谷草转氨酶（AST）及肝纤维化血清学指标透明质酸（HA）、层粘连蛋白（LN）、Ⅳ型胶原（IV-C）、Ⅲ型前胶原（PC-Ⅲ）好转程度均优于参照组，提示在阿德福韦酯基础上联合改良小柴胡汤可提高临床疗效，改善慢性乙肝患者的相关指标，提高其免疫功能。在此次新冠肺炎的治疗中，中医药也发挥了积极作用。钟南山院士联合张伯礼院士、李兰娟院士等中西医临床专家进行连花清瘟治疗新冠肺炎的前瞻性、随机、对照、全国多中心临床试验。结果表明，连花清瘟胶囊/颗粒可改善新冠肺炎确诊患者发热、乏力、咳嗽等临床症状，明显改善肺部 CT 特征，缩短症状持续时间和治愈时间，提高临床治愈率，缩短核酸转阴时间，在减少转重型比例方面显示出良好趋势[6]。

随着免疫抑制剂、糖皮质激素和广谱抗生素的广泛使用，真菌性疾病逐渐增多，尤其是真菌耐药菌的出现，现有的抗真菌药物无法完全满足临床需求，急需研发新的抗真菌药物，从中药中寻找抗真菌药物也是其中重要的研究方向。中医药在对真菌的直接抑杀作用不是很理想，但中医药治疗真菌性感染疾病时可多途径、多环节、多靶点地发挥作用。闫红敏等[7]将 72 例脚气病患者作为观察对象，分为治疗组和对照组，治疗组采用辨证论治加以粉身散加减（川芎 20g，藁本 20g，白芷 20g，防风 20g，细辛 10g）制成鞋垫进行治疗，对照组采用盐酸特比萘芬乳膏涂抹进行治疗，治疗组（88.9%）有效率明显高于对照组（61.1%）。深部真菌病的发病率低，但危害性大，常危及生命。崔新富[8]观察冬地三黄汤辅治慢性阻塞性肺疾病（COPD）继发肺部真菌感染的疗效。对照组（42 例）给予伏立康唑治疗，治疗组（42 例）加用冬地三黄汤。结果显示：治疗组总有效率高于对照组，治疗组临床症状、肺部 CT、痰培养结果改善均优于对照组。冬地三黄汤联合伏立康唑治疗 COPD 继发肺部真菌感染能提高疗效。

二、中医药抗病原微生物作用机制的实验研究进展

1. 中药抗细菌的作用机制研究

中药抗菌作用机制主要有：破坏细胞壁和细胞膜的完整性；抑制生物被膜的形成；降低菌体内酶的活性；抑制蛋白质和核酸的合成；清除细菌质粒逆转耐药等[9, 10]。

1）中药可通过破坏细菌细胞壁和细胞膜的完整性，提高细胞膜的通透性，造成胞内物质外漏，从而达到抗菌作用。有研究表明黄连可以破坏金黄色葡萄球菌的细胞膜结构，造成胞内糖类物质逐渐渗漏到胞外，从而影响细菌细胞结构的稳定性，最终使细菌逐渐

死亡[11]。

2）中药能影响生物被膜的形成从而抑制耐药菌的耐药性。黄璨等[12]研究川贝母对大肠埃希菌生物被膜的影响，结果表明川贝母实验组较对照组生物膜面积与厚度均明显减少，表明川贝母对多重耐药大肠埃希菌生物被膜的形成有一定抑制作用，从而抑制细菌耐药性。除此之外，羿国娟[13]在实验中观察到金银花可下调细菌传感效应系统中 rhll、rhlR、lasR 等关键基因的表达，从而产生消除铜绿假单胞菌生物被膜的作用。

3）抑制细菌体内酶活性是中药抗菌的作用机制之一。双黄连、清开灵是清热解毒类中药代表性制剂。何明等研究表明双黄连（3.54 ± 0.27）U/mg、清开灵（3.35 ± 0.12）U/mg 作用于大肠埃希菌后，使其 β－内酰胺酶活性明显降低，可增强青霉素和头孢菌素类抗生素的杀菌效果[14]。

4）抑制细菌蛋白质和核酸的合成是中药发挥抗菌作用的重要途径之一。有研究表明，不同浓度的马齿苋水煎液可以抑制大肠埃希菌和志贺菌属正常的生长、破坏其菌体形态；能够破坏细菌的细胞壁和细胞膜，导致培养液中 AKP、核酸及可溶性蛋白含量增加；并可抑制大肠埃希菌和志贺菌属的某些菌体蛋白的表达[15]。

5）质粒是细菌独立于染色质之外的遗传物质，决定了细菌重要的生物学性状，其中耐药质粒的生成、转移和传播是造成广泛、持续性细菌耐药的重要机制。抑制耐药质粒的转移或将其消除，可能是中药有效控制细菌多药耐药性的机制之一。舒刚等[16]研究证实 4 种中药复方水煎剂（三黄汤、泻心汤、黄连解毒汤、黄芩汤）对大肠埃希菌、沙门菌 R 质粒具有消除作用（消除率：0.7 ~ 9.3）。杨奇等[17]研究发现黄芩、黄连、连翘、蛇莓、大黄、五味子、乌梅、五倍子等对大肠埃希菌、金黄色葡萄球菌、沙门菌 3 种临床菌株 R 质粒均有消除作用，其中黄连的平均清除率最高。

在中医药现代化的大背景下，中药经历了从复方—有效部位—单体（衍生物）的抗菌作用机制研究。中药单体是从中药分离得到的某种成分，具有成分单一、结构确定等特点，包括有机酸类、黄酮类、生物碱类、醌类和萜类等。有体外抑菌试验研究结果表明，生物碱类的小檗碱、黄酮类的黄芩苷等具有较好的广谱抑菌活性，还可以抑制细菌生物被膜的形成[18–20]。

2. 中药抗真菌作用机制的研究

中药抗真菌治疗有着悠久的历史，目前发现几百种具有抗真菌活性的中药。中药抗真菌的作用机制主要包括影响细胞壁、细胞膜的完整性，以及核酸合成代谢活动等。

1）中药作用于真菌细胞壁，可抑制细胞壁合成过程中 β－（1，3）葡聚糖合成酶和几丁质合成酶活性，还可作用于甘露醇聚糖及其复合物。安慧霞等[21]研究表明地锦草提取物可以抑制 β－（1，3）–D– 葡聚糖合成酶活性，破坏红色毛癣菌细胞壁，造成细胞壁局部缺损，厚薄不均，真菌裂解死亡。崔志峰等[22]研究表明黄连醇提物处理后野生型酵母和几丁质合成酶Ⅲ缺陷型菌株的几丁质含量明显降低，说明黄连醇提物可明显抑制酵母细胞壁几丁质合成酶Ⅲ的活性。

2）中药作用于真菌细胞膜，能干扰细胞膜麦角固醇合成途径的关键酶，影响细胞膜的通透性，或抑制真菌鞘类磷脂的生物合成等。Chen 等[23]的研究结果表明姜黄可以通过抑制细胞膜麦角固醇的合成，影响细胞膜的通透性，从而抑制镰刀菌、链格孢霉等 10 余种真菌的生长。

3）中药影响真菌核酸及蛋白质合成，或干扰真菌细胞能量代谢。有研究表明，姜黄可以影响 NADH 氧化酶和琥珀酸脱氢酶的活性，干扰真菌能量代谢，从而阻断禾谷镰刀菌的能量供应并可导致氧化应激的发生，最终抑制真菌的生长[23]。

3. 中药抗病毒的作用机制研究

病毒具有结构简单、易变异、易产生耐药性等特点，至今仍无抗病毒的特效药。中医药用于病毒性疾病的治疗已有数千年的历史，在人类抗疫过程中发挥了积极的作用。中药抗病毒的作用机制可分为直接抗病毒作用和间接抗病毒作用。

1）根据病毒侵袭宿主细胞和在宿主细胞内增殖的过程，结合中药抗病毒的药理研究，可将中药直接抗病毒的作用方式分 3 类：①抗病毒侵入宿主细胞，其机制分为两种：一是“直接杀灭”作用，二是阻止病毒颗粒吸附宿主靶细胞；②细胞内抗病毒增殖作用；③抑制病毒扩散作用。野菊花的有效成分既能在体外实验中直接杀死病毒，又能阻止病毒颗粒吸附进入宿主靶细胞，还能将已经侵入到宿主细胞内的病毒杀死并清除，研究结果表明野菊花可通过直接途径发挥抗病毒作用，并且是在病毒复制增殖的时候发挥作用[24，25]。李征途等[26]的研究表明，板蓝根水提物可通过抑制 H7N9 禽流感病毒的血凝素，阻断病毒吸附宿主细胞，从而抑制病毒侵入宿主细胞发挥抗病毒作用。茵陈蒿常用于急慢性乙肝患者的治疗。Geng 等[27]的实验研究发现，茵陈蒿活性成分可以显著抑制 HBsAg、HBeAg 的分泌和 HBV DNA 的复制，发挥直接抗病毒作用。王晓妍等[28]研究表明葛根芩连汤可以直接灭活轮状病毒，抑制其生物合成。

2）间接抗病毒作用要通过影响免疫功能实现，包括增强免疫细胞如巨噬细胞和 NK 细胞活性，诱导干扰素生成等。据报道，大青叶水提物[29]能促进 T 淋巴细胞与 B 淋巴细胞增殖，增强机体的免疫功能。陈佳欣[30]研究表明苦参素可以提高 NK 细胞的杀伤能力，还能促进 Th1 细胞分泌 IL-12 和干扰素，增强体液免疫和细胞免疫应答。

中药在抗病毒过程中并非只是单一机制起作用，往往是多种机制共同作用。在抗新冠病毒研究中，中国工程院院士钟南山教授团队[31]提出连花清瘟胶囊能显著抑制新型冠状病毒（SARS-CoV-2）在细胞中的复制，连花清瘟处理后细胞内病毒颗粒表达显著减少；并能剂量依赖性抑制 SARS-CoV-2 感染细胞炎症因子 TNF-α、IL-6、MCP-1 和 IP-10 基因的过度表达。这一研究结果揭示了连花清瘟在新冠肺炎中通过直接与间接机制发挥药理作用，为连花清瘟治疗新冠肺炎提供了实验依据。

中药成分复杂、有效成分质控指标难以确定，导致有些研究结果的可重复性差；体内代谢转化途径和作用靶点尚未完全明确。在中药复方成分的研究中，血清药理学和血浆药理学的选择也是研究的一大难点[32，33]；除此之外，中药抗病原微生物作用机制的研究缺乏有效的动物模型。基于以上问题，还需根据中医药治疗疾病的特点，进一步加强中药抗病原微生物试验方法的标准化研究。

三、国内外发展比较

1. 疫苗的研发与应用

疫苗作为人类与疾病斗争的有力武器，消灭了传染性极强的天花，控制了白喉、百日咳、麻疹、脊髓灰质炎等传染病，显著降低了发病率和死亡率。可以说接种疫苗是保护易感人群，预防传染病最经济、最有效的措施之一。

疫苗种类繁多，按照研制技术可分为 4 大类，分别为传统疫苗、亚单位疫苗、基因工程疫苗和核酸疫苗。传统疫苗包括减毒活疫苗与灭活疫苗，减毒活疫苗是将病原体及其代谢物经过减毒后接种到人体，从而引起免疫反应的疫苗类型。减毒活疫苗适用于培育毒性适合、致敏性低、遗传性质稳定的菌种或毒种，比如甲肝、脊髓灰质炎、伤寒、麻疹疫苗等[34]。灭活疫苗是对病原体进行培养后用物理化学方法将其灭活而制得的疫苗，灭活疫苗技术在多种新发传染病的预防上发挥了重要作用，比如 SARS、登革热、手足口病、新冠肺炎等[35]。传统亚单位疫苗是通过蛋白质水解、化学分解等手段提取病原体的特殊蛋白质结构而制成的疫苗，目前广泛应用的传统亚单位疫苗有白喉疫苗、脑膜炎球菌多糖疫苗、破伤风类毒素等[36]。传统疫苗的使用，消灭了天花，大幅度降低了白喉、脊髓灰质炎等传染病的发病率和死亡率，明显提高了人类的生活质量。

随着免疫学、遗传学、生物化学以及分子生物学技术的发展，在传统疫苗研发技术的基础上，重组亚单位疫苗与核酸疫苗问世，极大地扩展了疫苗的种类。重组亚单位疫苗是利用 DNA 重组技术，将编码病原微生物的保护性抗原基因克隆并导入表达系统，使之高效表达后纯化而制得的疫苗，具有安全性较高、成本低廉、易于生产的优点[36]。目前，重组亚单位疫苗研发已趋于成熟，我国广泛使用的重组亚单位疫苗有 HPV 疫苗、乙型肝炎疫苗等[37]。核酸疫苗是近几年发展起来的一种新型疫苗，分为 DNA 疫苗、病毒载体疫苗与 RNA 疫苗，是将编码某种抗原的外源基因（DNA 或 RNA）定向导入动物机体，使其表达相应抗原，从而获得对该抗原蛋白免疫应答的疫苗。核酸疫苗不仅可用于流感病毒、乙型肝炎病毒、登革病毒、埃博拉病毒感染的预防，还可应用于肿瘤、遗传病和其他多种疾病的基因治疗[38，39]。

近几年来，微生物基因组学、生物信息学技术的发展催生了一系列新型疫苗学的产生，如反向疫苗学、系统疫苗学、结构疫苗学等。反向疫苗学从微生物基因组学入手，利用生物信息学等方法筛选出蛋白质抗原[40]。反向疫苗学使抗原的筛选周期缩短了3~5年，并为难以用传统技术研制的疫苗提供了新思路。目前，反向疫苗学多用于传染病疫苗的研发，如肺炎链球菌肺炎、HIV感染等[41]。结构疫苗学是基于结构生物学技术（包括X-晶体衍射、核磁共振成像、电子显微镜）获得蛋白质抗原的研究策略[42，43]。新型疫苗的研发，缩短了疫苗的研发周期，降低了研发成本，使疫苗研发从传统技术研发迈向了一个崭新的阶段。

2019年暴发的新型冠状病毒肺炎，给全球公共卫生和经济造成了巨大的危机。目前尚未发现治疗新冠肺炎的特效药，因此接种疫苗是当前应对新冠肺炎最有效的防治手段。根据世界卫生组织的统计数据，截至2021年6月18日，全球共有287种疫苗正在研制，其中102种处于临床试验阶段[44]。我国新冠肺炎的疫苗研发中提出了灭活疫苗、流感病毒载体疫苗、重组蛋白疫苗、腺病毒载体疫苗以及核酸疫苗5大研究路线[45]。根据国家卫生健康委统计数据，截至2021年6月7日，我国有21种新冠疫苗进入临床试验阶段，4种疫苗在国内获批附条件上市，3种疫苗在国内获批紧急使用，8种疫苗在国外获批开展三期临床试验，1种mRNA疫苗在国外获伦理批准；除此之外，陈薇院士团队与康希诺公司合作，开展了鼻喷和雾化吸入式新冠疫苗的临床试验[46]。新型冠状病毒疫苗的研发给全球战胜疫情打了一针强心剂。据WHO官方数据，截至2021年6月14日，全球累计接种21.3亿剂，我国累计接种8.8亿剂，我国接种的疫苗主要来自国药/北京、国药/武汉，科兴生物以及康希诺公司[47]。虽然疫苗接种为全球战胜疫情注入信心，但是疫苗的安全性和有效性仍然是一个挑战。在通过疫苗构建的全球免疫保障的道路上，仍需全人类共同努力，在抗击新冠肺炎疫情的战斗中取得最终的胜利。

2. 抗病毒、抗菌药物的研究与发展

（1）抗生素

目前为止，共发现了上千种抗菌药物，根据其化学性质分为7类，分别为β-内酰胺类、氨基糖苷类、大环内酯类、多肽类、四环素类、林可酰胺类、氯霉素类。

1）β-内酰胺类。β-内酰胺类是目前临床上最常用的一类抗生素，主要包括：青霉素类及其衍生物、头孢菌素、碳青霉烯和青霉烯类酶抑制剂和单酰胺环类等，具有抗菌谱广、抗菌活性强和临床效果好等优点[48]。其作用机制为抑制细菌胞壁粘肽合成酶，阻碍细胞壁粘肽合成，使细菌胞壁缺损，菌体膨胀裂解。目前的研究重点是开发β-内酰胺类抗生素和β-内酰胺酶抑制剂复方制剂，或新型β-内酰胺类抗生素。2014年以来有10余种上市或处于临床试验的β-内酰胺类药物，例如：Zerbaxa、Zavicefta、Relebactam、Ceftolozane-tazobactam和头孢地尔等[49，50]。

2）氨基糖苷类。氨基糖苷类抗生素的作用机制是与细菌核糖体结合，干扰细菌蛋白质的合成。然而，氨基糖苷类抗生素具有不可逆的耳肾毒性及细菌耐药性等问题[51]。其研究重点是寻找抗耐药性、低毒性的氨基糖苷类抗生素，通过结构修饰合成衍生物以降低细菌耐药性。2018 年美国食品药品监督管理局（FDA）批准新一代氨基糖苷类抗生素 Zemdri 治疗复杂性尿路感染。Zemdri 是由西索米星结构改造而来，结合多种氨基糖苷类抗生素的结构特点来增强抗菌活性[52, 53]。

3）大环内酯类。大环内酯类抗生素的作用机制是阻断细菌核糖体 50S 亚基中肽酰转移酶的活性来抑制细菌蛋白质合成。按照大环结构的不同，分为 14、15、16 元环大环内酯类抗生素[54]。其研发重点是合成对耐药菌有效的化合物。大环内酯类抗生素现已发展到第 3 代，如泰利霉素[53]和喹红霉素[55]，其与细菌核蛋白体亚基的结合位点较前两代有所改变，可部分克服细菌的耐药性，对大环内酯耐药菌尤其对肺炎链球菌有较强的抑菌作用。

4）多肽类。多肽类抗生素作用机制是与细菌细胞膜相互作用，改变膜的通透性，引起胞内物质外排，而产生抗菌作用。包括多黏菌素类、杆菌肽类和万古霉素。

5）四环素类。四环素类抗生素的作用机制是特异性地与细菌核糖体 30S 亚基结合，阻止氨基酰 -tRNA 在该位上结合，从而抑制肽链的延长和细菌蛋白质的合成。其应用广泛，对革兰氏阳性菌、革兰氏阴性菌、衣原体、支原体、立克次体、螺旋体均有作用，但细菌耐药性严重[56]。迈入 21 世纪后，在结构修饰中有两大发现：在四环素 9 位连有甘氨酰氨基的甘氨环素类和在四环素 9 位连有氨甲基的氨甲环素类抗生素对多种抗生素耐药性阳性菌有较强作用。最新研究成果是 2019 年批准上市的 Nuzyra，对多种药物外排和核糖体保护机制产生的耐药菌有效[57, 58]。

6）林可霉素类。林可霉素类抗生素包括林可霉素和克林霉素，林可霉素是由林可链霉菌产生的，克林霉素是林可霉素的氯化衍生物，其作用机制与大环内酯类相似，也不可逆性地结合到细菌核糖体 50S 亚基上，通过阻断转肽作用和 mRNA 位移而抑制细菌蛋白质合成。近年来的研究重点是林可霉素生物合成的机理，其硫化反应已取得实质性进展[59]。

7）氯霉素类。氯霉素类抗生素作用机制是可逆地与细菌核糖体 50S 亚基结合，阻断转肽酰酶的作用，干扰带有氨基酸的氨基酰 -tRNA 与核糖体 50S 亚基结合，从而使新肽链的形成受阻，抑制蛋白质合成。氯霉素类抗生素主要存在潜在毒性、残留和耐药性等问题，临床应用较少。

面对耐药菌的挑战，后抗生素时代的研究重点：一是继续细菌耐药机制和靶点的研究，二是充分利用现有的研究成果、大数据和人工智能新技术开发新抗生素，三是要充分挖掘中国传统医药资源、充分发挥现有药物抗菌潜力。

（2）抗真菌药物

根据作用靶点的不同，临床上常用抗真菌药物分为 5 类：多烯类、唑类、棘白菌素类、核苷类和烯丙胺类[60]。

1）多烯类。多烯类抗真菌药主要有制霉菌素和两性霉素 B，作用机制是选择性地与真菌细胞膜结合，使膜的通透性增加，真菌内容物外泄，从而发挥抗真菌作用。两性霉素

B 有严重的肾毒性，近年来的研究重点是降低其毒性作用[61]。

2）唑类。唑类抗真菌药主要有克雷唑、益康唑、咪康唑和酮康唑等，作用机制是抑制细胞色素 P450，导致麦角固醇合成受阻，改变真菌细胞膜的通透性，真菌细胞生长受到抑制或死亡。唑类抗真菌药已开发了 3 代，第 3 代是三唑类，其毒性更小，抗菌谱更广，用量更少[63]。

3）棘白菌素类。棘白菌素类抗真菌药主要有卡泊芬净、米卡芬净和阿尼芬净等，作用机制是非竞争性抑制 β-1，3- 葡聚糖合成酶，干扰 β-1，3- 葡聚糖的合成，导致真菌细胞壁通透性改变，细胞溶解死亡[63]。阿尼芬净是第 3 代棘白菌素类的半合成抗真菌药，与其他棘白菌素类抗真菌药相比，其分布容积和抗菌谱更广[64]。

4）核苷类。核苷类抗真菌药主要有灰黄霉素和 5- 氟胞嘧啶等。氟胞嘧啶的作用机制是在细胞内转换为氟尿嘧啶，替代尿嘧啶进入真菌的 DNA 中，阻断核酸合成。灰黄霉素的化学结构与鸟嘌呤类似，作用机制是竞争性抑制鸟嘌呤进入 DNA 中，干扰真菌核酸合成。

5）烯丙胺类。烯丙胺类抗真菌药主要有萘替芬、特比萘芬和布替萘芬等，作用机制是抑制真菌的角鲨烯环氧化酶活性，使角鲨烯在真菌细胞内累积，阻断麦角固醇的合成，进而破坏真菌细胞膜的生成[65]。因为角鲨烯环氧化酶对细胞色素 P450 没有依赖作用，此类抗真菌药毒性远低于唑类。

随着抗真菌药物的广泛使用，真菌的耐药问题日益凸显，由于近年来真菌感染率不断升高，使得抗真菌治疗难度增加，因此，抗真菌药物的研究任重而道远。目前主要通过分析真菌结构成分及代谢产物，研究真菌成分生物合成途径及其相关酶分子，了解控制真菌生长物和分裂的基因序列来发现作用于真菌的靶位，从而开发新的抗真菌药物。

（3）抗病毒药物

病毒具有变异性强、传播快、流行广的特点。长期以来一直缺乏抗病毒特效药，其研发较为困难。抗病毒药根据作用机制可分为 6 类：穿入和脱壳抑制剂、DNA 多聚酶抑制剂、逆转录酶抑制剂、蛋白酶抑制剂、神经氨酸酶抑制剂和广谱抗病毒药。

随着病毒分子生物学和病毒 – 宿主细胞相互作用的深入研究，新型抗病毒药物也不断出现，尤其是在抗慢性病毒感染上，有效地改善了广大患者的临床症状。近年来，先后有多种新药获得批准上市，以治疗 HIV 感染的药物数量最多，其次是丙型肝炎病毒和乙型肝炎病毒的抗病毒药，另外还有抗流感病毒、疱疹病毒和巨细胞病毒的药物。然而，目前病毒耐药现象明显，有些药物存在较多不良反应，还有一些病毒感染尚无有效治疗药物。哈维·阿尔特（Harvey J. Alter）等[66]因发现丙型肝炎病毒，获得 2020 年诺贝尔生理学或医学奖。丙型肝炎病毒的发现揭示了其他慢性肝炎的病因，同时也使得血液检测技术和新型药物的开发成为可能。目前针对丙肝的治疗已有成熟的临床治愈方案，吉三代的研发成功，使得丙肝的治愈率高达 93% ~ 100%。

2019 年至今，新型冠状病毒的大流行波及全球，但目前尚无针对新型冠状病毒感染的有效药物。新冠肺炎的防控成为世界问题，凸显了抗病毒药物和疫苗研发的重要性。目前新型抗病毒药物研发的主要策略：一是对现有药物进行结构改造和优化；二是利用靶点蛋白结构、计算机辅助设计，发现新的结构药物；三是寻找新靶点、建立新模型和新型先导化合物；四是细胞抗病毒机制；五是发现临床药物新的功能，“老药新用”[67, 68]。

四、发展趋势及对策

1. 中医药抗病原微生物研究中的关键科学问题与发展建议

（1）关键科学问题：中医药抗病原微生物的基础研究与中医理论及中医临床实践脱节

迄今为止，中医药抗病原微生物的基础研究已经取得了较多的进展，从对有效中药的筛选，发展到了对中药有效部位、有效单体的筛选；从考察中药对病原微生物的直接抑制作用，到考察中药对病原微生物感染后免疫功能的影响；从个体水平、组织水平上的研究发展到了分子水平、细胞水平的研究。然而这些研究大多采用西医药的研究模式，缺乏中医理论的指导。最重要的是，基于临床实践的研究和循证证据不足、中医药疗效评价体系不完善，导致大量中医药抗病原微生物的基础研究成果临床转化应用不够。

（2）建议开展基于病证结合动物模型的中医药抗病原微生物基础研究

中医药抗病原微生物的机制研究应基于中医基础理论的指导。现代药理学研究主要借助体外细胞模型及疾病动物模型，这些模型难以体现中医证候特点。病证结合动物模型是在中医理论、现代医学和实验动物学的有机融合下，从病因、病机、病证等多个方面出发，模拟出与人体疾病和中医证候相近的实验动物模型，该模型既能体现出中医的病因病机，又能观察到西医疾病的病理改变，较单纯的西医疾病模型更具说服力[69]。因此，近年来，大量研究以病证结合动物模型探讨中药抗病原微生物的作用机制。例如，赵荣华等[70]基于病证结合小鼠模型初步探讨了体外培育牛黄对人冠状病毒肺炎疫毒袭肺证小鼠的作用机制；汤朝晖等[71]基于病证结合小鼠模型探讨了蒿芩清胆汤、银翘散和玉屏风散对甲型流感病毒性肺炎湿热证的疗效和作用机理。以病证结合动物模型为基础的中医药抗病原微生物基础研究有助于中医的据因处方，同时在中医基础和临床医学之间搭起桥梁。由此可见，病证结合动物模型是一种有前景的中医药基础研究模式，但如何制备及有效评价仍需进一步探索。

2. 从抗菌抗病毒、免疫调节、协同增效、干预耐药等方面，全面评价中医药抗病原微生物作用

中医药在抗病原微生物方面具有多途径、多环节、多作用靶点的综合作用，除了直接抗病原微生物，中医药还能通过炮制配伍、免疫调节、干预耐药等多方面发挥作用。

（1）抗菌抗病毒

病原微生物是指可以侵犯人体并引起感染或者传染病的微生物，包括真菌、细菌、病

毒等[72]。中医学将病原微生物等致病因素统称为“邪气”[73]，邪气决定了发病的部位和性质，因此，中医治疗应重视邪气祛除并把握祛邪的最佳时机。病原微生物感染初期是祛邪的最佳时机，在辨证论治的基础上，常运用清热化湿疗法，或加用苦参、金银花、黄连、穿心莲、大青叶等清热燥湿、清热解毒药以祛湿热之邪，达到抗病原微生物的作用[74-77]。

（2）协同增效

大多数情况下，单味中药的抗病原微生物作用较弱，为了达到协同增效的目的，常将中药配伍用于中医临床用药中。在中医理论指导下，中药往往遵循相须、相使、相杀、相畏、相恶、相反、单行的七情配伍，酸甜苦辣咸及寒热温凉的性味配伍，以及君臣佐使、随证加减、剂量变化的方剂配伍。中药生熟品和有毒品的炮制在中医的配伍用药中也十分重要，钟凌云等[78]通过“谱－效－性”的关联分析发现姜制黄连可协同增加黄连抑制真菌和细菌的作用。除此之外，盐制、醋制、酒制等多种炮制方法也能发挥减毒增效、缓和药性的作用[79, 80]。

（3）免疫调节

“邪之所凑，其气必虚”，人体正气的强弱与外邪轻重的斗争是邪气入侵的关键。当正气不足，病原微生物等邪气才有机会侵犯机体，外来之邪侵犯机体后，又会进一步耗伤机体正气。因此，在祛邪治法中，也要考虑正气的主导作用。一般认为，正气是包括了免疫功能在内的一切抗病能力[81]。中医药的优势在于能够介入病原体致病的多个环节，调节机体免疫功能。免疫功能低下时可以提高机体免疫以加强对病原体的防御能力；过度免疫时又能下调免疫炎症反应，在机体抵抗病原微生物感染的同时，又不会过度反应损伤自身，使机体、病原体及药物之间的相互作用达到平衡的状态，以达到整体治疗的作用。

（4）干预耐药

抗生素等药物的单一靶点作用是病原微生物产生耐药的主要原因，而中药在治疗疾病过程中体现出的多成分、多途径和多靶点正是干预耐药的优势所在。中药可以作用于病原微生物入侵、繁殖等不同环节和靶点，避免单一药物靶点导致的病原微生物变异，有效降低病原微生物的广泛耐药性。

综上所述，在中医理论指导下，单纯地从抗菌抗病毒方面评价中医药抗病原微生物的作用过于片面，中医药强调的是机体—病原微生物—药物之间的平衡关系，除了直接的抑杀病原微生物，还要认识到中医药在免疫调节、干预耐药、协同增效等多方面的作用，并从整体上评价中医药抗病原微生物的效果，以发挥中医药的特色优势。

撰稿人：吴　莹　宁丽俊　李　丽　宋云龙　李杨航

参考文献

[1] 李应琼. 银翘散加减治疗小儿急性扁桃体炎体会 [J]. 中国社区医师，2016，32（15）：118-120.

[2] 包娜，乌仁曹布道. 蒙药巴特日 -7 治疗细菌性痢疾的疗效研究 [J]. 世界最新医学信息文摘，2018，18（94）：170-178.

[3] 齐珺，贾琦，郭晓波，等. 鲜蒲公英外敷在急性乳腺炎的临床应用 [J]. 贵州医药，2014：360-361.

[4] 马金生，李宁. 20世纪50年代中医治疗流行性乙型脑炎的历史省思 [J]. 历史教学（下半月刊），2020（11）：40-45.

[5] 燕奎华，崔和春，刘卉. 改良小柴胡汤剂对乙型肝炎临床疗效及血清肝功能相关指标的影响研究 [J]. 甘肃科学学报，2019，31（1）：67-72.

[6] Hu K，Guan W，Bi Y，et al. Efficacy and safety of Lianhuaqingwen capsules，a repurposed Chinese herb，in patients with coronavirus disease 2019：A multicenter，prospective，randomized controlled trial [J]. Phytomedicine，2021，85：153242.

[7] 闫红敏，于兰兰，郭子燕，等. 粉身散加减治疗脚气 36 例临床疗效研究 [J]. 现代中医药，2020，40：99-101，105.

[8] 崔新富. 冬地三黄汤辅治慢性阻塞性肺疾病继发肺部真菌感染疗效观察 [J]. 实用中医药杂志，2020，36（12）：1599-1600.

[9] Majumdar M，Misra T K，Roy D N. In vitro anti-biofilm activity of 14-deoxy -11，12-didehydroandrographolide from Andrographis paniculata against Pseudomonas aeruginosa [J]. Braz J Microbiol，2020，51（1）：15-27.

[10] Shi C，Li M，Muhammad I，et al. Combination of berberine and ciprofloxacin reduces multi-resistant Salmonella strain biofilm formation by depressing mRNA expressions of luxS，rpoE，and ompR [J]. J Vet Sci，2018，19（6）：808-816.

[11] 姚冬婷，胡骏，张雪清，等. 黄连对金黄色葡萄球菌体外抑菌活性的分析 [J]. 检验医学，2017，32（7）：577-581.

[12] 黄璨，陈枫，彭继超，等. 川贝母对大肠埃希菌生物被膜的影响研究 [J]. 中华医院感染学杂志，2017，27（22）：5049-5052.

[13] 羿国娟. 清热解毒中药抗耐药铜绿假单胞菌生物被膜的药效物质及作用机理研究 [D]. 成都大学，2020.

[14] 何明，吴峥嵘，李渊，等. 双黄连、清开灵对耐药大肠埃希菌 R 质粒及 β－内酰胺酶的影响 [J]. 北京中医药大学学报，2012，35（2）：105-108.

[15] 张子越. 马齿苋水煎液体外抑制大肠杆菌和痢疾杆菌的作用机制的研究 [D]. 山东农业大学，2020.

[16] 舒刚，马驰，黄春，等. 4 种中药复方对大肠杆菌、沙门氏菌 R 质粒的消除作用 [J]. 河南农业科学，2013，42（11）：149-153.

[17] 杨奇，舒刚，马驰，等. 单味中药对 3 种细菌 R 质粒消除作用的研究 [J]. 黑龙江畜牧兽医，2014（19）：154-157.

[18] Sithisarn P，Rojsanga P，Sithisarn P. Inhibitory effects on clinical isolated bacteria and simultaneous HPLC quantitative analysis of flavone contents in extracts from Oroxylum indicum [J]. Molecules，2019，24（10）：1937.

[19] 彭勤，王清会，孟千琳，等. 中药单体与抗菌药物联合应用对抗泛耐药鲍曼不动杆菌的作用 [J]. 中国

药理学与毒理学杂志，2019，33（9）：745-746.

[20] Kokoska L，Kloucek P，Leuner O，et al. Plant-derived products as antibacterial and antifungal agents in human health care［J］. Current Medicinal Chemistry，2019，26（29）：5501-5541.

[21] 安惠霞，李治建，古力娜·达吾提，等. 地锦草提取物对红色毛癣菌酶活性的影响［J］. 时珍国医国药，2010，21（4）：787-788.

[22] 崔志峰，王燕华，马宁，等. 黄连醇提物对真菌几丁质合酶的抑制作用［J］. 浙江工业大学学报，2014，42（1）：16-19.

[23] Chen C，Long L，Zhang F，et al. Antifungal activity，main active components and mechanism of Curcuma longa extract against Fusarium graminearum［J］. PLoS ONE，2018，13（3）：e194284.

[24] 王瑞雅，王惠平，赵薇，等. 野菊花的生物活性成分及药理作用研究［J］. 甘肃科技，2020，36（14）：52-54.

[25] Xian J C，Wei W K，et al. Volatile metabolic profiling and functional characterization of four terpene synthases reveal terpenoid diversity in different tissues of Chrysanthemum indicum L［J］. Phytochemistry，2021，185.

[26] Li Z T，Zhao J L，Zhou H X，et al. Cappariloside A shows antiviral and better anti-inflammatory effects against influenza virus via regulating host IFN signaling，in vitro and vivo［J］. Life sciences（1973），2018，200：115-125.

[27] Geng C A，Yang T H，Huang X Y，et al. Anti-hepatitis B virus effects of the traditional Chinese herb Artemisia capillaris and its active enynes［J］. J Ethnopharmacol，2018，224：283-289.

[28] 王晓妍，王伟，孙蓉，等. 葛根芩连汤含药血清体外抗轮状病毒的实验研究［J］. 时珍国医国药，2017，28（7）：1607-1609.

[29] 罗芬. 大青叶水提物抗甲型流感病毒活性研究［J］. 新乡医学院学报，2017，34（10）：881-884.

[30] 陈佳欣. 苦参碱类生物碱抗乙型肝炎病毒作用及其机制研究［D］. 成都中医药大学，2016.

[31] Li R F，Hou Y L，Huang J C，et al. Lianhuaqingwen exerts anti-viral and anti-inflammatory activity against novel coronavirus（SARS-CoV-2）［J］. Pharmacological Research，2020，156：104761.

[32] 林泽苗，钟佳贤，李青南. 中药血清药理学和血浆药理学应用比较研究［J］. 亚太传统医药，2016，12（12）：62-64.

[33] 王领弟，孙孟瑶，张芳，等. 体外细胞实验中药干预方法研究进展［J］. 中华中医药杂志，2018，33（4）：1448-1451.

[34] Minor P D. Live attenuated vaccines：Historical successes and current challenges［J］. Virology，2015，479-480：379-92.

[35] Vetter V，Denizer G，Friedland L R，et al. Understanding modern-day vaccines：What you need to know［J］. Ann Med，2018，50（2）：110-20.

[36] Lombard M P P，Moulin AM. A brief history of vaccines and vaccination［J］. Rev Sci Tech，2007，26（1）：29-48.

[37] Vartak A，Sucheck S J. Recent advances in subunit vaccine carriers［J］. Vaccines（Basel），2016，4（2）：12.

[38] Geall A J U J. Introduction to RNA-based vaccines and therapeutics［J］. Expert Rev Vaccines，2015，14（2）：151-152.

[39] Plasmid G F. Plasmid DNA vaccines：Where are we now?［J］. Drugs Today（Barc），2018，54（5）：315-333.

[40] 刘颖，张雷. 反向疫苗学的应用及进展［J］. 生物技术，2019，29（6）：610-615.

[41] Moxon R，Reche P A，Rappuoli R. Editorial：Reverse vaccinology［J］. Front Immunol，2019，10：2776.

[42] Gourlay L，Peri C，Bolognesi M，et al. Structure and computation in immunoreagent design：From diagnostics to vaccines［J］. Trends Biotechnol，2017，35（12）：1208-1220.

[43] Graham B S，Gilman M S A，Mclellan J S. Structure-based vaccine antigen design [J]．Annu Rev Med，2019，70：91-104.

[44] Organization W H. DRAFT landscape of COVID-19 candidate vaccines [EB/OL]．https: //www.who.int/publications/m/item/draft-landscape-of-covid-19-candidate-vaccines.

[45] 桓瑜，毕玉海．2019 新型冠状病毒疫苗研究进展及展望 [J]．中国科学：生命科学：1-12.

[46] 参考消息网．外媒关注中国疫苗研发连创纪录 [EB/OL]．http: //www.cankaoxiaoxi.com/ china/20210609/2445575. shtml.

[47] 凤凰新闻．全球新冠疫苗接种实时进度 [EB/OL]．https: //health.ifeng.com/c/special /85mhVvWS5i4.

[48] 王昊，刘聪，薛云新，等．β-内酰胺药物及 β-内酰胺酶相关的研究进展 [J]．中国抗生素杂志，2021，46（4）：297-304.

[49] Yahav D，Giske C G，Grāmatniece A，et al. New β-lactam-β-lactamase inhibitor combinations [J]．Clinical Microbiology Reviews，2020，34（1）.

[50] Kollef M H，Novacek M，Kivistik U，et al. Ceftolozane-tazobactam versus meropenem for treatment of nosocomial pneumonia（ASPECT-NP）：A randomised，controlled，double-blind，phase 3，non-inferiority trial [J]．Lancet Infect Dis，2019，19（12）：1299-1311.

[51] 许桓，唐春雷，范为正．氨基糖苷类抗生素的研究进展 [J]．中国新药杂志，2019，28（15）：1828-1835.

[52] 张晓曦，杨爽，赵哲辉．酮内酯抗生素结构修饰的研究进展 [J]．药学学报，2018，53（6）：852-864.

[53] Svetlov M S，Koller T O，Meydan S，et al. Context-specific action of macrolide antibiotics on the eukaryotic ribosome [J]．Nat Commun，2021，12（1）：2803.

[54] 焦丹．大环内酯类抗生素研究进展 [J]．中国保健营养，2013，23（1）：478-479.

[55] Nguyen H L，An P H，Thai N Q，et al. Erythromycin，Cethromycin and Solithromycin display similar binding affinities to the E. coli's ribosome：A molecular simulation study [J]．J Mol Graph Model，2019，91：80-90.

[56] 张雪峥，白雪原，李书至，等．结构修饰性四环素类抗生素研究进展 [J]．中国抗生素杂志，2016，41（6）：411-416.

[57] 王美军，董金华．Omadacycline tosylate（Nuzyra）[J]．中国药物化学杂志，2019，29（4）：332.

[58] 伍玉琪，吴安华．新型四环素类抗生素 omadacycline 的研究进展 [J]．中国感染控制杂志，2019，18（11）：1087-1092.

[59] Spizek J，Rezanka T. Lincosamides：Chemical structure，biosynthesis，mechanism of action，resistance，and applications [J]．Biochem Pharmacol，2017，133：20-28.

[60] 韩晓燕，宋亚丽，白埔，等．抗真菌药物的系统分类、耐药机制及新药研发进展 [J]．中国现代应用药学，2019，36（11）：1430-1436.

[61] 彭丽．两性霉素 B 纳米复合物的制备及其用于隐球菌感染的治疗研究 [D]．西南大学，2019.

[62] 胡恩泽．三唑类抗真菌药作用特点及构效关系 [J]．现代中西医结合杂志，2011，20：4718-4720.

[63] 李岷，沈永年，吕桂霞，等．棘白菌素类抗真菌药 [J]．中国真菌学杂志，2009，4（4）：249-256.

[64] 张诗琪，程德云．棘白菌素类抗真菌药物的临床应用进展 [J]．医学综述，2020，26（5）：986-990.

[65] Campoy S，Adrio J L. Antifungals [J]．Biochemical Pharmacology，2017，133：86-96.

[66] Alter H J，Purcell R H，Shih J W，et al. Detection of antibody to hepatitis C virus in prospectively followed transfusion recipients with acute and chronic non-A，non-B hepatitis [J]．N Engl J Med，1989，321（22）：1494-1500.

[67] 郭会芳，李卓荣．抗病毒药物的发展和研发策略 [J]．中国医药生物技术，2017，12（6）：496-504.

[68] 刘昌孝，王玉丽，伊秀林．后疫情时代抗感染药物的发展 [J]．中国抗生素杂志，2021，46（1）：1-10.

[69] 黄越燕．病证结合动物模型的研究现状与思考 [J]．世界中西医结合杂志，2018，13（10）：1459-1462.

[70] 赵荣华，孙静，郭姗姗，等. 体外培育牛黄对人冠状病毒肺炎疫毒袭肺证小鼠病证结合模型的效用特点[J]. 中国实验方剂学杂志，2021，27（2）：66–73.

[71] 汤朝晖，潘沅，刘叶，等. 3种中医治法对甲型流感病毒性肺炎湿热证模型小鼠肺AQP4表达及炎症因子的影响[J]. 江苏中医药，2010，42（8）：73–75.

[72] 冷双，谢珂，谢东辉，等. 抗病原微生物光动力疗法的研究进展[J]. 生命的化学，2019，39（5）：1004–1012.

[73] 齐元玲，张庆祥. 圜道观思维下中医扶正与祛邪治则解读及其意义[J]. 时珍国医国药，2020，31（8）：1953–1955.

[74] 陈瑶，刘庆义，叶晖，等. 幽门螺杆菌相关性胃病中医证型及证候要素演变规律的多中心研究[J]. 现代中医临床，2015，22（2）：12–16.

[75] 杨安辉，刘宇灵，林龙飞，等. 清热解毒类中药抗新型冠状病毒肺炎研究进展[J]. 中华中医药学刊，2021，39（1）：181–186.

[76] 周水涵. 白黄苦参洗剂外洗治疗头部脂溢性皮炎（湿热证）的临床疗效观察[D]. 成都中医药大学，2020.

[77] 王一安，陶芸仪，曲继旭，等. 抗真菌中药的研究现状及成果转化分析[J]. 中医药导报，2017，23（5）：43–46.

[78] 钟凌云，王婷婷，徐婷. "谱–效–性"关联分析探讨不同姜汁炮制黄连的作用差异[J]. 中国实验方剂学杂志，2018，24（20）：7–13.

[79] 景威栋，景明. 浅谈影像记录对中药炮制技艺保护的重要性[J]. 甘肃科技，2020，36（22）：95–97.

[80] 王君明，严晓慧，崔瑛. 以药制药在中药炮制中的应用现状及对策[J]. 中医学报，2012，27（2）：194–195.

[81] 袁嘉丽，李庆生，王焕校，等. 中医邪正发病学说与免疫及微生态平衡相关性的研究思路与方法[J]. 中医药学刊，2003（1）：60–76.

中医疫病古籍文献研究

一、疫病与人类社会发展相伴而行

在人类历史变迁和文化发展过程中，传染病始终扮演着重要角色。传染病的流行与历史上人类迁移、民族盛衰、社会荣枯、医学进步、文明发展等息息相关。历史上人类和各种微生物总能在一定水平上维持均衡，人体免疫力和自然的有机调节会形成合力不断修弥和维持这种均衡。11000年前人类开始从狩猎转为农耕，将非洲雨林开垦为耕地，与此同时冈比亚疟蚊把疟疾带给人类，而且人类圈养的动物也为人类带来了各种传染病的雏形，如与牛痘有关的天花、人猪共患的流感、啮齿动物为宿主的腺鼠疫、猴子中的黄热病、蝙蝠传播的狂犬病等。人口增长聚集，城市雏形出现，政体开始建立，战争、掠夺带来文明的融合，也产生饥荒和瘟疫，瘟疫与人类社会的发展如影随形，时而显现。

公元前430年—前427年，雅典暴发瘟疫，间接导致了雅典走向没落。《剑桥医学史》记载，这次瘟疫导致超过一半的雅典人和城邦内四分之一的士兵死去。6世纪，查士丁尼鼠疫是世界历史上第一次有记录的鼠疫暴发。13世纪，蒙古军队在战乱中把鼠疫带给加法城邦，黑死病使欧洲人口断崖式减少，促进了农奴制的瓦解[2]，也为古典文化思潮、文艺复兴运动创造了条件[3]。天花在1520年帮助西班牙人轻而易举地征服了有百万之众的阿兹特克帝国，之后又入侵了印加帝国[4]。葡萄牙殖民者船队从非洲带来了黑人奴隶、疟疾与黄热病[5]，买卖奴隶的贸易网把病毒带向整个美洲。对瘟疫的绝望和困惑促进了医学发展。例如14世纪的欧洲，人们在对黑死病的极度恐惧之下使用通便、催吐、放血、烟熏、烧灼淋巴肿块、用尿洗澡、凝视患者来“捉住”疾病等。黑死病流行期间，人们认为猫的邪灵带来灾难，肆意捕杀，这种蒙昧持续到17世纪末。而在公元3世纪，东晋的葛洪在《肘后备急方》中就记载了青蒿抗疟。1897年初，人们发现跳蚤在人鼠之间传染杆菌的现象[6]。中国东北地区于1910年底暴发了鼠疫，伍连德通过解剖确定此次流行的是经由空气传染的肺鼠疫，便制定出以隔离为原则的具体防疫措施[7]。18 世纪，中国的人痘接种术传入俄国、土耳其、英国；玛丽·沃特利·蒙塔古联合英国王室推广接种术；1777 年，乔治·华盛顿下令军队中全面接种人痘；1752 年，中国的《医宗金鉴》和种痘法一起传入日本；1774 年，英国农民本杰明·杰斯提注意到患过轻微牛痘的挤奶工不会感染天花，之后为自己的妻子和两个儿子用简陋的方法接种了牛痘；1796 年爱德华·詹纳首次把牛痘浆液接种到一个 8 岁未患天花的男孩的手臂上，免疫成功，进一步证明接种牛痘预防天花更有效、安全，他也因此被誉为“天花接种之父”[6]。到 18 世纪，中华大地已对疫病的记载相当丰富，医籍众多。

二、中医与疫病的斗争史源远流长

在中国悠久的历史长河中，疫病时有发生，伟大的祖先在与疫病抗争的过程中，从浅层的认识到熟练掌握诊治方法，并留下了宝贵的文献资料，为现代疫病的防治提供了颇多的理论基础和临床指导。

1. 逐步深入的病因病机认识

《黄帝内经》提出，“冬伤于寒，春必病温”和“夫精者，身之本也，故藏于精者，春不病温”分别是温病感寒邪伏藏于内，过时而发的外因和冬不藏精的内因，前者也是后世伏气理论的基础，《内经》也从运气角度阐述疫疠因五运六气上下刚柔失序而致，根据五疫气运胜复的规律，提出了“三年化疫”的理论。东汉张仲景《伤寒论》明确提出了“伏气”一词，并描述冬时触寒，感而即病为“伤寒”，不即时发病，至春而发为“温病”，至夏发为“暑病”，也提出温病的病因除了冬季感受寒邪之外，还有四季“非其时有其气”，此外还有“时行寒疫”的概念。隋代巢元方《诸病源候论》明确提出时行病的发生均是因为岁时不和，温凉失节，人感乖戾之气而得之。所谓“乖戾之气”，近似于现代对生物病原体的认识，可致“乃至灭门，延及外人”。唐代孙思邈《备急千金要方》指出“故有天行温疫病者，即天地变化之一气也”以及瘴疠、温气、温风、热毒、毒气等病因学概念，强调“毒病之气”在“时行温疫”中的致病作用。宋代郭雍《伤寒补亡论》将温病分为伏气后发和新感即发两类，突破了前人冬季感寒春夏而发的伏气理论。明清时期，明代吴有性《温疫论》提出温疫与伤寒绝然不同，是由天地间别有一种异气感人而致“非寒、非暑、非暖、非凉，亦非四时交错之气，乃天地别有一种戾气，多见于兵荒之岁，间岁亦有之，但不甚耳”。

人体体质因素对疫邪感受和发病的影响历代为中医学家所重视。《黄帝内经》提出“正气存内，邪不可干”“邪之所凑，其气必虚”。明代张介宾《景岳全书》提出冬不藏精和体质虚浊之人易感受温疫，强调了体质因素。吴有性也认为个人体质与正气强弱的不同影响疫邪的表里九传。在大众主流观点将正虚的内因与邪盛的外因相提并论的背景下，清代周扬俊大胆地突破前人观点，提出“不但人之中气先弱也，良由所积之秽气特甚耳”，仅一“特”字强调了疫病中外因的重要性，并具体指出“瘟疫有伤气、伤血、伤胃之殊，见证不同，要以见证为则”，且不可执一家之言。马印麟重视体质因素在发病中的作用，如体虚之人更易受病。将晦涩难懂的五运六气学说以简洁明了的形式呈现，并称五运六气之至要，则可知瘟疫时症之根源，方便后世学者学习与掌握。

通过对客观世界的观察，试图解释“老少强弱，病多相似”疫病的病因，发现气候条件对疫邪的产生具有较大影响；以戾气、异气等命名疫病病因，以区别于六淫邪气，突出了其病因致病力强；从非时之气，到地之浊气，到尸体污秽滋生，再到战乱及社会环境的影响，可以看到古人对疫病病因认识的逐渐清晰，对体质、社会因素与感邪关系的认识，使得抗疫的认知体系逐渐完善。

郑晓红[8]总结《素问遗篇》《刺法论》《本病论》三虚兼“邪鬼”（致病原）致疫说，疫疠的根本原因是人气不足、天气如虚、人神失守、“邪鬼”干人，认为疫病发生当地天地气交特点、个人体质和病情对现代疫病防治有指导意义。白璐璐等[9]总结《备急千金要方》四时五脏阴阳毒理论，把疫病归因于脏腑之“毒”，各时各脏疫毒症状不同，强调疫病防治需以脏腑辨证为核心。王永炎等[10]通过阐述《内经》中《素问遗篇》《刺法论》《本病论》中有关时疫和五运六气的理论，结合 1974 年乙型脑炎、2009 年流感及 2019 年发生的新冠肺炎提醒中医人要运气学、社会学、生态学等多学科交叉融合寻求疫病流行原因。蒋雪松等[11]根据《黄帝内经》中“灾宫”理论及河图、洛书中的数理、历代医家的观点进行分析，认为“灾宫”是指在岁运不及的运气条件下，容易发生灾害的时间、地域，并通过分析2003年传染性非典型肺炎和2019年新型冠状病毒肺炎的发生和流行情况，提出“灾宫”理论可以预测瘟疫是否发生。

2. 疫病的症候表现、传变路径

历代医籍对疫病症状表现多有记载，以变化多端、症情急重偏怪、症现突然为特征，认识治疗疫病与内伤杂病最重要的一个区别点在于对疫病的传变的把握尤为重要，因为这是预防或截断疫病危重症的发生依据。《黄帝内经》提出“天牝从来”，提示呼吸道是温病的传播途径，“尺肤热甚，脉盛躁者，病温也，其脉盛而滑者，病且出也”“有病温者，汗出辄复热，而脉躁疾，不为汗衰，狂言不能食”论述了温病的脉证、发热特点和后期危证。《诸病源候论》指出时行病“五六日入胃”，入胃后需使用下法，热入胃则烂，伴发斑，斑色黑者则预后较差。《景岳全书》认为大头瘟多属风热之证，为天行邪毒客于三阳之经，所以憎寒发热，头目颈项或咽喉俱肿，甚至腮面红赤，肩背斑肿，状如虾蟆，故又名为虾蟆瘟。吴有性在《温疫论》提出疫病邪自口鼻入，客于膜原，病有九传，初起凛凛恶寒，甚至四肢厥逆，等到“阳气渐积，郁极而通”则四肢逆冷消失，内外皆热，二三日后见脉数，昼夜发热，日晡益甚，头身疼痛的症状。清代叶天士《温热论》提出“温邪上受，首先犯肺，逆传心包”。吴瑭《温病条辨》指出“温病由口鼻而入，鼻气通于肺，口气通于胃，肺病逆传，则为心包。上焦病不治，则传中焦，胃与脾也。中焦病不治则传下焦，肝与肾也。始上焦，终下焦”的传遍规律。《尚论篇》提出“然从鼻从口所入之邪必先注中焦，以次分布上下”。周扬俊归纳疫病的致病特点：“三焦混淆，内外无间，不分表里，直行中道。”万全认识到“恶毒之气”可来自感受瘟疫之人的体液和排泄物中继续传播，通过口鼻而入，随着病程的发展，由表逐渐入里，渐入三阳经。《时病论》提出感受温疫之气（秽浊之气）则从口鼻而入，先扰于上，次传中下。吴锡璜《中西医温热串解》提出时行之毒则由口鼻传入于心肺也。三焦大热，扰乱神明也，其症多见颜容、皮色瘀晦，眼罩皮多红胀憔悴，较前尤甚。病深者即一睡不醒，谵妄狂躁，抽搐，循衣撮空。《温病正宗》中痧毒为暑湿兼溷秽浊之气，感邪途径从口鼻吸入，流布三焦。上乘于心，为中痧；中入于胃，为霍乱；踞于募原，为寒热。

3. 日益完善的方药治法策略

《伤寒论》建立六经辨证体系，为后世卫气营血、三焦辨证奠定了基础，把温病与太阳中风、伤寒进行区分，其中的外感病解表清热、清热解毒、泄热逐瘀、清热利湿等治法方药奠定了今天治疗急性传染性、感染性疾病的理论和临床基础。《备急千金要方》详细记载了四时五脏阴阳毒（青筋牵、赤脉攒、黄肉随、白气狸和黑骨温）的病因、病机及证治，书中治疗“温风之病”的葳蕤汤及“治伤寒及温病应发汗而不汗之内蓄血者，及鼻衄吐血不尽，内余瘀血，面黄，大便黑，消瘀血”的犀角地黄汤成为后世滋阴解表、凉血散血的代表方剂。《伤寒总病论》在《备急千金要方》四时五脏阴阳毒的基础上进一步发挥，详细论述了其病名和理法方药，以柴胡地黄汤、竹叶石膏汤治疗青筋牵，石膏地黄汤治赤脉攒，玄参寒水石汤治黄肉随，石膏杏仁汤、石膏葱白汤治白气狸，苦参石膏汤治黑骨温。刘完素《素问玄机原病式》对《内经》病机十九条进一步诠释，扩展了火热病的认识，提出“佛热郁结”是热证的主要病机，在药物选择上“且如一切佛热郁结者，不必止以辛甘热药能开发也，如石膏、滑石、甘草、葱、豉之类寒药，皆能开发郁结”，反对以“辛甘热药汗之”治疗热证。李杲《东垣试效方》中记载，感受疫疠大头瘟后，初起在表憎寒体重，后头面肿盛，目不能开，上喘，咽喉不利，舌干口燥，是“热客于心肺之间，上攻头目而为肿盛”，治以普济消毒饮。朱震亨在《金匮钩玄》中提出治疫三法：“宜补、宜散、宜降”。张介宾认为瘟疫病初起在三阳表证，需用发汗治疗，但同时要参考邪气的性质以及正气的强弱，提出治疫有汗、补、温、清、吐、下六法。喻昌《尚论篇》提出从三焦而治：“邪即入，急以逐秽为第一义。上焦如雾，升而逐之，兼以解毒；中焦如沤，疏而逐之，兼以解毒；下焦如渎，决而逐之，兼以解毒。”《医门法律》中详述燥气为病的特点，创清燥救肺汤。杨璿《伤寒瘟疫条辨》针对温病治疗提出，“用辛温解表，是为抱薪投火，轻者必重，重者必死。惟用辛凉、苦寒，如升降、双解之剂，以开导其里热，里热除则表证自解矣”，创以升降散为主的十五个方剂，其中轻则清之八方，重则泻之六方。叶天士《温热论》建立卫气营血辨证，“在卫汗之可也，到气才可清气，入营犹可透热转气，如犀角、玄参、羚羊角等物；入血就恐耗血动血，直须凉血散血，如生地、丹皮、阿胶、赤芍等物”，且书中对望舌验齿、辨斑疹白痦进行深入阐述，丰富了中医诊断学的内容。吴瑭《温病条辨》在“始上焦终下焦”的传遍规律上提出了治上焦如羽、治中焦如衡、治下焦如权的三焦温病治疗原则，归纳清络、清营、养阴等治法，制定的桑菊饮、银翘散、清络饮、大定风珠、三仁汤等方剂沿用至今。刘奎《松峰说疫》不仅论瘟疫，还论杂疫与寒疫，用药方面提出慎用大寒之剂，但不排斥大黄、石膏，因石膏“性虽凉而能散，辛能出汗解肌”，大黄“虽大寒有毒，然能推陈致新，走而不守”，刘氏将瘟疫之治法分为解毒、针刮、涌吐、罨熨、助汗、除秽、宜忌、符咒八法，称之为“瘟疫统治八法”。余霖在《疫疹一得》提出疫病为“毒火炽盛”，文中从疾病初期的发热恶寒前后顺序、太阳和阳明头痛程度、有无汗出、少阳呕和太阴自利的伴随症、是否发斑等方面鉴别疫病与（狭义）伤寒。综白虎汤、犀角地黄汤、黄连解毒汤创清瘟败毒饮，气血两清，重用石膏为君药，“此十二经泄火之药也”。张鹤腾《伤暑全书》提出暑病用药总则：“暑证不分表里，一味清内，得寒凉而解，苦酸而收，不必用下。”

曾兰[12]总结《鼠疫汇编》中鼠疫的证治，病机为热毒血瘀，治则以解毒化瘀，拟加减解毒活血方为主方，借鉴吴瑭三焦辨证，上焦证重用清法，中焦证用下法，下焦证解毒化瘀兼用滋阴。金丽[13]总结《新订奇验喉证明辨》的学术思想：重视喉科病脉证并治，认为广义喉痹病机为“一阴一阳结”，针对病因提出痰毒病原说，提出导痰和引痰急救治法，结合喉痹特点创除瘟化毒、神功辟邪、神仙活命诸方为时疫白喉的专方，根据阴虚白喉和虚寒白喉分布地域特点因地制宜，重视辨证，列举民间治法与验方。

4. 百家争鸣的防瘟避瘟方法

先秦时《山海经》即有青耕鸟御疫、食箴鱼以防疫的记载。《周易》中载有：“君子以思患而预防之”。《内经》提出预防疫病的原则：一要正气充实存内，二要避其毒气；创小金丹防疫。晋代葛洪《肘后备急方》疗狂犬咬人方“仍杀所咬犬，取脑敷之”；他还列举了数首“辟瘟疫”“辟天行疫病”的方剂，这是我国最早出现的预防与治疗疫病专方，如避瘟疫药干散、老君神明白散、度瘴散等方，用到了各种如虎骨、乌头、朱砂等特殊药物，这些药物多数在古人看来具有辟邪杀鬼等作用，即可以针对疫病的病原起作用。喻昌《尚论篇》指出“未病前，预饮芳香正气药，则邪不能入，此为上也”。刘奎《松峰说疫》在“避瘟方”中记载逐蝇祛疫法，注意对饮用水及居住处进行消毒，也提出一些入病家不染方供自身防护用，如以麻油涂鼻孔后入瘟家，出再取嚏，则不染。这种自我防护和阻断清窍黏膜感染的意识已相当合理，只是囿于物质水平的限制没有使用口罩。

由于疫病具有传染性和流行性，许多疫病都可以通过空气传播。防止疫疠之气的传播是抗疫工作的重要内容，而这是单纯的辨证论治无法解决的。古人在这方面总结了许多用来清洁疫区的方药。在2003年非典时，邓铁涛老先生率领的医疗团队就曾使用芳香辟秽类中药提取剂，挥洒于疫区病房。最后在多方面的努力下，取得了医生护士零感染率的成绩。这种类似的方法在古籍中早有记载，比如《备急千金要方》避瘟篇记载的太乙流金散熏烧、用麻子赤小豆等药投入井中来防疫，就是利用了药物净化疫区空气、水源的作用。这对现在的中医疫病防控工作中也有着一定的参考价值。

魏岩等[14]认为中国古代各个历史阶段疫病防御措施不同，但都围绕着“固护正气”和“避其毒气”的核心思想。刘理想等[15]总结中医抗疫发展史，从历代医家与疫病的斗争中总结经验，从“避其毒气”到发明人痘接种法，列举粉身、服药、烧烟、消毒等预防方法，到清末疫病防治体系的建立，新中国成立后中医药抗击乙脑、非典的生动实践，对新型冠状病毒肺炎的防治提出继承经典、守正创新、中西医结合发展等思考。孙巧思等[16]总结中医防疫历史，重视避其毒气，采用外用、内服一系列方法，发明了人痘接种法，重视正气，病证结合，对症用药，在辨明疾病发生的机制上重视运气学说、人、病邪三者的共同作用。杨必安等[17]探究疫病预防源流，发现先秦两汉魏晋南北朝时期有专门的官职和规范制度预防疫病发生，《黄帝内经》阐述了疫病预防理论；隋唐五代时期，导引、熏烟、灸法防治疫病的方法产生，认识到了创伤性感染和性传播；宋金元时期提倡芳香辟秽，重视运气学说，对疫病的种类认识开始多元化；明清时期，政府施散医药，医家重视隔离和消毒，根据时令服用预防方，推行人痘接种术。何钰怡等[18]总结《卫生指南》的主要内容，该书将传染病防治实践相结合，继承传统的同时结合现代医学的知识。“慎居处、节饮食”“洁净秽居、涤除虫毒”体现了中医“治未病”中的未病先防和既病防传；反对早婚不婚、注重择偶体现“强种强国”的思想；救治突发伤害既继承了传统急救理论，也接纳了西医急救知识。

三、中医学与疫病的现在与将来

2003年春夏突如其来的SARS，引起人类社会的心理承受能力和社会秩序的震动，让在人类头脑中对瘟疫认知重新复燃，除了促使人类社会更加关注医疗卫生机制的建设，中医药抗击SARS中的成绩也再次让国人重燃对中医药的敬畏，掀起中医药抗疫历史文献的挖掘整理的热潮，而其后冬春季的流感、岭南地区的登革热，直至当今几乎传遍及全球的COVID-19，及多种新发传染病的报道随着通信环境的逐渐发达就没有停止过。疫病始终与人类相伴，未来也将会和人类天长地久地共存。文明社会中应对疾病的医疗观念和实践深刻地影响和形塑着人类的行为和思想，借助历史上的疾病医疗有助于更好地认识人类的生存状况以及社会的历史变迁[19]。医学研究者需要透过历史和社会环境看古代医家如何发展本土医学，为中医学在科技日益发达的时代活力发展提供借鉴。

从历代医学古籍对疫病的记载来看，中医学对疫病的认识深入及治疗方法的丰富主要相关以下几方面。

1.“知行并进”谱写中医学抗疫历程

历史上只要有新的疫病发生，就会有新的疫病相关著作出现，因此才会有刘完素、薛雪、柳宝诒、余霖、杨璿、王世雄、刘奎等大批医家留下的大量有价值的温病学著作和医案资料。中医学的学术价值不但体现了古人治疗智慧，也同时记录了中华民族与疫病抗争的历史。近现代中华民族与新发感染性、传染性疾病的短兵相接中也涌现出大批结合刻下临床、活用经典的中医学家，客观促进了疫病学的发展。

周亚兵等[20]总结徐小圃诊治小儿丹痧的学术思想：痧毒疫疠之气由口鼻而入，热扰肺胃；辨证以六经分阶段、定病位、辨寒热虚实，卫气营血分病程阶段，重视四诊，分期辨治，邪犯肺卫则辛凉宣透，肺胃热盛则清热凉营，丹痧后期气阴耗伤则养阴益气，余邪流注关节则祛风胜湿通络；此外，小儿稚阴稚阳，要时时防邪内陷，并顾护阳气，用药中病即止。王俊壹等[21]总结周仲瑛辨治肺系疫病的学术思想：强调病因是疫毒，病机是外感疫毒引动肺内伏邪，认为三焦传变可能是新发肺系疫病主要的传变方式，临床辨治重视三焦辨证、审证求机，倡导祛邪解毒为先、注重整体、三因制宜。王英等[22]总结盛增秀对瘟疫学说的传承和贡献，盛老注重审明病因，明辨疫病类型，尤其重视湿热疫的证治，疫病治疗要因势利导祛除毒邪，重视清热解毒，强调养阴生津，将温病理论和现代新发突发传染病实践结合，回顾经典文献，开发合剂应对重大传染病。丁丹丹等[23]结合温振英教授益气养阴法治疗病毒感染类疾病的理论，设计益气养阴合剂治疗小儿病毒性肺炎的随机对照试验和 SARS 的自身对照试验，以及抗腺病毒、抗炎、体外抑菌、调节免疫功能等实验，研究结果表明益气养阴以扶正祛邪的方法具有提高细胞免疫和明显的广谱抗病毒作用。鲁军等[24]总结蒲辅周治疗痢疾以“利小便以实大便”为根本治法，如淡渗通窍利小便、畅通三焦利小便、滋阴补液利小便、补气升阳利小便等；善用糖治痢，注重调气药小量多品，理气、行气、破气为一体，灵活调整剂型、服药次数。农汉才[25]总结祝味菊的学术思想，祝老认为六淫、细菌等微生物及人体抵抗力状况是导致感染性疾病的病因，提出“三因鼎立”的病因学说；提出以生温亢奋与放温障碍来解析发热症状，对于发热的程度不同，又将其分为正邪交争的“抗温”与热势鸱张的“亢温”，为其后不以退热为目的的治疗以及某些热病反用热药等治疗方法打下了理论基础；认识到炎症是正气抗病的过程，不能一味使用寒凉药或者抗生素抵制炎症产生；认为感染性疾病的抗邪过程与其他外感病相同，太阳为开始抵抗，少阳为抵抗不济，阳明为抵抗太过，太阴、少阴同为抵抗不足，厥阴为最后之抵抗，一切外感病的抵抗过程都不出这 5 种阶段；认为抗感染有“病原疗法”和“本体疗法”，抗生素是“治病”的病原疗法，中医扶正、汗、清、温等调整正气的方法是本体疗法，提倡“人病并重”进行治疗。近现代医家在经典理论的基础上结合新发传染性、感染性疾病对疫病的理法方药提出了不同的见解，丰富了疫病学的发展。

2. 新发疫病是中医疫病学发展的动力

与人类同时生活在这个地球上的病原微生物，也如同人类一样在繁衍生息，甚至变异，人类还没有能力预见下一个跨界来危害人类健康甚至生命的微生物是什么，何时何地会出现。2003 年 WHO 提出新发传染病（emerging infectious diseases，EID）概念，多由增殖快且易发生变异的病毒或细菌感染导致，特别是其突发性和不确定性，传播速度快、流行范围广、病死率高，缺乏有效的处置措施。近年来，已在我国流行的 EID 有 20 余种，如艾滋病（AIDS）、人禽流感、甲型 H1N1 流感、肾综合征出血热、登革热、O157：H7 血清型出血性肠炎、莱姆病、猪链球菌病、O139 霍乱、人粒细胞无形体病、新布尼亚病毒感染引起的发热伴血小板减少综合征、埃博拉出血热、SARS、寨卡病毒感染引起的寨卡热、中东呼吸综合征（MERS）、新型冠状病毒肺炎等[26]。

中医抗疫的历史也同样说明了外来邪气的多样性和导致人体症候表现的复杂性，人类要不断变换改进应对方法。以明清以来为例，吴有性治疗湿热疫，“初起先憎寒而后发热，日后但热而无憎寒也。初得之二三日，其脉不浮不沉而数，昼夜发热，日晡益甚，头疼身痛”，感之重者，舌上苔如积粉，满布无隙。认为疫邪藏于伏脊之前、肠胃之后的膜原，这是病位认识的一个创新；治以达原饮，以槟榔、厚朴、草果仁辛烈温燥药为主力；又参以经络辨证，如“凡疫邪游溢诸经，当随经引用，以助升泄，如胁痛、耳聋、寒热、呕而口苦，此邪热溢于少阳经也，本方加柴胡一钱”。一百多年后的疫证初起，又是另一番表现：恶寒发热，头痛如劈，烦躁谵妄，身热肢冷，舌刺唇焦，上呕下泻。清代医家余霖则以辛甘大寒的石膏为要药得以控制，治以清瘟败毒饮，疫证初起，六脉沉细而数，即用大剂；沉而数者，用中剂；浮大而数者，用小剂。“此内化外解、浊降清升之法”“重用石膏直入胃经，使其敷布于十二经，退其淫热”亦为余氏治法上的创新和特色。再百年后，道光十七年（1837 年），江浙一带霍乱流行，王世雄于《霍乱论》卷下载燃照汤，治疗暑秽夹湿，霍乱吐下，脘痞烦渴，苔色白腻，外显恶寒肢冷者。虽古人对霍乱辨治已有记载，但此时之疫已非古时之疫，可见，古人抗疫智者都是疫新法新，方随法立，绝不会按图索骥，守旧误人。这也是值得当代中医人学习的面对新发传染病的态度和勇气。古人说：“夫病多而方少，未有甚于温病者矣。”这在善变的温疫，中医治疗体现得尤为明显。中医学随着疾病变换的脚步，也在不断发展创新。

蒋鼎等[27]通过分析京、粤两地对 SARS 不同的诊疗方案，发现同一病原体采用不同治疗方案体现了《黄帝内经》因地制宜理论。北京将其归为“肺毒疫”，强调疫毒首犯于肺的病机，病位主要在肺胃，涉及心肝，治疗以芦根汤、麻杏石甘汤、清瘟败毒散加减，以卫气营血为辨证疏风清热、解毒平喘为主，兼以化湿；广州则将 SARS 归属于“湿热疫”，病变部位在三焦或膜原，治疗以三仁汤、升降散为主，重视三焦分治，宣肺化湿、畅中燥湿、淡渗利湿，合用清热解毒法，体现了中医药在治疗急性传染病方面的优势。楼毅杰等[28]通过比较《黄帝内经》到明清时期“除邪务尽”“除邪勿尽”两种思想在内涵、用药、治法上的异同，前者针对外感邪气必须完全祛除时，遵循“祛邪外出—调畅枢机—补养正气”的顺序，多用汗、下、清法，选用清解、宣透、调畅气机之药治疗，后者针对邪气内滞，却有内伤体虚之人，旨在保全生机、鼓舞正气、安和五脏，多选疏解、调中再补益或清补扶正的方法；结合各地新冠肺炎恢复期的辨治方案，提出外感病恢复期对于外邪、伏邪以“除邪务尽”为原则，但对于祛除外邪后体内残存的痰瘀湿浊等病理因素，可按照“除邪勿尽”观点，同时注意因人制宜。蔡伟桐等[29]结合伏气理论探讨传染性单核细胞增多症的发病机制，认为邪气久伏机体化热化火，耗伤正气，内外合邪，热毒炽盛，炼津成痰，痰热瘀互结是传染性单核细胞增多症的病因病机，治法以清热泻火、凉血解毒为主，代表方剂清瘟败毒饮。罗威等[30]从温毒的性质和毒力、人体正气盛衰、感邪途径、自然环境、社会环境等方面对中医“染易”理论进行总结，染即传染，易即转移，“染易”是指疫毒在生物群体之间的传播和流行。王晓梅等[31]回顾了中医学对“病毒”的认识，根据中医外感病医学、中医学审病求因的思维方法提出疫病病毒应根据其致病特点及规律对应不同的外感病邪，结合流行病学资料举例，如埃博拉病毒、近年的流行性感冒属于不同性质的瘟疫毒邪，不能看到病毒性感染就统一妄用清热解毒药。农汉才[32]总结民国时期名医西学中用提出的《伤寒论》中很多能用非杀菌法抗感染的药物、治法：他们认为《伤寒论》中有直接杀菌的药物，也包含对证、治人、排毒、诱导等方法，同时对《伤寒论》八法中汗、温、清等方法在抗感染中的作用与机理进行了阐释。

3. 对疾病表现的近身观察是中医疗效的基石

钱潢在《伤寒溯源集》中说：“盖仲景以外邪之感。受本难知。发则可辨。因发知受。”中医认识外感病也不是唯心杜撰，也要有详细的临床观察和理论依据的。时代发展至今，临床流行病学的研究方法也可为中医所用。观察实践是发展的必经之路，在对临床表现的观察研究中，摸索进步。中医学不是只有回头看，到古人记录里找到对应内容，而是要站在古人的肩膀上，借助对当下疾病的观察研究，向前发展，没有发展就失去温病学本身的意义。

不可否认基于中医学阴阳气血、五行六气等基础理论的辨证论治一直都是疫病治疗的主流思想，但治疫专药并不是与辨证论治相斥的。治疫专药的使用即辨病和辨证相结合思想的运用。比如叶桂治疫三案：“谭，口鼻吸入秽浊。自肺系渐干心胞络。初病喉痛舌燥。最怕窍闭神昏之象。疫毒传染之症。不与风寒停滞同法。玄参、连翘、郁金、银花、石菖蒲、靛叶、射干、牛蒡，冲入真白金汁一杯……杨，吸入疫疠，三焦皆受。久则血分渐瘀。愈结愈热。当以咸苦之制。仍是轻扬理上。仿古大制小用之意。玄参、西瓜翠衣、金银花露、莹白金汁……金氏，人静则神昏。疠邪竟入膻中。王先生方甚妙。愚意兼以芳香宣窍逐秽。(至宝丹)。”叶桂在常规的凉血活血的基础上，就考虑到了要针对性使用治疗疫邪的药物如金汁、银花、至宝丹等。叶氏为医宗大家，其所施医术绝非凭空想象而来。其在辨证的基础上加入治疫的专药就是辨病辨证思想的结合。传染病发生时期，我们应抓住机会尽可能及时全面采集相关的信息，包括时间、地域、气候、患病人群的基本信息、病史、症状、体征、实验室检查、影像学检查、治疗、预后、传染情况、临床一线视频资料、中医舌象影像资料等，及病原学的实验室研究结果、病理机制研究进展等，建立素材库，不断地补充和更新相关内容。古人在其各自的年代和抗疫事件中能积极投入，记录疾病临床表现、传变特点，思考修订治疗方案，撰写专著，创立新的论点；当今时代的新发传染病也给当代中医人创造了这样的机会。勤奋记录，理性思考，全面掌握前人经验，以古鉴今，作出全面而科学的总结，为后人留下可参考借鉴的有价值的资料，也是我们当代中医人的责任。

4.“学以致用，守正创新”是中医学前行的底气

温病学学习的最终目的是“学以致用，知行并进”，是要学习在新时代下仍然可以与疫病作斗争的知识武器。由于致病微生物的变异，疫病是不断变换出新的，我们要学会师古不泥古，古人留下的知识是我们在新时代应对各种突发疫情的知识给养，而不要成为禁锢创造力的缰绳。我们要革故鼎新，以新发疾病的临床特点为客观依据，勇于提出新的观点认识和治疗方法。古人在发展中医学的历史长路上已作出表率，如汪廷珍曾盛赞温病学鼻祖、寒凉派创始人刘完素：“唯金源刘河间守真氏者，独知热病，超出诸家，所著六书，分三焦论治，而不墨守六经，庶几幽室一灯，中流一柱。”在无古人效验方、无古人经验可直接拿来用的情况下，我们该如何发展创新，拿出有效的治疗方案？不妨借助鲁迅先生的一句话：“所以我们要运用脑髓，放出眼光，自己来拿！”

袁天慧[33]等认为中医药防治温病有独特优势，温病理论指导下运用中药最具有抗细菌耐药性的潜力，且对机体整体调节有优势，但中医药防治温病仍存在名老中医治疗经验总结挖掘不足、运用现代方法研究温病的病因病机不足、防治温病的机制不清楚、防止温病发生和扩散的研究缺乏等问题，针对传承经验、服务临床、机制研究、抑制耐药性、促进多学科交叉发展等方面提出了建议。王玉贤等[34]归纳历史上中医治疗疫病的经验，将“但见一证便是”诊断病名和根据核心症状群辨证论治相结合，进行中医古籍诊治传染性疫病经验的挖掘，介绍目前中医古籍数据挖掘的常用方法，如聚类分析、关联规则、回归分析、因子分析、文本挖掘、粗糙集、贝叶斯网络等，同时提倡开展中医古籍医案中药相对剂量的研究。郭瑨等[35]对《瘟疫论》中有关疠气病因的条文重新排列，用溯因推理的方法，分析发现中医疠气病因的产生是一个基于类比的复杂溯因推理的过程，使用溯因推理、最佳说明推理对疠气病因的提出过程进行重新梳理，重新研究吴有性疠气理论的产生过程，可以发现吴有性疠气病因是通过“溯因推理—最佳说明推理—结论”的思维过程实现。蔡佳丽等[36]基于数据挖掘技术分析萧霆《痧疹一得》用药规律，发现治疗痧疹首用清热药，其次用苦寒药，归经以肺胃两经为主，在使用清热解表药时也多用补益药顾护正气，同时注意调畅气机。白明等[37]总结新冠肺炎的临床症状，归纳病机证型，在经典文献中寻找能够治疗该证型的组方，进行数据挖掘分析，得到甘草、柴胡、黄芩等高频药物22种，其中归肺、脾、胃经者最多，药性温、寒为主，药味苦辛居多，得到甘草－桔梗、甘草－防风、甘草－羌活等较高关联性药对12个。苏芮等[38]基于数据挖掘和人工智能辅助决策技术建立外感热病案例推理模型，模拟诊病、辨证的思维过程，先将古代文献中的突发急性传染病诊断和治疗标准化，以案例的形式建立数据库，再采用基于案例推理技术将患者的证候信息进行推理，得出相似证型的诊断和治疗方法，之后挖掘症状、证素、治疗药物之间的关联性，分析突发急性传染病的证治规律，以此作出诊疗决策。蔡婉婷等[39]采用 Apriori 算法，对疫病病案数据库进行关联规则挖掘，发现古代、现代痢疾、霍乱虽然名称相同，但古代的疾病概念包含现代概念，古代痢疾用药多清热、行气止痛，霍乱用药多温补脾肾，现代细菌性痢疾治疗多清热泻火，霍乱治疗多清热解毒，其中霍乱的治疗有明显不同。马丹等[40]探究古代疫病发生和地域的关系，发现《黄帝内经》提出五方之域易于产生不同的疾病和治法开启地域医学的肇端，先秦到晋唐时期，温病和疫病主要分布于黄河中下游地区，宋金元时期，则由以黄河流域为中心转为以长江流域为中心，明清时期，更形成了主要以江苏、浙江为主的分布特点，此外山东、安徽、湖南、湖北、江西、广东等地区也成了温病和疫病的好发地。

5. 为大众解除病患的仁爱之心和使命感是动力

新发疫病都是危险的，人们在完全不了解的新事物面前往往会本能地焦虑和恐惧，在面对疫病患者时往往更容易退缩，古今中外如是。而医者“逆向而行”的勇气正是来源于解救疫病患者的仁爱之心和使命感，吴有性曾在《温疫论》自叙中说：“嗟乎！守古法不合今病，以今病简古书，原无明论，是以投剂不效，医者彷徨无措，病者日近危笃，病愈急，投药愈乱，不死于病，乃死于医，不死于医，乃死于圣经之遗亡也。吁！千载以来，何生民不幸如此。余虽固陋，静心穷理，格其所感之气，所入之门，所受之处，及其传变之体，平日所用历验方法，详述于下，以俟高明者正之。”他这种“穷理”“格”病之因机的刻苦精神，也正是源于他对“生民之不幸”悲悯情怀和身为医者的责任感和使命感。吴瑭亦是如此，汪廷珍在《温病条辨》序中说：“吾友鞠通吴子，怀救世之心，秉超悟之哲，嗜学不厌，研理务精，抗志以希古人，虚心而师百氏。”树立对病患的大爱之心，医生职业的责任感和使命感。中医人和中医未来接班人谦恭敬畏地学而践行着中医先辈们的这种“大医精神”，无论于日常工作还是突发公共卫生事件，如水泗沙，当是先于医疗技能的职业素养[41]。

撰稿人：赵岩松　王翰飞　刘　果　张铃奥　于　河　崔丽军　李勋欣　王雨菡

参考文献

[1] 吴春妍. 浅析古代欧洲瘟疫的流行及其对社会发展的影响 [D]. 东北师范大学，2005：7-11.

[2] 张绪山. 14世纪欧洲的黑死病及其对社会的影响[J]. 东北师大学报, 1992(2): 54-60.
[3] 李荷. 灾难中的转变: 黑死病对欧洲文化的影响[J]. 中国人民大学学报, 2004(1): 150-155.
[4] 施诚, 倪娜. 西方学术界重大传染病起源地研究的歧见和偏见——以黑死病、美洲天花、梅毒和1918年大流感为例[J]. 清华大学学报(哲学社会科学版), 2020, 35(6): 181-188, 203-204.
[5] 威廉·麦克尼尔. 瘟疫与人[M]. 北京: 中信出版社, 2018: 172-174.
[6] 王旭东, 孟庆龙. 世界瘟疫史: 疫病流行、应对措施及其对人类社会的影响[M]. 北京: 中国社会科学出版社, 2005.
[7] 马伯英. 中国近代医学卫生事业的先驱者伍连德[J]. 中国科技史料, 1995(1): 30-42.
[8] 郑晓红. 基于《内经》遗篇探讨中医对疫病的认识[J]. 南京中医药大学学报, 2020, 36(6): 792-794.
[9] 白璐璐, 闫曙光, 周永学. 从"四时五脏阴阳毒"论疫病[J]. 中医学报, 2020, 35(10): 2040-2043.
[10] 王永炎, 范逸品, 张华敏, 等. 从五运六气学说认识疫病流行的经验积累——读《黄帝内经·素问》遗篇《刺法论篇》《本病论篇》有感[J]. 北京中医药大学学报, 2020, 43(6): 445-448.
[11] 蒋雪松, 胡亚男, 高宇, 等. 刍议《黄帝内经》的"灾宫"理论与瘟疫[J]. 吉林中医药, 2020, 40(12): 1573-1576.
[12] 曾兰. 清代罗汝兰三焦辨治鼠疫[J]. 中国中医基础医学杂志, 2016, 22(1): 21-22.
[13] 金丽. 吴瑞甫《新订奇验喉证明辨》喉科学术思想评析[J]. 中国中医基础医学杂志, 2020, 26(4): 447-450.
[14] 魏岩, 张文风. 中国古代疫病预防思想探析[J]. 长春中医药大学学报, 2021, 37(1): 6-9.
[15] 刘理想, 胡镜清, 林明欣, 等. 中医学防控疫病历史回顾与思考[J]. 中国中医基础医学杂志, 2020, 26(3): 281-284.
[16] 孙巧思, 胡镜清, 刘理想. 论中医学疫病防治特色[J]. 中国中医基础医学杂志, 2021, 27(1): 42-45, 49.
[17] 杨必安, 曹丽娟, 姚鑫, 等. 中医历代防疫概说[J]. 中医学报, 2021, 36(1): 54-57.
[18] 何钰怡, 李永宸. 岭南医家江英华《卫生指南》卫生保健及防疫急救思想研究[J]. 广州中医药大学学报, 2020, 37(9): 1827-1832.
[19] 余新忠. 清以来的疾病、医疗和卫生: 以社会文化史为视角的探索[M]. 北京: 生活·读书·新知三联书店, 2009, 1-7.
[20] 周亚兵, 吴敏, 虞坚尔. 徐小圃诊治小儿丹痧学术思想探析[J]. 世界中医药, 2017, 12(4): 933-935.
[21] 王俊壹, 李柳, 叶放, 等. 周仲瑛教授辨治新发肺系疫病学术思想探讨[J]. 南京中医药大学学报, 2021, 37(2): 171-174.
[22] 王英, 江凌圳, 高晶晶, 等. 盛增秀名老中医对瘟疫学说的传承与贡献[J]. 时珍国医国药, 2016, 27(10): 2506-2507.
[23] 丁丹丹, 郑军. 温振英养阴益气法治疗病毒感染类疾病的系列研究[J]. 北京中医药, 2016, 35(4): 337-340.
[24] 鲁军, 杨东升, 黄棪, 等. 蒲辅周"利小便以实大便"法治疗痢疾经验采撷[J]. 天津中医药大学学报, 2019, 38(3): 212-214.
[25] 农汉才. 民国名医祝味菊对中医药抗感染的认识[J]. 中国中医基础医学杂志, 2018, 24(10): 1363-1365, 1372.
[26] 李梅, 李亚萍, 翟嵩, 等. 新发传染病的教学应对策略[J]. 中国医学教育技术, 2019, 33(3): 346-348, 352.
[27] 蒋鼎, 卓秦宇, 陈欣敏, 等. 京粤两地SARS中医药诊疗的启示——SARS之十三年回眸[J]. 时珍国医国药, 2017, 28(5): 1167-1169

［28］楼毅杰，吴夏俊，崔宇胜，等．“除邪务尽”与“除邪勿尽”观点对外感热病恢复期辨治的启示［J］．浙江中医药大学学报，2020，44（11）：1035-1041.
［29］蔡伟桐，吉训超．从伏气学说探讨清瘟败毒饮在传染性单核细胞增多症中的应用［J］．中国中医急症，2019，28（6）：1103-1105.
［30］罗威，盖凤春，郭玮，等．传染病中医“染易”机理钩沉［J］．时珍国医国药，2020，31（8）：1944-1946.
［31］王晓梅，王卓，徐世杰．基于病因学理论探讨中医学对“病毒”的认识［J］．中华中医药杂志，2020，35（9）：4420-4422.
［32］农汉才．民国时期《伤寒论》“非杀菌法抗感染”研究初探［J］．中国中医基础医学杂志，2020，26（7）：922-924.
［33］袁天慧，陈孝银，何伟明，等．温病理论与感染/传染性疾病：研究现状及发展建议［J］．中国科学基金，2017，31（4）：384-389.
［34］王玉贤，王一战，王飞雪，等．中医古籍传染病诊治经验挖掘思考［J］．辽宁中医药大学学报，2017，19（3）：54-56.
［35］郭瑨，赵勇．吴有性发现疠气病因的推理过程展示［J］．北京中医药大学学报，2017，40（6）：445-450.
［36］蔡佳丽，王利锋，王焱，等．基于数据挖掘技术分析萧霆《痧疹一得》组方用药规律［J］．吉林中医药，2021，41（1）：115-118.
［37］白明，李杨波，苗明三．基于古籍数据挖掘的中医防治疫病用药规律分析［J］．中药药理与临床，2020，36（1）：32-36.
［38］苏芮，韩振蕴，范吉平，等．基于古代文献挖掘的新发突发传染病中医人工智能辅助决策技术研究［J］．中华中医药杂志，2020，35（11）：5431-5435.
［39］蔡婉婷，李新霞，陈仁寿．基于 Apriori 算法的古现代疫病用药比较与分析［J］．时珍国医国药，2017，28（6）：1510-1512.
［40］马丹，史双文，沈娟娟，等．中医疫病发病与地域因素的相关性探究［J］．长春中医药大学学报，2021，37（2）：237-241.
［41］赵岩松．知行并进　守正创新——谈新发疫病对温病学学科发展的启示［J］．中医教育，2020，39（3）：4-8.

现代名医防治疫病经验研究

名老中医丰富的临床经验是中医药传承发展的重要内容。名老中医在抗击疫病中做出了重要贡献，并取得了丰硕的成绩。通过总结不同地域名老中医针对不同疾病的抗疫经验，可以指导相关疫病的临床用药，为提高中医药人才防疫抗疫能力的培养效率和效果提供数据支撑。现将收集的名老中医抗击现代疫病中的经验综述如下，以供参考。

一、呼吸道传染疫病现代名医治疫经验概述

1. 新型冠状病毒肺炎

（1）张伯礼

张伯礼（1948—　），河北省宁晋县人，中医内科专家[1]。

1）推动中医药全过程介入新冠救治。新冠肺炎疫情发生后，张伯礼作为中央指导组专家组成员第一时间赴武汉支援，首提中医为主的中西医结合救治方法，推动中医药早期参加、全程深度介入新冠肺炎救治工作；疫情初期提出在严格隔离下普遍服用中药阻断病情蔓延，争取治疗先机；较早提出中西医结合救治重症患者，有效降低重症患者死亡率；组织制定首个新冠肺炎恢复期中西医结合康复指南，并组建多个康复平台[2]。

2）辨治新冠经验总结。张伯礼提出，新冠肺炎属于“湿毒疫”，主要证候要素为湿、毒、热、闭、虚，易侵袭肺与脾两脏；病机主要为湿毒壅肺；临证全程须注重祛湿化浊、消秽解毒，同时重视伴有血瘀状态的影响。治疗上，辨证论治与群体通治相结合，急性疫病暴发时，在辨证的基础上宜采取群体通治方为主的治疗策略，可采取专病专方；在治疗节点上，宜关口前移，注重早期干预，明晰新冠肺炎演变趋势，提前用药截断逆转病势；在新型冠状病毒核酸检测转阴的康复阶段，可采用益气养阴等中药扶正，兼顾祛邪，同时采用中西医结合康复手段综合调摄形神，促进全面康复。他主持研制宣肺败毒颗粒等有效方剂，诊疗

方案第七版中将宣肺败毒方列入中医临床治疗，为新冠肺炎治疗提供更多选择[3]。

（2）仝小林

仝小林（1956—　），中医内科学家，吉林省长春市人[4]。

1）中医理论贯穿新冠防治全过程。“未病先防、已病防变、瘥后防复”的中医理念贯穿了新冠肺炎防控全程。从社区出发，针对大量居家隔离的疑似患者及有发热症状的人群大范围发放中药，体现“未病先防”；针对确诊患者，通过服用中药防止轻型、普通型转为重型，降低重型、危重型死亡率，体现“已病防变”；针对出院进入康复驿站的患者进行中医药干预，降低复阳率，体现“瘥后防复”。仝小林从中医角度给武汉疫情定性，推行万人通治的社区防控模式“武昌模式”；牵头组织专家制定《新冠肺炎诊疗方案》的中医诊疗和恢复期方案；开展覆盖新冠肺炎全程的中医药临床研究，涉及轻症、重症 / 危重症、恢复期等各个阶段[5]。

2）建立新冠康复体系，中医药大有可为。仝小林通过中药汤剂、艾灸、针刺、八段锦等多种中医手段干预，指导和推动成立了全国新冠肺炎康复协作网络。在康复门诊涉及肺功能、心理、饮食指导、体育疗法锻炼等多方面的专家共同参与，形成全流程、多层级、多手段、广范围的网络体系。仝小林指导针对康复驿站较早进入恢复期的患者，开具兼顾多数新冠肺炎恢复期患者的通治方。涵盖六君子汤、沙参麦冬汤、玉屏风散等化裁而成，兼顾肺脾气虚证和气阴两虚证，以疫病的瘥后防复为主要施力点，辨证选方，防止病后复发，延缓或阻止后遗症。

（3）伍炳彩

伍炳彩（1940—　），国医大师，江西中医药大学二级教授，主任中医师，博士生导师，享受国务院特殊津贴专家[6]。新冠肺炎疫情发生以来，伍炳彩教授一直关注新冠肺炎的疫情，也通过各种形式积极参与到诊治工作中。经过近段时间的临床实践及患者反馈的治疗效果，结合 50 余年的临床经验，对新冠肺炎形成了自己的认识。

1）病因以湿为主线。新冠病毒发于冬季，发病时间正值一九前后，属于数九寒天，冬天的主气为寒，加之当时雨水较多，故容易感受寒湿之邪。病位以肺脾为主，涉及胃、肾等。从临床表现上看，本病起病之初，多数患者由寒湿起病，在起病早期表现为恶寒发热、无汗为主，周身酸痛，可见胸闷气憋、短气乏力、干咳少痰等肺失宣肃，津液不运的表现。还可见寒湿困脾之恶心、纳差、腹泻、大便黏滞不畅等消化失常的症状，并见舌质淡红，苔多白腻，面色黄滞，脉搏多濡等。以上这些临床表现及舌脉均属寒湿之象。[7]

2）临床以湿热多见。新冠肺炎在中医属于疫病，传染性强，传变迅速，如治疗不及时或治疗不当，寒湿容易化热，转变成湿热证。具体原因有三点：有些患者发病后不愿意及时就诊，延误治疗时机；疾病早期症状轻微，未引起患者重视，导致病情变化；部分患者素体阳盛，感邪后易于化热。基于以上几点，所以常见寒湿转化为湿热。因此临床上寒湿证相对少见，湿热证相对普遍。

3）燥邪为病不可忽视。新冠肺炎患者多有干咳痰少的症状，所以认为本病除了寒湿、湿热以外，还兼有燥象。故拟定杏苏散和杏仁汤，杏苏散治凉燥，杏仁汤治疗湿热化燥。新冠肺炎存在寒湿为病的转变、湿热为病的转变，病因可相互转化。

（4）其他名老中医疫情期间贡献总结

新冠肺炎疫情期间，张大宁以中医经典名方为基础，结合新冠肺炎患者的发病情况等，研制出新冠肺炎治未病有效组方“扶正御疫方”，经中国研究型医院学会制成胶囊后，在部分中老年人群，尤其是奋战在抗疫一线接触过新冠肺炎患者的医务人员使用后，对扶助人体正气、增强免疫功能、抵御外邪病毒等起到明确作用[8]。国医大师梅国强等紧急制订的《湖北省中医院新冠病毒感染肺炎中医药防治协定方》，成为许多人手持一剂的“肺炎1号”方：柴胡20g，黄芩10g，法半夏10g，党参15g，全瓜蒌10g，槟榔10g，草果15g，厚朴15g，知母10g，芍药10g，生甘草10g，陈皮10g，虎杖10g[9]。王庆国认为，初发早期新冠肺炎患者多寒湿闭表，湿浊内蕴。感受寒湿疫疠之气，邪束肌表，故初诊呈寒热之势；湿气困阻中焦则现纳差、恶心、便溏等；咳嗽、咳白痰则为寒湿袭肺的明证。针对这一特殊病机，王庆国教授以十神汤为基础方合平胃散、苦杏仁加减治疗；膜原位于半表半里，实属少阳，对于发热明显、口干口苦、纳差、舌苔黄厚腻者，多以小柴胡汤合达原饮加减治疗，小柴胡汤和解少阳，达原饮辟秽化浊，开达膜原；肺热内蕴兼有痰浊则合麻杏石甘汤、千金苇茎汤清解肺热，化痰逐瘀[10]。

2. 传染性非典型性肺炎

（1）邓铁涛

邓铁涛（1916—2019），广东省开平市人。广州中医药大学中医学专业终身教授[11]。

1）病因病机。邓铁涛认为非典应属春温伏湿，病机常见湿热蕴毒，阻遏中上焦，易耗气挟瘀，甚则内闭喘脱，从而增加变证凶险和治疗难度。非典病因有三：岁气、年时，为当时之气候、环境因素；戾气、疫气，时行之气为外因；冬伤于寒、不藏精为内因。其发病是气候环境的变化导致致病物质的活跃，适人体正气不足拒邪，遂致发病。故非典治疗应为扶正祛邪，顾惜患者的胃气津液。祛邪不可理解为单纯消灭病毒，更应注意给病邪以出路。[12]

2）分期辨治。邓铁涛将非典分为4期，早期多在发病后1～5天，以湿热遏阻、卫气同病为特点，宜宣透清化。常见湿热阻遏肺卫证和表寒里热夹湿证，分别治以宣化湿热、透邪外达与辛凉解表、宣肺化湿，方选三仁汤合升降散加减及麻杏甘石汤合升降散加减，药用杏仁、滑石、通草、白豆蔻、白僵蚕、片姜黄、蝉蜕、苍术、青蒿、黄芩等。中期多在发病后3～10天，以湿热蕴毒、邪伏膜原、邪阻少阳为特点，宜清化湿热、宣畅气机。常见湿热蕴毒证、邪伏膜原证和邪阻少阳证，分别治以清热化湿解毒、疏宣透达膜原湿浊及清泄少阳、分消湿热，方选甘露消毒丹加减、达原饮加减及蒿芩清胆汤加减，药用生石膏、炒杏仁、茵陈蒿、虎杖、白豆蔻、滑石、石菖蒲、柴胡、黄芩、厚朴、草果、六一散等。极期多在发病后 7 ~ 14 天，以湿热毒盛、耗气伤阴、瘀血内阻为特点，宜祛邪的同时重视扶正，常见热入营分，耗气伤阴证和邪盛正虚，内闭外脱证，分别治以清营解毒、益气养阴与益气固脱或兼辛凉开窍，方选清营汤合生脉散加减及大剂量静点参麦注射液或参附注射液，并用参附汤或生脉散（汤）送服安宫牛黄丸或紫雪丹。恢复期多在发病后 10 ~ 14 天，以正虚邪恋、易挟湿挟瘀为特点，常见气阴两伤证和气虚挟湿证，分别治以益气养阴与益气化湿、活血通络，方选参麦散或沙参麦冬汤加减化裁及李氏清暑益气汤、参苓白术散或血府逐瘀汤等加减化裁，药用太子参、沙参、麦门冬、扁豆、法半夏、芦根、郁金、佩兰等[13]。

（2）晁恩祥

晁恩祥（1935—　），河北省唐山市人。中日医院中医内科专业首席专家[14]。

1）中医症状。晁恩祥作为专家组成员多次直接查验患者，根据患者舌脉，指导治疗，参加北京地区的会诊讨论，参与全国及北京市防治方案的制定。在多次与患者的密切接触及细致地研究大量病历后，提出个人治疗意见并收入防治方案。晁恩祥认为发热是 SARS 首发主症，应用一般解热镇痛药或激素类药可一时退热，但必复热，或言反跳。肺部症状首见咳嗽，以干咳少痰或无痰为主，严重者呼吸困难。消化道症状初见腹泻及恶心、呕吐，一为疫毒伤及脾胃，二为肺与大肠相表里。乏力亦是患者早期症状之一，说明 SARS 一开始即正邪相争明显，损伤正气。[15]

2）辨证论治。急则治其标，缓则治其本。晁恩祥强调早期重在祛邪，解毒、透表、祛湿、化浊，根据邪毒选法。通过宣肺、清肺、温阳、健脾、养阴、疏肝，针对脏腑气血损伤调治脏腑。同时针对咳、痰、瘀、喘、呕、热，进行治疗，改善症状。若邪犯肺胃、湿毒内郁，当清肺透表、解毒化湿，方用银花、连翘、黄琴、青蒿、鱼腥草、杏仁、槟榔、芦根、苏叶、薄荷等；若疫毒壅肺、热毒内蕴，当清热解毒、宣肺化湿，方用银花、生石膏、黄芩、知母、炙麻黄、杏仁、浙贝、薏米、生甘草等；若肺闭喘憋、浊邪瘀阻，当清热泻肺、祛邪化浊，方用炙麻黄、杏仁、生石膏、黄芩、葶苈子、地龙、桑白皮、鱼腥草、赤芍、丹参、西洋参等；若邪实正虚、内闭外脱，属重症，应益气敛阴、回阳固脱、化浊通闭，方用生晒参、炮附子、山萸肉、麦冬、五味子、菖蒲、三七等；若气阴两虚、余邪未尽，但以养阴益气、润肺行瘀、通络化浊，方用太子参、麦冬、五味子、沙参、紫苑、焦三仙、陈皮、贝母、赤芍、薏米等。日常预防药则针对疾病特点制定方剂，需包括解毒、化湿、宣邪、扶正等内容。

（3）任继学

任继学（1926—2010），吉林省扶余市人。长春中医学院终身教授[16]。

任继学分析病因建议采用升降散合达原饮为基础方，根据临床实际辨证加减，达原饮方由槟榔、厚朴、草果仁、知母、芍药、黄芩、甘草组成。槟榔除伏邪又除岭南瘴气，为疏利之药；厚朴破戾气所结；草果“辛烈气雄”，除伏邪盘踞；三药共用为君协力使邪气溃败速离膜原。升降散可治“表里三焦大热，其证不可名状者”。临床使用后果然收到奇效。作为吉林省中医药防治 SARS 首席专家，研制出“扶正除疫颗粒”，成分包括红景天、大青叶、虎杖、贯众[17]。

3. 甲型 H1N1 流感

（1）周平安

周平安（1939—2017），河南省鲁山县人[18]。治疗流行性感冒，清肠保肺法是周平安教授表里和解法的重要组成部分，应该遵循“温病下不厌早”的原则，在流感的早期即该应用泄下类药物如大黄、虎杖或者合小承气汤[19]。

（2）其他名老中医经验总结

刘清泉等[20]认为此病乃风寒侵袭而致。风寒之邪外袭，每易束于肌表，腠理闭塞，营卫不和，正邪交争，便见恶寒、寒战，正所谓“有一分恶寒则有一份表证”，而冬季正是风寒所主之事令，因此甲型 H1N1 流感发病初冬季比夏、秋季卫表证较重，可用专门针对甲型 H1N1 流感治疗的有效方剂“金花清感方”，由麻杏石甘汤和银翘散组成。姜良铎等[21]认为中医治疗甲型 H1N1 流感应治其所来之“路”，逐其所去之“道”，中国古代医家认为，既然存在入侵毒邪的管道系统，必然有驱逐其外出之门户。“祛”不等于杀死，而是驱逐体外。

4. 流行性脑脊髓膜炎

洪子云（1916—1986），湖北省鄂州市人。洪子云对《伤寒论》《温病学》造诣颇深，他根据流脑病理特点，总结出一套独特的治疗经验，临床治疗颇为有效。洪子云积极探索并试行中药剂型改革，拟定“流脑注射液”，配合西药治疗各种流脑，大大提高疗效。[22]

1）务在先安未受邪之地，恐其陷入易易尔。流脑传变迅速，发热伊始而斑疹已露，恶寒未罢而昏厥已成，若遵“卫之后方言气，营之后方言血”之常规方法论治，必延误病情，甚则莫救。洪老以“病有先安未受邪之地，恐其陷入尔”之说，把握流脑疫毒深入营血的病理特点，不论表证有无，拟以大剂清热解毒，凉血化斑，或兼熄风，或兼开窍为治，以达清里解表之效。

2）两方三宝建奇效。洪子云拟“流脑 1 号方”：金银花、连翘、生地、丹皮、赤芍、大青叶、生石膏、知母、僵蚕、蝉蜕、黄芩、菊花、玄参、芦根；又拟“流脑 2 号方”：金银花、连翘、生地、花粉、钩藤、生石膏、地龙、僵蚕、玄参、丹皮、蝉蜕、黄芩、大青叶。在治疗过程中，必要时配合运用中成药“三宝”（安宫牛黄丸、至宝丹、紫雪丹）之类以增强疗效。1966 年春武汉地区流脑大流行，通过悉心治疗，中医治疗组收入 287 例流脑患者中，中药临床治愈率达 78.41%。

5. 肺结核

邵长荣（1925—2013），浙江省慈溪市人。邵长荣在临床研究过程中，把工作重点放在正规抗痨治疗无效、因抗痨药物不良反应以及患者自身原因，无法进行正规抗痨治疗的难治性肺结核患者。临床上以“清肺泻火、杀虫行瘀”为治疗原则，先后研制了“芩部丹”“三草片”“复方功劳叶”“八宝养肺汤”“雪花片”等系列抗痨中成药，为治疗肺结核开辟了新的路径。认为肺结核邪火是因，阴虚是果，提出了“清肺泻火”的治疗原则。根据本病多为慢性进程、“久病必瘀”的临床特点，创新性地提出使用活血化瘀法治疗肺结核，确立了肺结核“清肺泻火”“行瘀杀虫”的治疗原则[23]。

二、消化道传染疫病现代名医治疫经验概述

1. 病毒性肝炎

（1）刘渡舟

刘渡舟（1917—2001），辽宁省营口市人。中医学家、伤寒大家，首批全国老中医药专家学术经验继承工作指导老师。

1）从“四期、八大关系”辨证论治。四期即急性期、慢性期、硬化期、无症状携带期，四期分治，治则各异；八大关系，即病因病机层面的湿与热、正与邪、气和血、血和水，辨证与治疗层面的宏观辨证与微观辨证、疏肝清肝与理脾益肾、清热利湿解毒与温补阳气、清除病毒与保肝抗纤的关系。综合乙肝的病因病理机制与其症状表现，刘渡舟提出肝病辨治当以气血为纲，即首先辨出阴阳气血发病阶段，在气者，疏肝解郁，清热利湿解毒；在血者，当佐以养血凉血之药物。从“四期、八大关系”辨证论治，契合肝病发病规律而起到执简驭繁之效。[24]

2）“八法”“十六方证”的诊治特色。刘渡舟根据邪气留恋的不同阶段，据证分别使用疏肝理气、活血化瘀、滋养肝阴、温运脾阳等治法，常用四逆散、大（小）柴胡汤、柴胡桂枝汤、柴平煎、越鞠丸、下瘀血汤、桃核承气汤、茵陈蒿汤、一贯煎、柴胡桂枝干姜汤、理中汤等方剂，并创制了柴胡解毒汤、柴胡活络汤、柴胡鳖甲汤、柴胡消石汤等诸多治疗肝胆疾病的方剂。刘渡舟对方证病机、药物配伍的独到经验，可系统归纳为“八法”“十六方证”，为病毒性肝炎、肝硬化等病积累了宝贵的临床经验和诊治特色[25, 26]。

（2）周仲瑛

周仲瑛（1928— ），江苏省如皋市马塘镇人[27]。

1）论病因病机，究湿热瘀毒。周仲瑛认为湿热是病毒性肝炎的始动因素和发病基础，并贯穿疾病的全过程。湿热为患起病相对隐匿，症状相对隐伏，若热邪炽盛，即发生急性肝炎，属于毒邪暴发范畴。多数情况下湿热并重或湿重于热，病情持续迁延。当湿热等病理因素互相交结，气病及血，深入血分，热邪与湿邪壅于血分，搏血为瘀。瘀热深蕴营血，充斥三焦。湿性缠绵，易使毒邪蕴伏，伏毒病久又最易成瘀，故湿与瘀二者是致病的关键。因此，病毒性肝炎感受湿热之邪，邪气郁结日久可化瘀化毒。基于病邪和脏腑间的相关性，多见肝肾阴血虚耗，或肝脾不调的发展趋向。[28]

2）视标本缓急，应治疗对策。肝炎初起，湿热疫毒壅盛，宜治其标，周仲瑛认为病毒性肝炎初起，总由湿热疫毒所致，此时机体正气尚盛，祛邪及时得当可防邪恋成为慢性病变，祛邪即寓扶正之意，自拟化肝解毒汤，药物组成为：平地木、虎杖、红藤、土茯苓、贯众、黑料豆、甘草、升麻；重肝势笃，瘀热相搏为患，急则治标，重型病毒性肝炎多为湿热疫毒深入营血，火热与血相互搏结所致，常出现多种危候，治疗应在凉血通瘀的基础上，佐以醒神开窍、解毒退黄、凉血止血、化瘀行水等法治其标；慢肝急作，邪实正虚并见，宜将扶正与解毒两法复合应用，辨明湿、热、毒、痰、瘀及气虚、血虚、阴虚、阳虚等的主次与兼夹，分脏腑治之，疏肝主要是逍遥散、四逆散、柴胡疏肝散加减，健脾主要是以四君子汤加减。肝为刚脏，体阴而用阳，如肝阴不足，必定会加重病情，所以用药应当维护肝阴。周仲瑛常用轻灵的疏理肝气药，如柴胡、青皮、佛手等，用量一般6g左右；邪毒蛰伏，耗伤正气，缓则治本，临证当详审病机，视具体病情分清标本缓急，采取相应治疗对策。

2. 细菌性痢疾

姜良铎（1948—　），陕西省米脂县人。擅长中药、火罐、针灸、点穴、按摩等中医综合疗法[29]。

姜良铎认为菌痢的治疗以止痢为主，热痢清之，寒痢温之，初痢实则通之，久痢虚则补之。湿热痢治以清热解毒化湿，予葛根芩连汤合白头翁汤加减。疫毒痢治以解毒开闭，予白头翁汤加减。寒湿痢治以温中散寒，化湿止痢，予理中汤合平胃散加减。休息痢治以健运脾胃，予五味异功散加味。急性菌痢以湿热蕴结为因，用芍药汤加减，以热毒炽盛为因，用白头翁汤合芍药汤加减，若高热神昏可另服紫雪丹或至宝丹。中成药参考葛根芩连片、枳实导滞丸、香连丸。临床单验方：鲜马齿苋煎服[30]。

三、虫媒与动物源性传染疫病现代名医治疫经验概述

流行性乙型脑炎

（1）李振华

李振华（1924—2017），河南省洛宁县人。1970年夏秋禹县，李振华治疗乙脑及后遗症132例，治愈率达92.7%。其负责的“流行性乙型脑炎临床治疗研究”获河南省重大科技成果奖。为解决流行性乙型脑炎中的疑难问题提供了宝贵的经验。李振华指出，流行性乙型脑炎要早发现早治疗。原则上，病在卫分可用辛凉轻剂以清热解表，病在气分可用辛凉重剂以清热解毒，病入营血可用清热凉血、息风透窍，同时根据出现的不同症状，还需注意随症加减用药[31, 32]。

（2）郭纪生

郭纪生认为乙脑属于中医“温病”和“瘟疫”的范畴，泻热保津贯穿整个温病治疗过

程的始终，“毒热”是各种病毒性脑炎产生的根本原因。因此“清热、解毒、养阴”三法是治疗脑炎的基本原则[33]。擅长应用白虎汤加减治疗流行性乙型脑炎，并提出清热药与利湿药的合用，如“石膏与藿香”，对解决乙型脑炎偏湿偏热的治疗起到了一定作用。

清热法：郭纪生意识到乙脑大多表现为热毒炽盛的症状，当治以寒凉清热，他强调，清热的含义不单是降低体温，只要有热证就应运用寒凉药物，且清热之法基本贯穿于乙脑治疗始终。解毒法：乙脑病机不外“毒热炽盛”，重型患者其毒尤甚，只有大量不断地使用解毒药才能控制病情的发展，减低毒热的危害。养阴法：温病最善伤阴，“热邪不燥胃津，必耗肾液”，存得一分津液，便有一分生机。他认为养阴法多用在疾病中期、后期。乙脑初期清热则病除而阴不伤；中期阴液或多或少已经受到损失，需要在清热解毒药中加用养阴之品；后期养阴之品的使用在所必需，可酌情加入薄荷、蝉蜕、连翘、金银花、牛蒡子等药。咽痛红肿加牛蒡子、玄参。剧烈头痛可酌情加入菊花、桑叶，须重用生石膏。舌质深红，舌苔白黄微干，有入营之势者，可酌加生地黄、玄参、牡丹皮。热势甚高欲神昏者，可加黄连、水牛角、石菖蒲、郁金等。已转入轻症及恢复期可加入鲜生地黄、鲜石斛、玄参、天冬、麦冬、玉竹等滋阴养液之品。在正气已受损失的情况下，脉弦芤或散大无力或结代，或轻误治，大渴引饮，皆宜人参白虎汤[34]。

（3）裴学义

裴学义擅治小儿温热病，强调清热解毒要讲究“火候”，不能“狂轰乱炸”，推崇北宋儿科名医钱乙的小儿“五脏六腑，成而未全，全儿未壮”“脏腑柔弱，易虚易实，易寒易热”的观点，用药上不忘“小儿之脏腑柔弱，不可痛击”，临证中时时注意调护脾胃，把握用药剂量[35]。20 世纪 50 年代初脑炎流行，发病凶险，病死率高达 50%，在药少力薄之时，裴老潜心钻研，通过临床实践，在辨证施治的基础上，研制了处方：脑炎处方 1 号，药物包括鲜芦根、藿香、生石膏、金银花、连翘、六一散、菊花、荷叶、薄荷、葛根等；脑炎处方 2 号，药物包括生石膏、知母、藿香、佩兰、鲜芦根、石菖蒲、郁金、荷叶、金银花、连翘、六一散、竹叶等；脑炎处方 3 号，药物包括生石膏、藿香、佩兰、鲜芦根、鲜茅根、僵蚕、石决明、全蝎、钩藤、石菖蒲、郁金、金银花、连翘、羚羊角等。提高了乙脑的治愈率，使临床有效率升至 90% 以上[36]。

综上，名老中医抗疫取得了显著的成绩。但也发现目前对于中医疫病辨证治疗以及名老中医用药经验的研究数量有限且较为零散，尚未形成体系，部分名医的抗疫经验由于年代久远，未能得到重视和发掘。因此还存在以下拟解决的重点问题亟待日后深入研究。首先，梳理和构建新中国成立后不同地域疫病的中医药辨治、调护体系。目前对于中医治疗疫病的研究，多集中在单个疫病的用药治疗以及预防调护方面，按照地域系统性总结辨治调护规律研究还比较欠缺。其次，总结不同学脉名老中医抗疫经验。名老中医在对中医防治各种疫病的认识过程中，形成了不同学脉，不同的学脉在进行相同疫病辨治和调护的过程中，也存在其独特的治疫经验。但是目前针对不同流派抗疫经验的研究较为匮乏，研究角度比较单一，现有研究比较零散不成体系。未来应收集名老中医治疫经验，科学客观全面地总结中医特色疫病发生、发展、辨证、治疗、调护的完整系统，为提高中医药人才防疫抗疫能力的培养和效果提供数据支撑，对促进中医药在发挥“未病先防”“已病防变”的防疫抗疫作用方面具有重要意义。

撰稿人：于　河　崔丽军　李勋欣　王雨菡　张文静　左佩然　孙阳样　何冬梅

参考文献

[1] 张伯礼院士简介［Z］. 中国工程院官网.

[2] 张春莉. 贤以弘德术以辅仁［N］. 中国人民政协网，2019-06-07.

[3] 金鑫. 国医济世，德术并彰——记“人民英雄”张伯礼［N］. 新华网，2020-09-10.

[4] 仝小林简介［Z］. 中国科学院官网.

[5] 一线抗疫群英谱——仝小林：中医抗疫大有可为［N］. 央视网，2020-04-20.

[6] 伍炳彩简介［Z］. 江西中医药大学附属医院官网.

[7] 伍建光，张元兵，兰智慧，等. 国医大师伍炳彩论新冠肺炎［J］. 江西中医药大学学报，2021，33（3）：11-14.

[8] 海霞. 国医大师张大宁：重视正气在疫情防控中的作用［N］. 中国中医药报，2020-6-19.

[9] 张璋. 同时间赛跑与病魔较量——湖北全力以赴救治患者［N］. 湖北日报，2020-03-10.

[10] 宋金岭，赵辉，刘铭君，等. 王庆国教授治疗新型冠状病毒肺炎验案 3 则［J］. 河北中医，2020，42（4）：485-490.

[11] 邓铁涛（国医大师）名医工作室［Z］. 广州中医药大学第一附属医院官网.

[12] 104 岁的“铁杆中医”邓铁涛离世，他曾力挺中医抗非典［N］. 人民日报，2019-01-10.

[13] 邓铁涛. 论中医诊治非典［J］. 天津中医药，2003（3）：4-8.

[14] 晁恩祥个人简介［Z］. 中日友好医院官网.

[15] 王雪京. 晁恩祥教授治疗 SARS 的经验总结［C］// 中华中医药学会内科肺系病专业委员会、世界中医药学会联合会呼吸病分会. 中华中医药学会内科肺系病专业委员会、世界中医药学会联合会呼吸病分会学术研讨会论文汇编. 2008：3.

[16] 任继学个人简介［Z］. 长春中医药大学附属医院吉林省中医院官网.

[17] 常宇. 国医大师任继学逝世［N］. 中医世家网，2010-02-04.

[18] 周平安先生悼词［N］. 北京中医药大学东方医院官网，2017-08-21.

[19] 沉痛悼念周平安教授［N］. 北京中医药大学官网，2017-08-21.

[20] 李保金. 刘清泉：流感不是感冒中医药可防可治［N］. 新华社，2019-01-29.

[21] 赵洪杰，张晓梅，黄象安. 姜良铎教授治疗甲型 H1N1 流感病例分析（附 3 例报告）［J］. 北京医学，2012，34（9）：831-833.

[22] 郭轩彤. 洪子云学术思想及临床经验研究［D］. 湖北中医药大学，2018.

[23] 薛鸿浩，张惠勇，鹿振辉，等. 邵长荣运用芩部丹治疗肺结核的经验［J］. 山东中医药大学学报，2010，34（6）：520-521.

[24] 闫军堂，刘晓倩，赵宇明，等. 刘渡舟教授论治乙型肝炎“四期、八大关系”[J]. 中华中医药学刊，2013，31（10）：2174–2177.

[25] 闫军堂，刘晓倩，赵伟鹏，等. 刘渡舟治疗乙型肝炎“八法”浅析[J]. 辽宁中医杂志，2012，39（1）：35–37.

[26] 刘晓倩，闫军堂，刘敏，等. 刘渡舟教授治疗乙型肝炎“十六方证”[J]. 中华中医药杂志，2011，26（12）：2887–2891.

[27] 周仲瑛简介[Z]. 中医世家网.

[28] 苏克雷，郭立中，朱方石. 周仲瑛辨治慢性乙型肝炎经验[J]. 中医杂志，2014，55（3）：192–194.

[29] 姜良铎简介[Z]. 北京中医药大学东直门医院官网.

[30] 姜良铎. 社区中医实用技术[M]. 北京：中国中医药出版社，2007.

[31] 郭淑云，李郑生. 李振华学术思想与治验撷要[M]. 北京：人民军医出版社，2012.

[32] 李郑生，郭文，郭淑云. 国医大师李振华学术传承集[M]. 北京：中国中医药出版社，2012.

[33] 张学林，王素平. 郭纪生教授治疗病毒性脑炎经验[J]. 中国中医药现代远程教育，2011，9（15）：13–14.

[34] 刘洪德，魏华娟，李青. 郭纪生教授治疗乙型脑炎后遗症的经验[J]. 中国中医药现代远程教育，2015，13（13）：28–29.

[35] 王纯. 裴学义妙手仁心济世人[J]. 绿色中国，2010（12）：38–41.

[36] 胡艳，柳静，幺远，等. 裴学义治疗流行性乙型脑炎经验[J]. 北京中医药，2020，39（1）：1–3.

中医疫病人才队伍研究

一、研究背景

实践证明，中医药在防治艾滋病、非典型肺炎、禽流感、手足口病、肝炎等传染病方面具有独特优势，并取得了令人欣喜的成绩。充分发挥中医药在传染病防治领域的作用已成为国内学者的共识，并引起各方关注。为更大程度地发挥中医药防治传染病的作用，必须重视中医疫病学科的发展，重点是中医疫病人才队伍建设，人才队伍是学科建设与发展的根基。

人才队伍一方面体现为数量的充足性和结构的合理性，另一方面也表现为队伍的整体水平与发展前景，要依托学科组建结构完备、分工明确、角色定位清晰、达到一定规模的人才队伍。

但是，目前中医疫病学专业人才相对匮乏。此次新冠肺炎疫情暴发初期，很多地方中医药人才队伍无法第一时间参与介入，影响了中医药参与应急响应工作的效率和防治工作的及时性、有效性，其中一个原因是没有足够数量的具有传染病救治专业背景和经验的队伍能第一时间进行响应。因此，有必要对中医疫病人才培养和队伍建设进行研究，为进一步完善我国中医疫病人才队伍建设提供对策与建议。

二、国内文献综述

截至目前，在中医疫病人才队伍建设方面，国内研究相对较少。以“疫病”“人才”“传染病”“中医药”等为关键词进行检索，并结合摘要内容进行筛选，共整理出29篇与本研究相关的文献。在研究内容方面，现有文献多数从中医疫病防治的历史入手，阐述千百年来中医药在其中发挥的重要作用以及背后的作用机制等。

对于中医疫病防治专业人才队伍建设方面，不同学者从不同角度分析了人才队伍建设的必要性和重要性，剖析了我国疫病人才队伍建设的不足与问题，并提出了相应的建议。高妍等[1]在《山西省中医医疗机构传染病防治和感染防控存在问题及对策分析》一文中，通过对山西省 2030 家中医医疗机构传染病防治和感染防控进行监督检查，发现部分中医医疗机构的重点部门消毒隔离制度落实不到位、多数中医诊所未定期开展消毒与灭菌效果检测工作等问题，提出了加强传染病相关法律法规和专业知识培训、提高医务人员传染病防控意识、强化监督管理机制等建议。蒋淑静[2]指出传染病专科医院人才队伍建设存在的主要问题及原因，并建议从人才培训计划、人才管理机制、优化相关配套设施三方面入手，通过安排高技术、高素质的专业学科人才开展培训，制定灵活的考评和奖惩机制，充分运用高科技和信息化技术，全面提高医院的传染病防治工作水平。还有一些学者通过对传染病医院的中医相关科室、中医医疗机构的疫病防治相关科室开展调查研究，提出了人才队伍建设的政策建议。时钢等[3]研究了天津市某传染病医院中医学科建设的现状，提出了传统型中医人才和现代化中医人才同时发展、组建医院中医人才梯队、借助西医科研实验室平台开展中医相关科研、在防治新发突发传染病方面依托于现代医学技术、坚持中医诊疗特色进行中医文献挖掘、积极探索中西医协作模式等建议。付玉喜等[4]在《河北省中医类别医疗机构传染病防制调查》一文中，研究了河北省中医类别医院传染病防治现状，调查结果表明，二级以上中医类别医院传染病防治整体水平高于一级中医类别医院，一级中医类别医院存在未设立感染性疾病科或传染病分诊点、消毒供应室布局不合理、医务人员的传染病防治相关知识技术较缺乏等问题，提出应重视应用型公共卫生人才培养、完善传染病防治监督法律法规等建议。

对于中医疫病人才培养与管理，盖国忠等[5]在《传染病中医临床人才知识结构的调查研究》一文中，针对国家中医药管理局组建的 34 家中医药防治传染病重点研究室和 2 家其他单位的 61 名中医传染病工作者开展问卷调查，结果表明，中医临床人才在温病学理论、传染病临床、传染病科研和科学思维四大知识块都有一定的欠缺，有 75% 的人没有接受过系统的中医防治传染病培训，68% 的人没有参加过中医抢救急危重症传染病的经历，50% 以上的人不知道传染病诊疗的中医特色，没有相对成熟的学术见解。因此，多名学者也从教育教学的角度提出关于人才培养与发展的思考。刘志斌等[6]指出，要发展中医传染病学，有必要搭建临床、教学和科研平台，使其成为吸引、培养人才的平台，并提出了加强中医传染病学教材建设，采取切实可行的、合理的人才培养模式促进学科人才队伍建设，创新管理机制促进人才发展等建议。冯颖等[7]在《临床科研一体化的分层渐进式教学模式在中医传染病人才培养中的探索与思考》一文中，以案例研究的方式，通过分析科研和临床相互融合的教学理念的优势，提出了中医药在应对传染病领域如何培养一批兼具科研与临床工作能力的复合型人才。杨升华等[8]在《关于传染病医院中医人才梯队建设问题的体会》一文中，结合北京佑安医院的实施经验，提出在中医传染病人才培养和继续教育方面，要依托学科采取可行的育才途径与方法，如岗前培训与岗位培训相结合、在职培训与脱产培训相结合、专科强化培训与综合学科配套培训相结合等方式。

对于中医药参与疫病防治工作，国家有关部门也比较重视，并于近年来出台了相应的政策文件。2010 年，为充分发挥中医药防治传染病的特色优势和作用，进一步推进中医药防治传染病临床科研体系建设，根据各地中医药管理部门及有关单位的推荐，国家中医药管理局确定并公布了《国家中医药管理局中医药防治传染病重点研究室（临床基地）建设单位名单》，见表 1，共遴选 76 家建设单位，其中包括 28 所中医类单位（包含藏医类、壮医类单位 2 家）。2017 年，为进一步促进中医医疗机构依法执业，切实维护好人民群众身体健康和生命安全，国家中医药管理局在全国开展中医医疗机构传染病防治和感染防控监督执法专项检查，并制定了《中医医疗机构传染病防治和感染防控监督执法专项检查方案》。2020 年，在突发新冠肺炎疫情的背景下，为进一步发挥中医药在新发突发传染病防治和公共卫生事件应急处置中的作用，总结新冠肺炎疫情中医药防治经验，加快提升中医药应急和救治能力特别是疫病防治能力，国家中医药管理局制定并公布了《国家中医应急医疗队伍和疫病防治及紧急医学救援基地建设方案》和《国家中医应急医疗队伍和疫病防治及紧急医学救援基地依托单位名单》，见表 2，为我国中医疫病人才队伍建设提供了制度保障，同时也为全面提升中医医疗机构传染病防治能力和水平奠定了基础。

表 1　国家中医药管理局中医药防治传染病重点研究室（临床基地）建设单位名单

序号	地区	建设单位	联合建设单位
1	北京	北京市地坛医院	
2		北京市佑安医院	
3		北京市朝阳医院	
4	天津	天津市传染病医院	
5		天津市海河医院	天津中医药大学第二附属医院*
6	河北	石家庄市第五医院	
7	山西	山西中医学院中西医结合医院	太原市第四人民医院*
8	内蒙古	呼和浩特市第二医院	
9	辽宁	沈阳市第六人民医院	
10	吉林	长春市传染病医院	长春中医药大学附属医院* 吉林省中医药科学院*
11	黑龙江	黑龙江省传染病防治院	黑龙江省中医研究院* 黑龙江中医药大学附属第一医院*

续表

序号	地区	建设单位	联合建设单位
12	上海	上海市公共卫生临床中心	
13		上海中医药大学附属曙光医院	曙光医院浦东传染病分院 曙光医院浦东肺科分院* 浦东新区疾病预防控制中心*
14	江苏	南京市第二医院	
15	浙江	浙江中医药大学附属杭州第六医院	
16	安徽	合肥市传染病医院	安徽省中医院
17	福建	厦门市中医院	国家传染病诊断试剂和疫苗工程技术中心* 厦门市第一医院*
18		福州市传染病医院	福州市肺科医院*
19	江西	江西省胸科医院	江西省中医院*
20	山东	济南市传染病医院	
21	河南	河南省传染病医院	河南中医学院第一附属医院*
22	湖北	武汉市医疗救治中心	
23	湖南	长沙市传染病医院	湖南中医药大学第一附属医院*
24	广东	广州市第八人民医院	
25		广东省中医院	呼吸疾病国家重点实验室*
26	广西	广西医科大学第一附属医院	广西中医学院附属瑞康医院* 广西壮医医院*
27	海南	海南省人民医院	海南省中医院* 农垦三亚医院 三亚市中医院
28	四川	成都市传染病医院	成都中医药大学附属医院 四川省中医药科学院*
29	重庆	重庆市公共卫生医疗救治中心	重庆市中医研究院*
30	贵州	贵阳医学院附属医院	贵阳市传染病院
31	云南	昆明医学院第一附属医院	云南省中医院 云南省传染病医院
32	西藏	西藏自治区藏医院	
33	陕西	陕西省传染病医院	
34	甘肃	兰州大学第一医院	兰州大学中西医结合研究所* 兰州肺科医院
35	青海	青海省传染病专科医院	青海省中医院*
36	宁夏	宁夏回族自治区第四人民医院	

续表

序号	地区	建设单位	联合建设单位
37	新疆	新疆维吾尔自治区传染病医院	新疆维吾尔自治区中医院* 新疆医科大学中医学院*
38	新疆生产建设兵团	新疆石河子大学医学院第一附院	新疆石河子大学医学院*
39	总后勤部卫生部	中国人民解放军第302医院	
40	在京中央单位	中日友好医院	
41		中国疾病预防控制中心*	中国中医科学院*

注：标*者暂不作为临床基地建设单位。

表2 国家中医应急医疗队伍和疫病防治及紧急医学救援基地依托医院名单
（2020年11月10日）

序号	省市/机构	国家中医疫病防治队伍和疫病防治基地	国家中医紧急医学救援队伍和紧急医学救援基地
1	北京	首都医科大学附属北京中医医院	
2	天津	天津中医药大学第一附属医院	
3	河北	河北省中医院	
4	辽宁	辽宁中医药大学附属医院	
5	吉林	长春中医药大学附属医院	
6	山东	山东中医药大学附属医院	
7	海南	海南省中医院	
8	云南	云南省中医医院	
9	西藏	西藏自治区藏医院	
10	青海	青海省中医院	
11	宁夏	宁夏中医医院暨中医研究院	
12	安徽	安徽中医药大学第一附属医院	
13	福建	福建中医药大学附属人民医院	
14	山西	山西省中医院	山西中医药大学附属医院
15	内蒙古	内蒙古自治区中医医院	内蒙古自治区国际蒙医医院
16	黑龙江	黑龙江中医药大学附属第一医院	齐齐哈尔市中医医院
17	上海	上海中医药大学附属曙光医院	上海中医药大学附属龙华医院
18	江苏	江苏省中医院	江苏省中西医结合医院

续表

序号	省市 / 机构	国家中医疫病防治队伍和疫病防治基地	国家中医紧急医学救援队伍和紧急医学救援基地
19	浙江	浙江省中医院	浙江省立同德医院
20	江西	江西中医药大学附属医院	九江市中医医院
21	河南	河南中医药大学第一附属医院	河南省中医院
22	湖北	湖北省中医院	湖北省中西医结合医院
23	湖南	湖南中医药大学第一附属医院	湖南中医药高等专科学校附属第一医院
24	广东	广州中医药大学第一附属医院	广东省中医院
25	广西	广西中医药大学附属瑞康医院	广西中医药大学第一附属医院
26	重庆	重庆市中医院	重庆市永川区中医院
27	四川	成都中医药大学附属医院	四川省骨科医院
28	贵州	贵州中医药大学第一附属医院	贵州中医药大学第二附属医院
29	陕西	陕西中医药大学附属医院	陕西省中医医院
30	甘肃	甘肃中医药大学附属医院	甘肃省中医院
31	新疆	新疆维吾尔自治区维吾尔医医院	新疆维吾尔自治区中医医院
32	中国中医科学院	中国中医科学院西苑医院 中国中医科学院广安门医院	中国中医科学院望京医院
33	北京中医药大学	北京中医药大学东直门医院 北京中医药大学东方医院	北京中医药大学第三附属医院

三、我国中医疫病人才队伍现状

本报告通过文献研究、问卷调查、结构化访谈、专家咨询等形式了解中医疫病人才队伍的结构与现状，梳理中医疫病相关科室参与疫病防控工作的机制，分析中医疫病人才队伍建设存在的不足，并提出相应的对策建议。在调查对象和访谈对象的选择方面，本研究依据《国家中医药管理局中医药防治传染病重点研究室（临床基地）建设单位名单》和《国家中医应急医疗队伍和疫病防治及紧急医学救援基地依托单位名单》选择调查机构，被调查科室包括综合医院和中医类医院参与疫情防控的相关科室。

医院从事中医疫病相关工作的人员一般分布在多个科室，在传染病医院，一般分布在感染科、中西医结合科，这些科室发挥中医学在传染病诊疗上的优势，除了承担日常传染病的防治工作，也负责各种突发重大传染病的救治。在中医类医院，一般分布在发热门诊、感染科、传染病科、呼吸科等多个科室，一般没有专门的科室从事中医疫病工作，全国极少有专业性的中医传染病医院，大多是由院内多个相关科室分别承担不同类型传染病防治工作，在面对重大传染病疫情时，共同协作应对。

（一）中医疫病人才队伍基本特点

1. 传染病医院的中医疫病人才主要分布在中西医结合科室

在传染病医院和综合医院，中医疫病人才队伍主要分布在中医或中西医结合科室，以及感染科。本报告对国家中医药管理局确定的中医药防治传染病重点研究室（临床基地）中传染病医院的中医疫病相关科室人员情况进行了梳理，2010 年，为充分发挥中医药防治传染病的特色优势和作用，进一步推进中医药防治传染病临床科研体系建设，根据各地中医药管理部门及有关单位的推荐，国家中医药管理局确定并公布了《国家中医药管理局中医药防治传染病重点研究室（临床基地）建设单位名单》，传染病医院中医科 / 中西医结合科科室人数情况见表 3，41 所建设单位中有 23 所为传染病医院，其中 9 所单位既有中医科也有中西医结合科，6 所建设单位仅有中医科，8 所建设单位仅有中西医结合科。14 所建设单位有确切的中医科 / 中西医结合科科室人数，共计 442 人。例如，北京地坛医院多次参与国家和北京市重大传染病防治方案的制定，承担了国家和北京市的传染病疫情的处置职能，专门设置中西医结合科室，科室人数为 13 人，针对各种传染病防治，广泛采取中西医结合手段，中医在疫病防治中发挥了重要作用，中医相当于医院疫病防治的支柱之一。北京佑安医院也成立了中西医结合科室，科室人数为 35 人，通过中西医结合手段进行传染病防治，在新冠肺炎疫情防治期间也发挥出“中西医并重”抗疫的独特作用，根据临床资料和经验，针对轻型普通型患者，制定了“佑安新冠一号方”，患者入院后及时进行中药治疗；对于重型患者，在院内外专家讨论的基础上，制定了重型患者的“佑安新冠二号方”，通过个体进行辨证加减施治；对于 ICU 病房的危重型患者，在西医治疗的同时，进行辨病与辨证相结合，取得了较好效果。河南省传染病医院分别于 2006 年和 2008 年设有中西医结合肝炎科和中西医结合肝硬化科，该院总结出一套完善的中西医结合治疗肝病的方案，其治疗效果明显优于单纯中医或单纯西医的治疗，推动中西医结合疗法在河南省传染病防治工作中的健康发展。长沙市第一医院中西医结合科开科于 1956 年，多年来培养了一支专心从事中西医结合临床（内外妇儿）工作和中医教学的高素质和稳定的人才队伍，医疗技术力量雄厚，现有医师共 8 名，科室重视传统中医药及中医特色外治法的挖掘和传承，中西医结合齐头并进，两者互补增效，一贯重视对疑难杂病的诊治工作。沈阳市第六人民医院、浙江中医药大学附属杭州第六医院、济南市传染病医院、河南省传染病医院、武汉市医疗救治中心等单位院内既设有中医科，又设有中西医结合科，集中西医之精华，中西医协同治疗，充分发挥中医在传染病防治工作中的独特作用。

表 3　我国中医药防治传染病临床基地中传染病医院中医科 / 中西医结合科科室人数统计

序号	建设单位名称	有中医科	有中西医结合科	科室人数
1	北京地坛医院	否	是	13
2	北京佑安医院	否	是	35
3	天津市传染病医院	是	是	…
4	石家庄市第五医院	否	是	…
5	呼和浩特市第二医院	否	是	…
6	沈阳市第六人民医院	是（中医康复科）	是（中西医结合肝病科）	12（中医康复科）
7	长春市传染病医院	是	否	…
8	黑龙江省传染病防治院	是	否	…
9	浙江中医药大学附属杭州第六医院	是	是（中西医结合肝病科）	20
10	合肥市第六人民医院	否	否	0
11	福建医科大学孟超肝胆医院	否	是（中西医结合肝病亚专业）	…
12	济南市传染病医院	是（国家中医药重点研究室）	是	20
13	河南省传染病医院	是（中医康复科）	是（中西医结合肿瘤科、中西医结合肝硬化科、中西医结合肝炎科）	60
14	武汉市医疗救治中心	是	是	…
15	长沙市传染病医院	否	是	8
16	广州市第八人民医院	是	否	38
17	成都市传染病医院	是（中医内科）	否	…
18	重庆市公共卫生医疗救治中心	是	否	2
19	陕西省传染病医院	是（中医肝病科）	是	41
20	青海省传染病专科医院	否	是	…
21	宁夏回族自治区第四人民医院	是（中医针灸科）	否	3
22	新疆维吾尔自治区传染病医院	否	是	18
23	中国人民解放军第 302 医院	是	是	172

注：“…”代表无确切人数。

2. 中医类医院的疫病人才分布在多个科室

在中医类医院，从事中医疫病工作的人员分布在医院的不同科室，很多科室都涉及传染病的治疗任务，例如，急性肝炎（消化科）、痢疾（肠道门诊）等，以及猩红热、手足口病、水痘等儿科疾病。

面对重大传染病，例如新冠肺炎疫情防控过程中，我国各省市中医医院直接参与救治工作的科室一般包括急诊（发热门诊）、呼吸科、感染科、重症监护、肺病科、放射科、检验科等，少部分省市中医医院的自设科室如新冠肺炎愈后康复门诊、治未病科室、功能检查科等也直接参与救治；另有院党办、护理部、院感科、预防保健办、医务处、后勤处、保卫处等行政和职能科室也参与其中。

新冠肺炎疫情防控期间，国家先后派出共五支中医医疗队（共 723 人）前往武汉进行救治，医疗队的医务人员主要来源于各中医院的呼吸、感染、急诊、ICU 等科室，还有部分成员来自肝病、脾胃病等科室（表 4）。

表 4　赴武汉国家中医医疗队人员情况

医疗队名称	出发时间	参与单位或省市	队员数量	人员构成
第一批国家中医医疗队	2020 年 1 月 27 日	中国中医科学院西苑医院和广安门医院	20 人	主要来自呼吸、急诊、ICU 等科室
第二批国家中医医疗队	2020 年 1 月 27 日	北京中医药大学附属东直门医院、东方医院；广东省中医院、广东中医药大学第一附属医院、广东省第二中医院	100 人	中医专家主要来自呼吸、急诊、ICU 等科室
第三批国家中医医疗队	2020 年 2 月 10 日	江苏省、河南省、天津、河北省、陕西省	209 人	分别来自呼吸科、感染科、急诊科、影像科、ICU 等科室
第四批国家中医医疗队	2020 年 2 月 15 日	上海市、吉林省、广东省	243 人	上海：来自呼吸内科、重症、心内科、急诊等医师和护理人员
第五批国家中医医疗队	2020 年 2 月 21 日	天津市、江苏省、河南省、湖南省、陕西省	151 人	天津市 15 名医务人员分别是天津中医药大学第一附属医院的 7 名医生、7 名护士和 1 名感控人员； 江苏省：江苏省中医院，其中包括 10 名医生、1 名感控专家和 20 名护士； 湖南省：湖南中医药大学第一附属医院，包含 10 名医生、25 名护士；来自医院脑病一科、呼吸内科、肝病科、脾胃病科等中医内科选拔； 陕西省：陕西省中医医院、陕西中医药大学附属医院、宝鸡市中医医院、西安中医脑病医院等 4 所三甲中医医院的 35 名青年骨干组成

3. 医院重视中医疫病人才队伍的继续教育

各个医院都相对重视从事传染病工作的医务人员的培训，会定期开展一些内部培训以应对突发的区域性疾病暴发。如北京中医药大学东直门医院作为国家中医疫病防治队伍和疫病防治基地之一，定期对基地成员安排相关培训、讲座与应急演练等任务，基地成员主要来源于急诊和危重症科室，少部分包括呼吸科、皮肤科和消化科等。综合类医院日常培训多以理论培训为主，缺乏较规范的专业培训与技能考核，且传染病防控、重症诊疗、公共卫生管理等方面的培训内容占比不高[9]。部分传染病专科医院在现有人才背景以西医为主导的基础上，不断倡导“西学中”，鼓励通过国家级、省级的中医教育培训等项目进行中医药相关知识和技能的继续教育或培训，或通过学会等平台接受中医技术或传染病防护技术等方面的培训。北京地坛医院自 2010 年成为国家中医药管理局中医药防治传染病重点研究室以来，非常重视专业人才的中医药能力培养与提升，依托相关部门的支持以及配套政策的帮扶，一方面开展中西医结合的临床科研项目研究，另一方面通过多样化手段为西医背景的医师提供继续学习中医的条件与保障。在过去三年里，医院鼓励医师参与西学中培训项目、中医药师承培训项目，医院支持医师脱产学习，在进修和培训阶段的待遇不变，在职称晋升等职业发展方面也有明确的倾斜，为更多医师了解熟悉中医药并能够运用中西医结合方式开展治疗提供了保障。例如：参加中医师承培训或者西学中项目培训等人员，均在职称晋升的分数体系中有适当的加分。北京佑安医院一直重视中医药作用的发挥，感染与免疫研究中心医生一方面借助院内医务处或护理部的继续教育项目接受中医、中西医结合、传染病防护技术等内容的培训与教育，另一方面多次承担北京市和国家的继续教育培训班传授中医与传染病相关的内容，且该中心多位医生是北京中医药学会感染病专业委员会或者肝病专业委员会、中华中医药协会的肝病感染专业委员会成员。

（二）中医疫病人才队伍存在的问题

结合此次新冠肺炎疫情暴发后暴露出的中医疫病人才不足等问题，本报告在调查和访谈的基础上，研究总结我国中医疫病人才队伍培养和发展方面存在的不足。

1. 传染病医院中医人才队伍力量薄弱，优势没有得到充分发挥

目前，全国传染病医院基本都是以西医为主，有些传染病医院设置了中医或中西医结合科，但是中医人员数量明显不足，中医药优势没有得到充分发挥。例如，有的传染病医院虽然设置有专门的中西医结合科室，但由于一直以来肝病占传染病比例较高，且西医诊疗方式较为成熟，因此从事传染病临床工作的医生也大多是西医背景，中医背景人员很少，日常工作内容也是以西医诊疗方式为主。调查表明，即使是像北京地坛医院这样重视中医药的医疗机构，感染科和中西医结合科加起来拥有中医背景的医师也仅有 30 余人，其中，与疫病防治密切相关的感染科室仅有 3 人具有中医背景，力量相对薄弱，难以形成梯队，未来的传承也面临较大困难。有些传染病医院没有中医或中西医结合科室，有些医院虽有中医科，但没有中医病房，甚至连中药房都没有。大多数传染病医院对中医科的投入都很少，更不愿意引进和培养中医人才，重视程度不高，缺乏中医人才队伍建设的机制。全国传染病医院中西医结合科等科室具有中医背景的人才一般不超过 60%。

2. 中医类医院中医疫病人才队伍建设的科室平台支撑不足

中医类医院，与传染病防治工作有关的专门科室是感染科，但是中医类医院的感染科的职能存在很大的差异：有的医院的感染科只是负责院内感染，对重大传染病的防治并没有明确职责；有的医院的感染科只负责几种常见的传染病防治，其他的传染病基本不涉及；有的医院感染科是一个职能科室，并不是临床业务科室。所以，中医类医院从事中医疫病工作的人员一般都分散在多个不同的科室，无法形成团队，无法依托科室进行团队建设，缺乏推动中医疫病人才队伍发展的组织力量和体制机制。

3. 中医疫病人才梯队结构不完善，青年人才力量不足

在中医疫病人才队伍建设过程中，普遍存在人才储备不足、人才梯队不完善等问题。根据访谈发现，一些医院在传染病防治过程中，老一辈中西医结合或者中医背景的领军人才发挥了重要作用，一直致力于推动运用中医药手段开展传染病防控，同时重视精神传承和技术传承。特别是 2003 年非典后，中医药参与疫病防治的作用不容忽视，经过不断的发展与探索，在领军人才的带动下，中医疫病人才的中坚力量相对较为充足，但青年后备力量明显不足。从青年人才的知识结构以及人才选用的形势来看，很难形成良好的人才梯队发展态势，后备力量明显不足，传承发展较为困难。

4. 中医疫病人才培训进修机制不完善，缺乏系统设计

传染病医院人才培训主要采取内部培训的形式，以各科室自行组织内部业务技术培训为主，培训内容主要针对当前传染病相关领域专业理论知识，而实际操作培训课程较少，理论与实践脱节，培训效果差[10]。有些传染病医院关于中医疫病人才进修主要采取西学中等培训项目，但由于项目本身对于参与人员的职称和行业影响力要求较高，很多愿意接触中医药知识的人员不具备相应的资格条件。同时，医院临床专业技术人员日常工作繁重，每年计划外派到其他机构进修学习的次数和名额较少，到其他机构长期进修学习更是无法实现，人才培养缺乏系统设计，也缺乏相应的激励机制，严重影响了中医疫病人才的职业发展。

四、我国中医疫病人才队伍发展建议与展望

1. 优化中医类医院感染科建设，发挥整合中医疫病人才队伍的功能

要进一步明确中医类医院感染科的功能定位，不断优化科室职能，发挥统筹医院各科室力量进行传染病防治的作用，在有效应对日常的传染病防治基础上，整合全院的力量应对重大传染病防治，充分发挥中医疫病防治功能。感染科及相关科室对于常见传染病和重大传染病的防治应有不同的策略、不同的协作方案及应对流程。重大传染病未发生时，相关科室还应当配合感染科进行防治方案的制定，同时进行相关演练，提高医院在传染病防治时的反应能力和应对效率。重大传染病发生时，各科室应以最快速度、最大限度地配合

感染科进行资源调配以有效应对。在不同传染病防治中应充分发挥各科室的特色优势，多学科协作，发挥中医药多种治疗手段和方法在传染病预防、治疗和康复等不同环节中的优势，提高中医药治疗传染病的效果。各级中医类医院都应加强感染科等相关科室建设，提高传染病应对能力，积极融入相应突发公共卫生事件应急管理的不同环节中，发挥中医药在传染病防治中的作用，提升中西医协同防治传染病的效果。

2. 中医类医院要组建中医疫病防治应急队伍

中医类医院要组建一支中医疫病防治应急队伍，平时在各自科室开展临床工作，战时能迅速组织在一起应对重大疫病，并能参与到本省或全国重大疫病防治应急任务中。目前国家中医药管理局确定的国家中医应急医疗队伍和疫病防治及紧急医学救援基地正在组建中医疫病防治队伍，其他的中医类医院都应该组建院内的中医疫病防治应对队伍。

在人员构成方面，以中医疫病（传染病）、中医呼吸、中医急诊、重症、院感防控等科室专业医护人员为主，队伍构成人员应具备使用中医药技术和方法开展重大疫情应急救治的专业能力和相关经验。

在专业防治技术方面，该应急队伍对本地区常见疫病、国家规定的传染病类别的中医防治方法应具有丰富的临床经验，能结合疫病发生地区和人群特点确定防治方案和方法。

在人员调动方面，院内应全力支持和保障中医疫病防治应急队伍参与本省或全国重大疫病防治的应急任务，集中力量应对重大疫情，畅通重大疫情发生后的人员调动渠道。应急任务完成后，应急队伍仍应回归原岗位继续工作，但同时应注意总结防疫经验，组织院内集中学习，培养后备人才，保证应急队伍的连续性。

3. 加强传染病医院中西医结合科室建设，强化中医疫病人才队伍

不断加强传染病医院中西医结合科室建设，完善中西医结合医疗模式，逐步强化临床科室的中医疫病队伍配备，建立科室内、科室间以及医疗机构间中西医联合诊疗的协作工作机制。充分发挥在传染病医院中西医结合防治传染病的中流砥柱作用，注重对传染病医院中医疫病人才的多层次、多元化培养。要完善传染病医院西医学习中医制度，支持非中医类别执业医师接受中医疫病知识培训，并在通过考核的基础上鼓励其在临床疫病防治中运用中医药技术，积极参与各类突发公共卫生事件的医疗救治，在实战中提升中医药应急能力和水平。

4. 加强人力资源储备，稳定中医疫病人才队伍

此次新冠肺炎疫情暴露出我国中医疫病人才储备在应对重大疫情方面仍存在短板。应重点开展医学教育改革及创新，高等教育应重视中医疫病、传染病以及应急管理等课程的开设，并增设中医疫病相关课程，壮大中医疫病人才在突发传染病事件中的力量。要加强高水平中医疫病人才的培养，传承和发展中医药，培养一大批高层次中医类拔尖人才。设立人才培养专项，面向中医医院呼吸科、感染科、重症医学科，开展中医医疗机构中医药急危重症救治能力建设[11]，培养一批高层次中医药应急领军人才和骨干人才。同时，积

极协调相关部门，在中医药应急人才的培养使用、待遇保障、评价激励等方面给予适当政策倾斜。统筹规划后备人才的建设及储备，积极做好应对各类突发传染病的专门人才储备工作，形成结构合理、梯队完善的人才队伍。

5. 健全中医疫病人才管理机制体制，留住和发展人才

人才管理机制体制具体表现为管理机制、考核机制、奖惩机制、激励机制等，是人才引进、使用、发展的重要支撑和保障，科学的机制能够促进人才的成长和发展，进而促进医院发展和学科建设。要不断完善体制机制，明确在传染病医院设置中医类科室，建立中医参与传染病防治的机制，明确中西医结合应对传染病的定位，提升中医疫病防治能力。在人才引进、职称评聘、继续教育培训、薪酬体系、岗位晋升、绩效分配等配套政策中，体现中医药的作用和价值，给予适当的鼓励和激励政策。

6. 建立完善的人才培训进修机制，提高人才队伍水平

加强骨干人才的继续教育工作，每年有计划地选拔符合条件的人员进行中医疫病知识的专门培训，应对重大传染病的演练和系统培训。进一步加强医疗机构与高校的合作，举办相应课程的进修班，满足专业技术人员的各类继续教育需求。在理论进修的基础上重点培养复合型人才的创新精神和实践能力。

撰稿人：李瑞锋　王鸿蕴　王玉伟　胡凌娟　杨　子　张欣雨　贺　楠

参考文献

［1］高妍，魏晓媛．山西省中医医疗机构传染病防治和感染防控存在问题及对策分析［J］．中国药物与临床，2020，20（8）：1376-1377.

［2］蒋淑静．传染病专科医院人才队伍建设如何落地［J］．人力资源，2020（6）：45.

［3］时钢，袁晨翼，贾建伟，等．天津市某传染病医院中医学科建设的现状分析［J］．中国医疗管理科学，2017，7（2）：41-44.

［4］付玉喜，路然，张璐芳，等．河北省中医类别医疗机构传染病防制调查［J］．医学动物防制，2021，37（1）：95-99.

［5］盖国忠，陈仁波，张志强，等．传染病中医临床人才知识结构的调查研究［J］．世界科学技术（中医药现代化），2011，13（5）：763-766.

［6］刘志斌，杨冀平．加强中医传染病学专业人才队伍建设的思考［J］．中国卫生事业管理，2010，27（4）：277-278.

［7］冯颖，王晓静，周桂琴，等．临床科研一体化的分层渐进式教学模式在中医传染病人才培养中的探索与思考［J］．医学教育研究与实践，2017，25（3）：463-466.

［8］杨华升，李秀惠．关于传染病医院中医人才梯队建设问题的体会［C］// 中华中医药学会．中华中医药学会内科分会全国中医临床科研人才培养模式交流会讲义．2011：7.

[9] 刘杨正，熊占路，程范军，等．平战结合状态下综合医院应对新发传染病思考［J］．中华医院管理杂志，2020，36（11）：881-885.

[10] 周祖琼，杨修凯，唐歆柯，等．新形势下传染病医院人才队伍建设途径探讨［J］．海南医学，2016，27（24）：4112-4114.

[11] 秦宇龙．上海拟建国家中医疫病防治队［J］．中医药管理杂志，2021，29（9）：248.

中医疫病教学研究

2019年底以来的新冠肺炎疫情席卷全球，给人类的生存与发展均提出了新命题。2020年8月27日，教育部《关于深化医教协同进一步推动中医药教育改革和高质量发展的实施意见》（以下简称“意见”）明确提出，要强化疫病防治类学科建设，开设中医疫病相关课程，强化中医药防疫人才的培养。

本报告运用问卷调查法，对全国中医药高等院校开展中医疫病学课程开设、配套教材、师资条件等相关情况进行调研，同时，以北京中医药大学中医疫病学课程为例，基于CIPP模式，结合第四代评估理念，开展中医疫病学课程评价。基于调研和课程评价的研究结论，概述我国中医药高等院校中医疫病学教学现状，为中医药教育的改革与发展提供意见与建议。

一、中医疫病学教学现状

（一）中医疫病学教学现状概述

课题组于2021年对全国中医药院校开展“疫情后中医药院校教育教学改革情况调查”，面向24所独立设置的中医药高等院校发放线上调查问卷，旨在了解独立中医药院校疫情后教育教学改革情况。调查共发放问卷24份，回收24份。其中，有关中医疫病学教学现状情况如下。

1. 疫情后预防医学课程内容情况

70.83%的院校均表示在疫情后增加了预防医学与公共卫生相关课程或教学内容。其中，半数以上的院校新增设相关课程，35.29%的院校增加已有预防医学与公共卫生课程学时，41.18%的院校在其他类课程中加入预防医学与公共卫生相关知识（图1）。

新增设的预防医学与公共卫生相关课程主要有：中医疫病学、四大经典与临床运用、重症医学、健康管理学、医院感染学、疫苗与健康、中医抗疫大家谈、突发性疫情认知与防护、传染病学、中医文化学、疫苗学。院校主要在预防医学、伤寒论、温病学、流行病学、中医基础理论等课程增加学时，在传染病学、温病学、中医内科学、预防医学概论、卫生法规、循证医学等课程中加入预防医学与公共卫生相关知识。

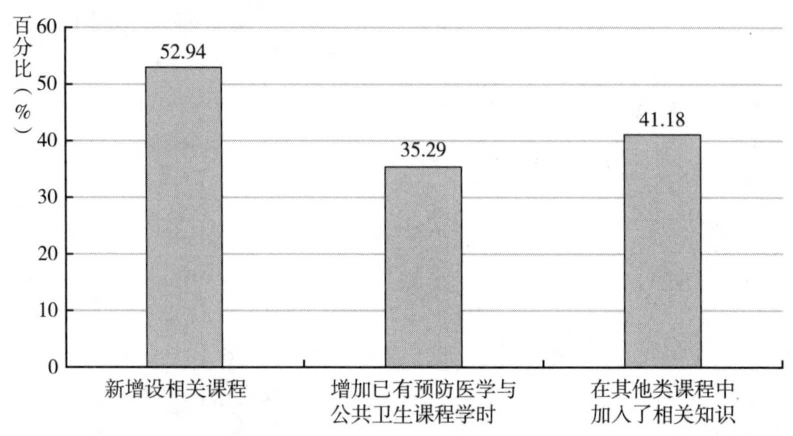

图 1　院校增加预防医学与公共卫生相关教学内容形式及比例

2. 疫情前后中医疫病学课程设置变化情况

据调查结果显示，疫情前没有院校单独开设中医疫病学课程。尽管没有独立课程，但 62.5% 的院校表示还是会讲授中医疫病学相关教学内容。在这些院校中，均会在温病学课程中讲授相关内容。此外，也有半数院校会通过讲座、实践实训的方式讲授，约 1/4 的院校还会在中医基础理论、内经、中医运气学、五运六气概论、中国医学史、伤寒论、预防医学概论、微生物与免疫学课程中加入中医疫病学相关知识（图 2）。

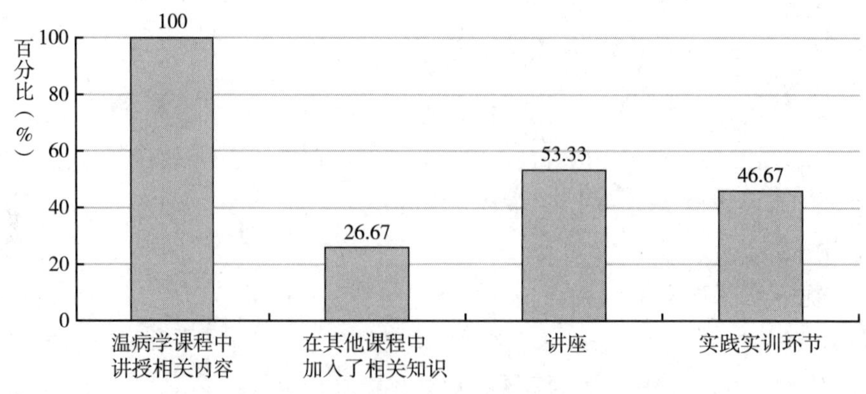

图 2　疫情前院校讲授中医疫病学相关教学内容形式

疫情发生后，各院校对中医疫病学的学科建设、教育教学均予以了高度重视，在中医人才培养环节中也均进行了相应的调整。在所调查的24所独立院校中，有9所院校在疫情后单独开设中医疫病学课程。其中，超过一半院校于2020年即已开课，最早开课时间为2020年2月。课程学时数多为16（18）学时或32（36）学时，超70%的院校将中医疫病学设为选修课。

此外，除了单独设置课程，各院校均表示增加了中医疫病学相关教学内容，增加的方式主要有：在温病学中加强相关知识内容（86.96%），讲座（78.26%），单独开设中医疫病学课程（39.13%），在温病学、中医疫病学课程以外的其他课程（如中医基础理论、中药学、方剂学、内经、伤寒论、中医内科学、传染病学、预防医学、急症学、流行病学、卫生法学、病原生物学与免疫学）中加入了相关知识（39.13%），实践实训环节（39.13%）（图3）。

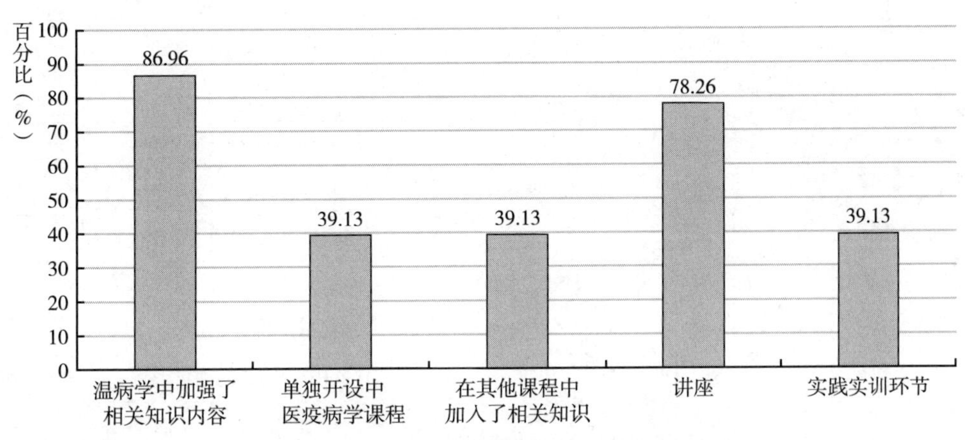

图3　疫情后院校增加中医疫病学相关知识形式

（二）中医疫病学教学现状评价

为深入了解中医疫病学的教学现状，课题组对其中一所已开课的院校进行了课程评价，以进一步探讨中医疫病学作为一门单独课程开设的可行性及有效性。经过前期的研究设计，2020年12月，课题组面向北京中医药大学参加第一轮中医疫病学课程的95名学生，开展“中医疫病学课程评价调查”，以了解中医疫病学课程开展现状。发放问卷95份，回收87份，有效问卷86份。

1.方案设计

以中医疫病学课程为研究对象。以CIPP评价模型为基础，在文献研究的基础上，参考《国家精品课程评价指标体系》《普通高等学校本科教学工作水平评估指标体系》等相关评估指导文件，结合中医疫病学自身特色，构建中医疫病学课程评价指标体系，并以此形成评价工具——中医疫病学课程评价调查问卷，对第一轮选课学生开展调查研究。

调查问卷包括被调查者的基本信息，对课程、授课教师、学生自身以及整体满意度等内容，共计 72 个题项。题型分为单选题和多选题，单选题采用李克特五点量表，按照五点计分，理论均值 50，正向计分。使用 SPSS20.0 软件录入数据，通过统计计算克朗巴赫系数 $\alpha=0.829$，KMO=0.677，分析结果中 $p < 0.01$，问卷通过了 Bartlett 检验，说明问卷有良好的信效度。问卷具体维度及评价指标见表 1。

表 1　中医疫病学课程评价指标体系

一级指标	二级指标	三级指标
A. 背景评价	A1. 课程目标	S1. 知识与技能（1）
		S2. 思维与品德（1）
B. 输入评价	B1. 课程师资	S3. 师资规模（3）
		S4. 师资水平（2）
		S5. 师资评价（1）
	B2. 课程支持	S6. 教学环境（1）
		S7. 网络资源（1）
		S8. 学习资源（2）
	B3. 课程管理	S9. 课时安排（1）
		S10. 课程考核（2）
C. 过程评价	C1. 课程内容	S11. 学科交叉（2）
		S12. 挑战度（3）
		S13. 创新性（1）
		S14. 实用性（3）
	C2. 教学方法与手段	S15. 多样性（1）
		S16. 师生互动（5）
		S17. 授课形式（3）
	C3. 教师	S18. 个人品质（6）
		S19. 能力素质（9）
	C4. 学生	S20. 学习态度（3）
		S21. 学习投入（10）
		S22. 学生收获（1）
D. 成果评价	D1. 可持续性	S23. 课程可持续性（3）
	D2. 满意度	S24. 各项指标满意度（5）

2. 方案实施

以 95 名选课学生为调查对象实施课程评价。调查对象包括本科生 83 名，研究生 12 名。在课程结束后通过发放线上调查问卷，共收回问卷 87 份，有效问卷 86 份，问卷有效率 98.85%。调查者基本信息主要包括性别、专业、培养阶段、学院。在本次调查的有效样本中，男性 33（38%）人，女性 53（62%）人，63% 的学生来自中医学院，23% 的学生来自临床医学院。

3. 结果与分析

（1）总体评价

基于 CIPP 评价模型从背景、输入、过程、结果四个维度，对课程、老师、学生、总体满意度四个方面进行评价，在问卷数据分析时，将各维度得分进行处理，以 100 分为满分，50 分为理论均值计算。

“背景”评价维度为多选题，不以计分方式进行统计。“输入”“过程”“结果”三项评价得分均高于理论均值，说明课程整体实施效果较好，基本得到了学生的认可。具体见表 2。

表 2　CIPP 评价模型各一级指标分值统计

一级指标	均值	标准差
背景评价	—	—
输入评价	80.94	7.69
过程评价	85.07	7.62
结果评价	85.32	11.85

（2）背景评价

背景评价题型设计为多选题，主要对课程目标进行评价。总体来看，学生对课程目标的认同更倾向于知识和技能的提高。具体的评价分为知识与技能、思维与品德两个方面，在知识与技能方面，91% 的学生认同课程学习能学到中医疫病理论知识，92% 的学生认同课程学习能扩展学术视野；在思维与品德方面，学生表示通过课程学习了解到疫病不同于普通疾病，传染性强、传播范围广，学习抗疫英雄的事迹，有利于培养职业道德和高尚情怀。但是在思想品德培养方面学生认同度相对较低，仅 54% 的同学赞同课程传达了重视职业道德、培养高尚情怀的目标。课程目标认同度详见表 3。

表 3　课程目标样本统计

二级指标	三级指标	具体题项	人数	比例
课程目标	知识与技能	完善中医疫病学理论知识	79	91%
		提高学生用中医思维解决现代疾病的能力	68	78%
		拓展学术视野	80	92%
	思维与品德	培养中医疫病学的经典辨治思维	73	84%
		提升高尚情怀，培养职业道德	47	54%
		培养新时代高水平中医临床人才	48	55%
		培养多学科交叉的中医药创新型人才	46	53%

（3）输入评价

输入评价是在背景评价的基础上，对实现目标所需要的条件、资源进行评价，实质是对方案的可行性和有效性进行评定。本研究主要是从“课程师资”“课程支持”“课程管理”三个维度进行评价，其各项得分高于理论均值。其中，尤以“课程师资”得分最高，说明学生对课程的教师队伍高度认可。具体见表 4。

表 4　输入评价各级指标分值统计

一级指标	二级指标	均值	标准差
输入评价	课程师资	83.57	7.45
	课程支持	79.77	13.36
	课程管理	79.48	9.01

“课程师资”总体得分最高，提示学生对课程师资的总体满意度较高。该项主要是从教师的“数量”和“质量”两方面进行评价。在数量方面，大部分学生认为教师数量合理，且课程由不同领域教师讲解，能学到丰富的知识，扩宽学识视野，授课团队能够满足学生学习需求。在质量方面，学生对教师的授课能力和个人品质都给予极高的评价，教师的能力素质和道德素养得到学生一致认可。

“课程支持”主要是从“教学环境”“学习资源”“网络资源”三个方面进行评价。学生认为学校学习环境适宜，教师课堂推荐的书籍、公众号等资源对学习有益，这些都有利于学习。但近半数学生表示校园网络环境不理想，学习过程中会出现网速慢、视频卡顿等现象，对学习造成一定困扰，提示学校网络需进一步改进，以保证学生正常线上学习。

“课程管理”在“输入”评价中得分相对最低，该项主要是从“课时安排”和“课程考核”两方面进行评价。通过调查可知，教师通过课堂测验、小组讨论、检查课堂笔记等方式了解学生知识掌握程度，最终成绩由课堂表现和课堂笔记评定，总体上学生认为这种考核方式合理，但部分学生表示每节课的作业量大、任务重，完成时间长而影响其他课程的学习。课程考核方式需结合学生实际学习情况作出相应调整，而课程与课时的安排也需进行一定的调整。

（4）过程评价

过程评价是对方案的实施过程进行持续的监督、检查和反馈。本研究主要从“课程内容”“教学方法与手段”“教师”“学生”四个方面进行评价。其各项得分均高于理论均值，其中，“教师”维度得分最高，而学生自我评价的“学习投入”得分最低。详见表5。

表5　过程评价各级指标分值统计

一级指标	二级指标	三级指标	均值	标准差
过程评价	课程内容	课程内容	84.79	8.07
	教学方法与手段	师生互动	85.70	8.56
		授课形式	90.47	9.99
	教师	教学投入	91.36	8.88
		能力素质	93.15	9.57
	学生	学习态度	85.41	11.47
		学习投入	69.95	12.23
		学习收获	79.77	25.61

从“课程内容”来看，课程所教授的知识基本能满足学生学习需要，且有较好的实践指导价值。但部分学生反映课程内容对低年级学生难度大，这与选修课同学学情不同，来自不同专业、不同年级有关，提示教学内容需在难易度上考虑更多学生的实际水平。从“教学方法与手段”来看，学生对教师的授课方式表示满意，学生认为目前的授课形式能带来良好的学习效果。此外，教师会选择提问的方式了解学生知识掌握水平，学生表示通过这种方式能集中注意力听课，从而学到更多知识。

对“教师”的评价主要是从“教学投入”和“能力素质”两方面进行。这两部分在“过程”维度得分最高，学生对教师的个人能力以及对课程的投入给予了充分的肯定。认为教师知识渊博，对待教学严谨负责，对课程的顺利完成起到了决定性作用。

对“学生”的评价主要是从“学习态度”“学习投入”“学习收获”三方面进行。其中，“学习态度”得分最高，“学习投入”和“学习收获”得分均较低。学生表示自己课上认真听讲，想学到更多知识，说明学生对待课程态度端正，学习认真。但是部分学生对自己的学习投入不满意，给出的自我评价不高。

（5）成果评价

成果评价主要是评价目标达到度，包括测量、判断、解释方案的成就，确证人们的需要满足程度。“成果”评价从“可持续性”和“满意度”两个维度进行评价，各项得分均高于理论均值，表明总体上学生对课程表示满意。具体见表 6。

表 6　成果评价各级指标分值统计

一级指标	二级指标	三级指标	均值	标准差
成果评价	可持续性	课程可持续性	82.87	25.85
	满意度	课程	87.97	17.58
		教师	90.99	16.53
		学生	84.07	15.22
		总体满意度	80.70	25.78

从课程的“可持续性”来看，学生认为通过学习能学到疫病知识，课程有必要开设，值得在校内推广，且对课程的满意度较高。从“满意度”具体题项来看，学生对教师的师德最为认可。但自我评价中，认为自身对于课程学习的投入，尤其是“课外投入”十分不够，投入时间和精力较少，此结论与“过程”评价的结果也是相一致的。具体题项得分见图 4。

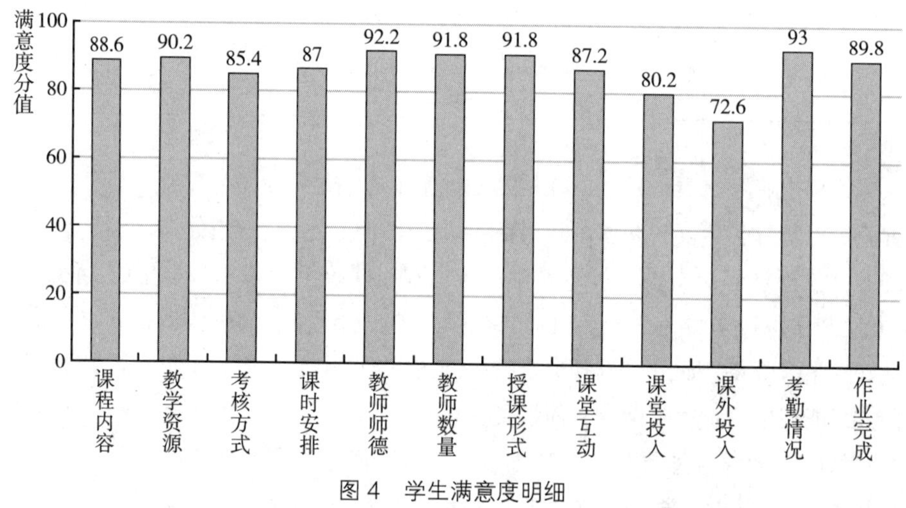

图 4　学生满意度明细

二、中医疫病学教学发展趋势及展望

（一）趋势与展望

1. 中医疫病学对中医人才培养具有重要性已获得广泛共识，相关教育改革将全面深入在各院校开展

新冠肺炎疫情的发生，中医药展示了自身的宝贵价值，但与此同时，也暴露了中医学

专业人才在包括中医疫病相关知识与技能等方面的能力短板，由此引起了中医药教育领域的反思。疫情之后，各中医药院校吸取疫情带来的经验与教训，大力推进相关教育改革，而最为显著的即中医疫病学相关课程、教学内容、师资等方面的改革。中医疫病学对于中医人才的成长具有重要性已经得到了中医药教育领导的广泛共识，各中医药院校均加强了相关的知识与技能的培养。尽管并非全部以单独设置课程的形式进行，但在各相关课程或教学形式中讲授，如温病学课程、讲座、实训等，均得到了大幅度的加强。中医疫病学作为一门课程或教学内容在未来将进一步全面深入地融入中医人才培养的教学活动中，已成为必然趋势。

2. 中医疫病学作为单独设置的新开课程，具有开设的必要，且具有较好的可行性和可持续性

通过对北京中医药大学 2020—2021 年一学期新开课程中医疫病学的全面评价来看，作为一门新开选修课，中医疫病学课程实施效果较好，基本全面得到了选课同学的认可，课程整体得到了较高的评价。尽管该课程是一门选修课，但所配备的师资力量雄厚，教师的授课能力和教学手段符合教学需要，学生学习认真，态度积极，这些为课程顺利开展奠定了基础。同时，在课程评价中，学生对于课程的可持续性也给予了肯定，认为通过学习能学到疫病知识，课程有必要开设，值得在校内推广。尽管仍存在着一些外部条件的不足，但通过该课程的大胆探索，充分证实了中医疫病学作为一门单独设置的新开课程的必要性，也证实了课程的开设是具有可行性与可持续性的。

（二）发展建议

1. 明确课程目标，处理好课程内容与其他课程的关系

中医疫病学的课程目标是完善中医疫病学基础理论知识，培养学生的中医思维，启迪学生运用中医思维解决现代疾病的能力。但因该课程为新开课，此前没有成熟的教学经验可借鉴，因此课程目标应进一步细化，将总体目标细分成可量化的目标，教师和学生才能做出明确的规划。课程组应进一步梳理相关教学内容，处理好中医疫病学与温病学、流行病学等课程的关系，避免课程内容的交叉重复。同时，中医疫病学具有鲜明的中医特色，尤其是抗疫历史、抗疫英雄事迹等，均是很好的课程思政素材，应充分利用适当的教学方法开展育人工作，借此课程进一步提升学生的专业信仰及中医文化自信。

2. 加强师资队伍建设，提升教学质量

教师是落实教学改革的关键要素。中医疫病学的师资队伍此前并不成熟，教师的知识结构、专业素养、临床能力应当是毋庸置疑的，但是如何将相关知识有效传递给学生，在厘清学科知识内容的基础上，还应进一步探讨相关教学法。特别是在调查中，尽管教师队伍获得了学生的较高评价，但不容忽视的是，在访谈中也获知，由于教师采用不同的授课方式，课堂内容衔接不佳，无形中加大了学生学习难度。且有同学表示个别教师西医类的临床知识与经验丰富，但相对来说，中医知识却有所欠缺。因此，在下一轮的课程方案中，可充分利用中医教指委课程联盟等平台，加强师资培养。同时，各院校的课程负责人要进一步梳理中医疫病学课程的授课方案，明确每一模块的教学目标与教学内容，并通过课程组、教研室集体备课的形式，使各授课教师做好沟通，在统一教学认识的前提下，保证课程内容不交叉重复，也不缺失遗漏，促进教学达到更好的效果。

3. 加强学生学习动机管理，培养学生自主学习能力

从课程评价结果看，学生对于课程的各环节基本都给予了肯定，但在自我评价中，对自身的“学习投入”却给出了较低的分数，对自己在这门课程中的投入并不满意。从学生访谈中获知，究其原因，一是因课程是选修课，重视度不够，听课注意力不集中容易走神；二是自主学习时间短，主要在课上学习课程内容，课下并未投入更多精力。从调研结果来看，多数开课院校将中医疫病学作为选修课程，而选修课程则具有同样的问题，即学生背景不一，知识储备水平参差不齐，对课程内容的理解与掌握不一致。

因此，一方面，在课程开设前授课教师应充分开展学情调查，同时，在课前向学生布置需要提前预习的相关知识内容，从而有利于课程的顺利开展。另一方面，要引导学生加强学习动机管理，树立正确的学习目标，激发学生学习动力。引导学生合理安排学习时间，做好学习计划，保证必要的学习投入。同时，鼓励学生发现问题、主动思考、积极探索，定期对自己的学习成果进行检查，查漏补缺，加强学生自主学习能力的培养。

三、结语

中医疫病学相关知识与技能对于中医人才培养具有重要意义，是中医药教育未来改革发展的重要领域，具有较大的发展空间。目前，各院校已对此学科给予了高度重视，并逐步将之纳入人才培养体系之中。但该课程或教学内容尚无相关实例参考和经验借鉴，在开展过程中不免存在一些问题，比如课程的内涵建设有待进一步完善，课程有效性仍需进一步提升，应注意学生学习积极性与主动性的引导等。此外，本研究也仍存在一定的局限性，比如课程评价问卷题项设置有待进一步考量；由于只有一个班，样本量小，数据代表性不足。因此，课题组相关人员要继续深入研究，应进一步完善方案，为后续中医疫病学教学改革创新的顺利开展提供更多有益建议。

撰稿人：焦　楠　袁　娜　王　乾　李晓曼　李　璐

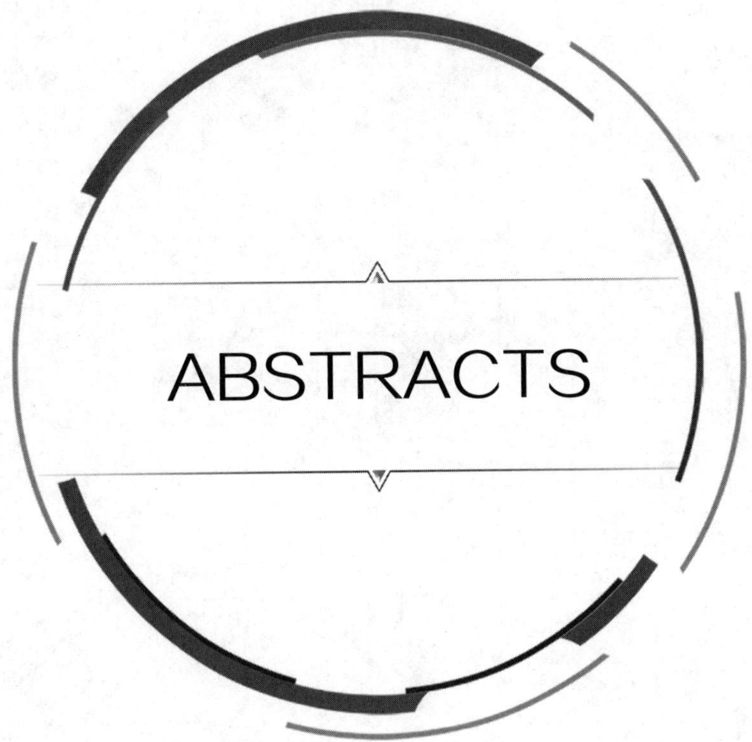

ABSTRACTS

Comprehensive Report

Report on Advances in Chinese Medicine Epidemic Disease

1. Introduction

Traditional Chinese medicine (TCM) epidemics is a discipline that studies the occurrence and development laws of epidemic diseases and their prevention, diagnosis, treatment and rehabilitation. Epidemic diseases in TCM are exogenous diseases with high infectivity and epidemicity, which are equivalent to infectious diseases in Western medicine. TCM epidemics focuses on the integration of basic theories and clinical practice, and the cross fusion of TCM and multiple disciplines with the guidance of TCM theory. Its content involves scientific research, talent training, team building and platform construction. Among them, scientific research covers the whole process of infectious disease early warning, prevention, diagnosis, treatment and rehabilitation. The scope of the discipline involves medicine, society, environment, industry, public health services, etc. In the long history of fighting against infectious diseases, TCM has played an important role, accumulated rich prevention and treatment experience, and formed a unique theoretical and clinical system.

2. The historical origin of the development of TCM epidemiology discipline

In the long history of fighting against the epidemic, TCM has gradually accumulated rich experience in diagnosis, prevention, treatment and rehabilitation. The history of TCM fighting against the epidemic is synchronized with the development of the Chinese civilization, which has made outstanding contributions to ensuring the life and health of the Chinese people. With the prevalence of epidemic diseases in the past dynasties, many famous doctors have accumulated rich experience in the treatment of a variety of epidemic diseases.Through the continuous development of modern science and technology, the classic ancient theory of epidemic control has played a huge role, and is the valuable knowledge wealth of our contemporary fight against the epidemic.

3. The latest research progress in this discipline in recent years

The hot spot analysis of TCM epidemics includes the following aspects: ① In terms of diseases, the research on TCM prevention and treatment of COVID-19, chronic hepatitis B and influenza is common. ② In terms of research methods, basic pharmacological experimental research, bioinformatic research, clinical research and evidence-based evaluation are common research methods. ③ In terms of research content, more attention has been paid to the prediction of infectious diseases guided by the theory of five-yun and six-qi, and more international attention has been paid to the in-depth research on artemisinin-type drugs. During the prevention and control of COVID-19, famous TCM experts all over the country made an important contribution to the fight against COVID-19 according to their rich experience in diagnosis and treatment, achieved fruitful results, and promoted the development of TCM epidemic prevention and treatment theory. The latest clinical research on the TCM prevention and treatment of COVID-19 has demonstrated that the combination of TCM and conventional Western medicine therapy has the following advantages compared with conventional Western medicine therapy alone: reducing the aggravation rate of COVID-19, improving the disappearance rate of cough and fatigue, shortening the duration of fever, cough and fatigue, and enhancing the improvement rate of pulmonary CT imaging features.

4. Comparison of domestic and foreign studies

TCM epidemics involves many disciplines, such as modern loimology, loimology, epidemiology, immunology, preventive medicine, etc. Although TCM therapies in disease prevention and vaccine immunization are two different means of preventing and treating diseases in Western medicine, their mode of action and mechanism are similar. It is not the direct killing of pathogens

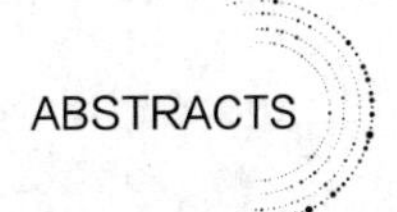

by introduced exogenous drugs, but the activation of their own defense function to resist the invasion of pathogenic foreign bodies. In the future research, the exploratory research on TCM therapy in increasing the efficiency or reducing the side effects of vaccines, and further exploration of the biological effect and mechanism of TCM in the fields of TCM intervention in multidrug-resistant bacteria and TCM anti-virus can be carried out.

5. Development trend and prospect of the discipline

At present, there is still a lack of integration between the discipline development of TCM epidemics and modern science, a discipline system adapted to the new era has not been formed, special epidemic prevention and control institutions of integrated traditional Chinese and Western medicine are lacking, the construction of relevant specialties in existing medical institutions is also insufficient, and high-level scientific research platform and scientific research achievements of TCM epidemics are rare. The talent team of TCM epidemics is small, the overall strength is weak, there is no undergraduate and graduate training system for TCM epidemics, and the financial investment in the prevention and treatment of infectious diseases with integrated traditional Chinese and Western medicine is seriously insufficient, which also challenges the development of TCM epidemics.

TCM epidemics is a new cross-discipline. To build this discipline, we should take “integrity and innovation” as the guiding ideology, take typhoid fever, febrile disease and other classical TCM disciplines as the basis, and integrate loimology, public health and preventive medicine, life science, astronomy, meteorology, environmental science, computer science and big data. The discipline carries out scientific research, talent training and clinical application around the prevention, early warning, diagnosis, treatment and rehabilitation as well as the etiology, pathogenesis and transmission of infectious diseases, cultivates a team of epidemic talents with integrated traditional Chinese and Western medicine who can quickly and effectively deal with public health emergencies, and develops safe and effective drugs and equipment for infectious diseases, so as to provide support for enriching and improving China’s public health system.

It is suggested to construct and develop TCM epidemics from the following five aspects. Firstly, guided by the core theory of TCM, a epidemic prevention and control system with Chinese characteristics should be built. Secondly, traditional Chinese and Western medicine should be coordinated to quickly form a prevention and treatment plan for new and sudden infectious diseases. Thirdly, interdisciplinary research should be tackled to reveal the key scientific connotation of TCM in the treatment of infectious diseases. Fourthly, an integrated platform should be constructed to enhance the collaborative research capacity of epidemic prevention and control. Fifthly, a talent echelon should be established and a inter-disciplinary talent team in the TCM prevention and treatment of infectious diseases should be cultivated.

Written by Gu Xiaohong, Liu Tiegang, Dong Fei

Report on Special Topics

Report on Advances in TCM for COVID-19

Coronavirus disease 2019(COVID-19) is an emerging acute respiratory infectious disease, following atypical pneumonia and Middle East Respiratory Syndrome. At present, there is no specific drug to block the development of the virus, but traditional Chinese medicine plays an important role in the prevention and treatment process. Facing the severe test of the epidemic, based on existing studies and relevant reports, this paper summarized the theoretical basis, effective prescription techniques, mechanism of action and other scientific research conclusions of THE prevention and treatment of COVID-19 of traditional Chinese medicine, providing important literature support for the next stage of in-depth research.

Written by Lv Wenliang

Report on Advances in TCM for Influenza A

Influenza is an acute respiratory infectious disease that can cause serious harm on human health, especially pandemic H1N1, which can easily cause global pandemic due to mutation and/or drift of its antigens. It is widespread in the whole population and spread mainly through droplets such as sneezing and coughing. Infected patients may present with fever, headache, myalgia, etc, while severe patients may be complicated with pneumonia, multiple organ dysfunction, or even progress to septic shock or death. The existing western medicine treatments are antiviral drugs, which have many adverse reactions and risk of drug resistance. And the efficacy of new antiviral drugs urgently needs to be confirmed by large sample clinical studies. Traditional Chinese medicine has a long history of understanding influenza, including etiology, pathogenesis and dialectical treatment. Previous studies have conformed that TCM can effectively reduce the incidence of influenza, shorten the course of disease, improve clinical efficacy, reduce the rate of critical illness and mortality. In the future, TCM can act an important antiviral role and achieve significant social and economic benefits, combined with western medicine.

Written by Wang Yuguang

Report on Advances in TCM for Viral Hepatitis

Viral hepatitis is a group of systemic infectious diseases mainly caused by hepatitis viruses. Its clinical manifestations are fatigue, anorexia, anorexia and abnormal liver function. Traditional Chinese medicine believes that the main cause of viral hepatitis is dampness evil. The location of the disease mainly lies in the spleen and stomach, involving the triple energizers of liver and gallbladder. The basic therapeutic principle of traditional Chinese medicine is to support righteousness and dispel evil and detoxification and dehumidification. Clinical and basic research results show that many single or monomer components of traditional Chinese medicine and Chinese patent medicines can protect hepatocyte function, reduce inflammatory reaction, significantly improve liver fibrosis and regulate human immune function. Traditional Chinese medicine plays an important role in protecting liver, anti fibrosis/cirrhosis and regulating immune function. The treatment of viral hepatitis with integrated traditional Chinese and western medicine has combined advantages in stabilizing the disease, controlling recurrence, slowing down liver failure and reducing the occurrence of liver cancer.

Written by Wang Xiaojun

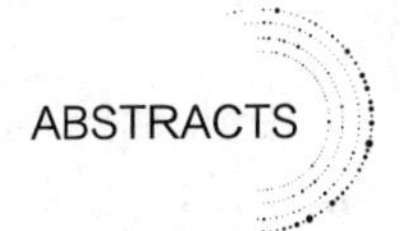

Report on Advances in TCM for Viral Encephalitis

Viral encephalitis has a high mortality and disability rate. The types of pathogenic viruses are diverse and difficult to identify. Although progress has been made in etiological diagnosis, there is no specific treatment for viral encephalitis. At present, the effect of antiviral treatment is not satisfied, and some patients with viral encephalitis have poor prognosis. In recent years, although there are debates on the disease name, etiology, pathogenesis, treatment principles and methods of viral encephalitis in traditional Chinese medicine, it has gradually formed a consensus. Traditional Chinese medicine has made great progress in the theoretical research of viral encephalitis, together with drug treatment, acupuncture and moxibustion treatment, rehabilitation treatment, mechanism and so on. At present, the treatment of viral encephalitis is mainly based on integrated traditional Chinese and Western medicine. The characteristics and advantages of traditional Chinese medicine are "Prevention of Disease" and "Treatment Based on Syndrome Differentiation" . Accurate diagnosis and individualized treatment are the future development trend of Western medicine. Therefore, further promoting the integrated diagnosis and treatment of viral encephalitis with traditional Chinese medicine and Western medicine will also be the trend of discipline development.

Written by Zhang Wei

Report on Advances in TCM for Dengue Fever

Dengue fever (DF) is a mosquito-borne infectious disease caused by the Dengue virus. Novel approaches concerning effective vaccination and targeted therapeutic strategies are currently being developed. DF has seasonal predilections for summer and autumn where the atmosphere is humid or scorching. From the perspectives of Chinese medicine, the core symptoms of DF are fever, pain, rash, and hemorrhage, and its clinical course is characterized by sudden fever, rapid deterioration, and an inclination to "excessively move blood and disrupt spirit". DF is therefore can be treated under treatment guidance for "Wen-bing (warm disease)", "Wen-yi (warm epidemics)", "Yi-zhen (epidemic rash)", and "Yi-du (epidemic toxin)". When the "Xie-qi (pathogenic Qi)" is strong treatment should focus on clearing the pathogenic Qi out by "qing-hua-tou-xie", while when the "Zheng-qi (healthy Qi)" is weak treatment should focus on lifting the healthy Qi up by "yi-qi-yang-yin-gu-tuo". Since "jin-ye (fluids)" is the source of the healthy Qi and the spirit, the abundance of it should always be aware of and be protected during DF treatment.

Written by Wu Zhibing

Report on Advances in TCM for Brucellosis

Brucellosis is an infectious disease both in humans and animals infected with brucella. Although some achievements have been made in the prevention and treatment of Brucellosis by TCM, there are still some shortcomings such as inconsistent reference standards for syndrome differentiation, lack of in-depth research on mechanism of action, outdated literature and lack of credibility. We propose the following. First, TCM guidelines/programs should be updated and refined in a timely manner, also expert groups should be set up in high-risk areas and strategies should be formulated in accordance with local conditions. Second, based on the advantages of "simplicity, convenience, cheapness and effectiveness" of TCM, the prevention and treatment pattern of western medicine as the mainstay and TCM as the supplement should be vigorously promoted. Third, scientific research on screening of ginsenoside, astragalus polysaccharide and other effective active ingredients of herbs should be strengthen, so as to promote the research of new drugs.

Written by Niu Yang

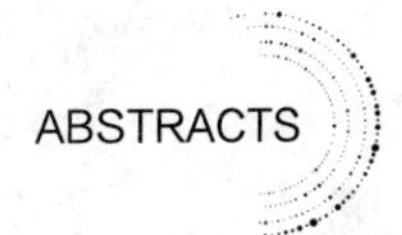

Report on Advances in TCM for Influenza and Hand-Foot-Mouth Disease in Children

Through systematic review and sort out the literature, and discussion by specialists in pediatrics, this study outlined influenza and hand-foot-mouth disease in children, TCM understanding of them, research progress in the treatment of these two diseases with TCM, comparison of studies on the prevention and treatment of diseases with TCM and western medicine, as well as the development trend and prospect of TCM prevention and treatment. The study found that the prevention and treatment of the above two diseases by traditional Chinese medicine needed to be carried out based on the evidence-based theoretical and clinical research on the prevention and treatment , so as to promote the standardization, accuracy, efficiency and internationalization of the prevention and treatment plan by traditional Chinese medicine. It is recommended to make full use of the existing monitoring and prevention information platform, and to add and improve the traditional Chinese medicine monitoring and prevention module on the basis of it, so as to promote the informatization and datalization of traditional Chinese medicine for the prevention and treatment of influenza and hand-foot-mouth disease in children.

Written by Wu Liqun

Report on Advances in TCM for AIDS

Acquired immune deficiency syndrome(AIDS) is a major global public health problem. High active antiretroviral therapy (HAART) still has problems such as adverse reactions, drug resistance and even failure of immune response. Traditional Chinese medicine (TCM) has advantages in prolonging patients'life, improving quality of life, reducing drug toxic and side effects and improving drug resistance. Based on the introduction of the global AIDS epidemiology and the current situation of AIDS treatment in China, this report focuses on the understanding and treatment of AIDS by TCM. It is also reported that the progress of TCM clinical and basic research on AIDS prevention and treatment in recent 5 years, as well as the latest research findings. It further compares the prevention and treatment of TCM and Western medicine, and introduces the diagnosis and treatment scheme of integrated TCM and Western medicine. Finally, the development trend, main development direction and corresponding strategies of TCM in the future are prospected.

Written by Feng Quansheng

Report on Advances in TCM Prevention and Rehabilitation of Epidemics

The rehabilitation of traditional Chinese medicine is under the guidance of the theory of preventing or treating the disease, that is prevention before disease, taking precautions against the progression of the disease, and preventing recurrence after cure. And various forms like traditional Chinese medicine decoction, acupuncture, moxibustion, dietetic therapy, maneuvers of qigong, and substitute tea have been used. All of these have played an important role in the prevention and rehabilitation of epidemics. In this article, we took COVID-19, tuberculosis, chickenpox, dysentery, infectious hepatitis, Japanese encephalitis, and hand-foot-mouth disease as examples. We combined ten-year literature to discuss the current status of the rehabilitation of Chinese medicine epidemics and provide a basis for related scientific research.

Written by Li Feng

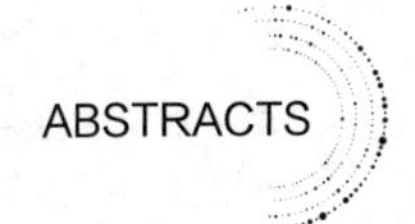

Report on Advances in Chinese Herbal Medicine for Epidemics

There are five parts in this text: traditional Chinese medicine compound, Chinese patent medicine, experienced prescription, effective components of traditional Chinese medicine, and development comparison and trend of epidemic-related traditional Chinese medicine at home and abroad. The traditional Chinese medicine compound is exemplified by Yinqiao Powder, and its research and progress are explained according to the classification of weifen, qifen, yingfen, and xuefen. Chinese patent medicine is exemplified by Jinhua Qinggan Granule. And experienced prescription is exemplified by Qingfei Paidu Decoction treating COVID-19 to elaborate the mechanism of the epidemic. 36 traditional Chinese medicines were selected to reveal their effective components and epidemic treatment mechanism. Finally, it explains the development comparison and application trend of traditional Chinese medicine treating the epidemic at home and abroad from the two aspects including traditional Chinese and Western medicine.

Written by Zhang Sichao

Report on Advances in TCM Preventive Antibiotic Resistance

With the widespread use and abuse of antibacterial drugs, the problem of bacterial resistance has become increasingly prominent, and the resistance mechanisms are complex. In the face of multi-drug-resistant bacterias and even “super bacterias”, modern medicine mainly focuses on the rational use of antibiotics, bacterial resistance, clinical drug monitoring, and the development of new antibacterial drugs. However, they still often fall into the predicament of no drugs available.

Traditional Chinese medicine holds that "lack of righteousness and feeling evil toxins" are the core pathogenesis of drug-resistant bacteria infection, strengthening the body and removing pathogenic factors are the core treatment principles for drug-resistant bacterial infections.In addition, Chinese herbal medicine has complex components, numerous targets, and is not easy to develop drug resistance. It has great potential and advantages in preventing antibiotic resistance or combining antimicrobial drugs.Therefore, it has great potential and advantages for preventing antibiotic resistance or combining antimicrobial drugs, and it is well worthy of our further research and excavation.

Written by Wang ChengXiang

Report on Advances in TCM for Disease Resistance to Pathogenic Microorganisms

Due to the influence from variation of pathogenic microorganisms, changes of the human living environment, changing in host immune environment or other reasons, the infectious diseases caused by pathogenic microorganisms which are still a serious threat to human health. Traditional Chinese medicine(TCM) has holistic concepts, therapy with syndrome differentiation and other theories which is special advantages in anti pathogenic microorganism. Modern medicine plays an indispensable role in the diagnosis of infectious diseases, pathogen identification, drug and vaccine research. However, how to combine TCM with modern medicine and biological technology is worth to make a further discussion. This report mainly discusses the research progress of TCM in anti pathogenic microorganisms, development trend and coming challenges, proposes suggestions on improving the evaluation system of clinical efficacy of TCM for the prevention and treatment of infectious diseases, provides the methods and ideas to make TCM modern and international. It also attaches importance to the function of immune environment and immunological parameters in the treatment of infectious diseases by integrated traditional Chinese and Western medicine, realizes the inheritance and innovation of integrated traditional Chinese and Western medicine, and leads the development trend of the combination of traditional Chinese medicine and modern medicine.

Written by Wu Ying

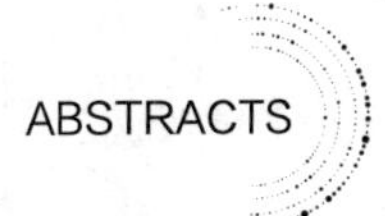

Report on Advances in TCM Ancient Books and Documents of Epidemics

Plague has always played an important role in the development of human history and culture. In the process of fighting against epidemic diseases, ancient Chinese doctors have proposed valuable documents on etiology and pathogenesis, symptoms and transmission, treatment and prescription, prevention methods and so on, providing a lot of theoretical basis and clinical guidance for the prevention and treatment of modern epidemic diseases. Up to now, diseases are still accompanied with human beings. Modern doctors have put forward different opinions on the treat principles and prescriptions of diseases based on classical theories and clinical symptoms of emerging infectious diseases. In addition, researchers use a variety of interdisciplinary modern scientific research methods to study epidemics. Modern doctors of Traditional Chinese medicine will also strengthen the cultivation of doctors' moral character while improving their medical skills, enriching the development of epidemiology.

Written by Zhao Yansong

Report on Advances in the Experience of Illustrious Senior TCM Practitioners in Epidemics Prevention and Control

Illustrious Senior Traditional Chinese Medicine Practitioners have made important contributions to the fight against the epidemic diseases and have achieved fruitful results. This article summarizes the anti-epidemic experience of Illustrious Senior Traditional Chinese Medicine

Practitioners in different regions for different diseases, and sorts out the important contributions of Illustrious Senior Traditional Chinese Medicine Practitioners in fighting the epidemic diseases. However, it also found that the current researches on TCM in epidemic disease prevention, diagnosis, treatment are limited and scattered, and a system has not yet been formed. It is proposed that, in the future, it is necessary to collect the experience of Illustrious Senior Traditional Chinese Medicine Practitioners in treating epidemics, and scientifically summarize the complete system of the occurrence, development, syndrome differentiation and treatment of TCM epidemiology, so as to provide data support for improving the training of the ability of TCM talents to prevent and fight the epidemic.

Written by Yu He

Report on Advances in TCM Epidemic Talent Team

Traditional Chinese medicine(TCM) has unique advantages in the field of prophylaxis and treatment of infections disease. The cultivation and team construction of epidemic talents of TCM are an important basis for epidemic prevention. Through study of documents, questionnaire, structured interview, expert consultation and other methods, this paper understands the structure and current situation of TCM epidemic talent team, combs the mechanism of TCM epidemic disease related departments participating in prophylaxis and treatment of infections disease, finds out the shortcomings of TCM epidemic talent team, and puts forward to optimize the construction of hospital departments, establish TCM epidemic prevention emergency team, strengthen the reserve of human resources, improve the mechanism of talent management, training and further education and other targeted suggestions, so as to lay a foundation for tamping the construction of epidemic talent team of TCM and giving better play the role of TCM in the prophylaxis and treatment of infections disease.

Written by Li Ruifeng

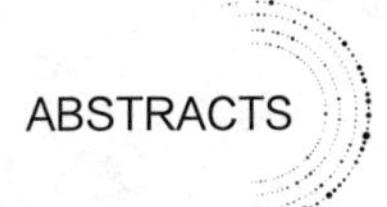

Report on Advances in Teaching Research of TCM Epidemics

This report uses the questionnaire survey method to investigate the opening of TCM epidemiology courses, supporting teaching materials, and teacher conditions in TCM colleges and universities across the country, and at the same time, taking the TCM epidemiology course of Beijing University of Chinese Medicine as an example, based on the CIPP model and combined with the fourth generation assessment concept, the TCM epidemiology course evaluation is carried out. Based on the research conclusions of the survey and curriculum evaluation, it summarizes the current situation of TCM epidemiology teaching in Chinese medicine colleges and universities, and provides opinions and suggestions for the reform and development of TCM education.

Written by Jiao Nan

索　引

Y

Z